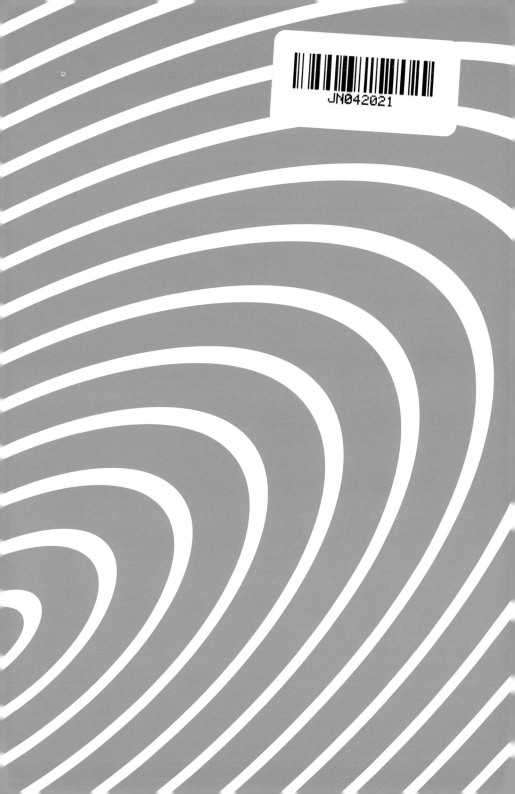

JN042021

●著 森皆ねじ子

ねじ子が
精神疾患に
出会ったときに
考えていることを
まとめてみた

照林社

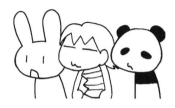

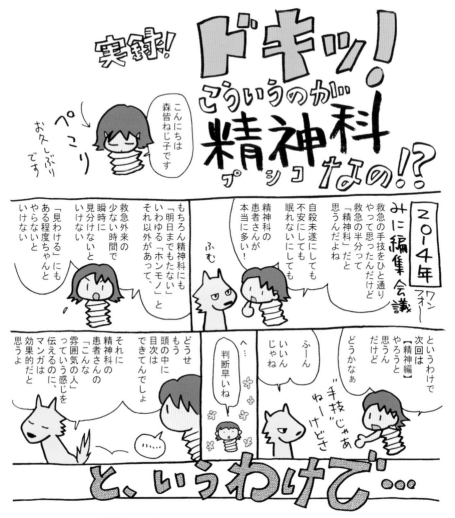

今回のテーマは「精神」です。

「おや。この人、言動や行動が少しおかしい！？」と感じる患者さんが目の前に現れたときに、医者が頭の中でどう考え、どう病気を診断していくのか。その過程について書いていきます。「手」の技というよりも「脳」の技と言ったほうがいいかもしれません。

この本は「何も知らない研修医が1人で当直させられた、または1人で外来させられたときになんとか対応できる知識」を目指しています。ナースさんなら「1年目ナースが外来や当直で突然遭遇した不測の事態にも、なんとか対応できる程度の知識」が目標です。

「医学」という学問自体の初心者・初学者に向けた内容ですから、精神医学や臨床心理学の専門家を目指す人にとっては薄い内容になっています。「当直をのりきる」以上のことをしたい方は、この本を読んだ後にぜひ専門書にあたり、各疾患の知識をもっと掘り下げてい

きましょう。

　「自分や家族のかかっている病気について詳しく知りたい！」という一般の患者さんやご家族には、講談社の『健康ライブラリーイラスト版』と林公一先生の数々の著書をおすすめします。

　精神科の看板をまったく掲げていない場所でも、「この人はどう考えても精神疾患だ……」と感じる患者さんは日々我々の前に現れます。そんなとき、本書の知識が少しでも皆さまのお役に立てば幸いです。

2020. 4

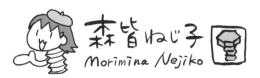

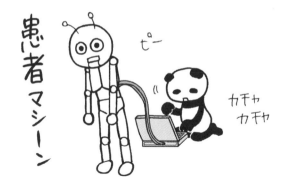

ねじ子が
精神疾患に出会ったときに
考えていることをまとめてみた

※ p25 〜 p211 の診断基準は、融道男，中根允文，小見山実他監訳：ICD - 10 精神および行動の障害−臨床記述と診断ガイドライン 新訂版.
医学書院，東京，2005. より抜粋して転載しています
※※ p122 〜 221 の診断基準は、中根允文，岡崎祐士，藤原妙子他訳：ICD-10 精神および行動の障害− DCR 研究用診断基準 新訂版.
医学書院，東京，2008. より抜粋して転載しています

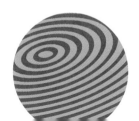

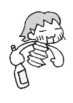

COLUMN目次

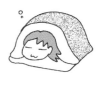

装丁・本文デザイン:ビーワークス
DTP制作:GT BROS

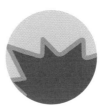

著●森皆ねじ子（Nejiko Morimina）

医学生時代からイラストレーターとしての活動を開始。卒業後、医師として病院に勤務しつつ医学生向け月刊誌等でマンガやコラムを執筆。著書は『ねじ子のヒミツ手技』シリーズ（エス・エム・エス）、『ねじ子のぐっとくる体のみかた』『ねじ子のぐっとくる脳と神経のみかた』（医学書院）、『人が病気で死ぬワケを考えてみた』（主婦と生活社）など。『マンガでわかる微分積分』『マンガでわかる統計学』（サイエンス・アイ新書）ではマンガ部分を担当。ブラックジャックもいいけれど、むしろ手塚治虫先生にあこがれる女医兼マンガ家。現在の夢はモーニング娘。に加入することと、キュアドクターとしてプリキュアになること。

プロデュース●大上丈彦（Takehiko Ohgami）

メダカカレッジ主宰・サイエンスライター・医師。総合わかりやすさプロデューサーとして書籍雑誌の編集・マンガ監修・web頁のコンサルティング等を行っている。「初心者には、易しくする必要はないが、優しくする必要がある」が基本方針。プロデュース作品には『ねじ子のヒミツ手技』シリーズ（エス・エム・エス）、『ねじ子のぐっとくる体のみかた』（医学書院）など。著書には『マンガでわかる統計学』（ソフトバンククリエイティブ）、『ワナにはまらない微分積分』（技術評論社）など。

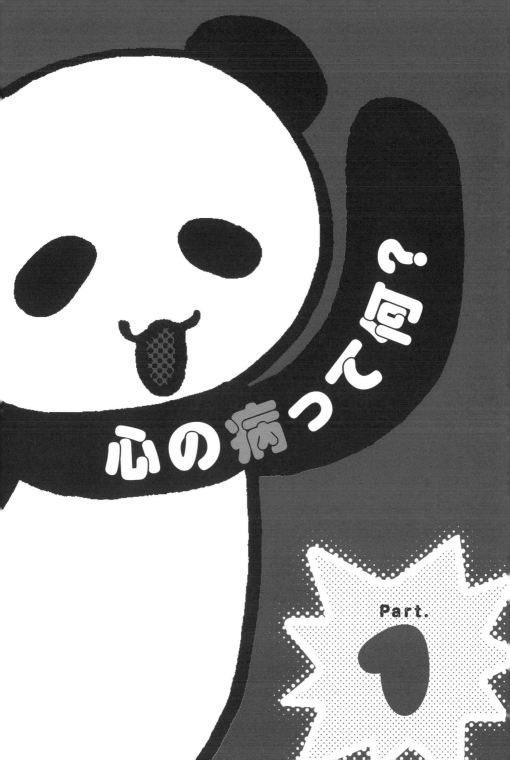

心の病って何？

Part.
1

心の病気って、なに？なんなの？脳みそが病気ってこと？

何が正常で、何が異常なのか。何が病気で、何が個性なのか。何をもって他人の頭を「おかしい」と言えるのか。精神医学においてそれはいつも議論の対象になってきました。時代や宗教や地域によって、正常と異常の境界線が頻繁に変わってきた歴史があるからです。この章では「どのような患者さんを精神科の治療の対象とするか」について考えていきたいと思います。

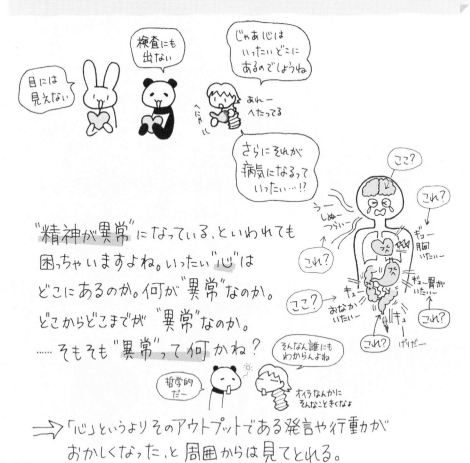

"精神が異常"になっている、といわれても困っちゃいますよね。いったい"心"はどこにあるのか。何が"異常"なのか。どこからどこまでが"異常"なのか。……そもそも"異常"って何かね？

→「心」というよりそのアウトプットである発言や行動が
おかしくなった、と周囲からは見てとれる。

⇒ 外からは**言葉**と**行動**で評価するしかありません。
いってること やってること

"気持ち"は誰にも
見えないからね

表現しないと
伝わらないのだ

精神状態を自ら
語ってもらうしかない

つらいん
です
もう死にたい

毎晩電車に
とびこもうと
思ってます

うーん
そんなに
つらかった
とは……

そうですか
大変でしたね

でも死んだら
ダメですよ

身なりもキレイで
普通なのに
わからんもんだなぁ

❀言ってること/やってることがおかしくなった!!
さぁどうする!?

⇒ まずは、**脳みそになんか明らかに変**に
なっている**場所**がないかをcheckします

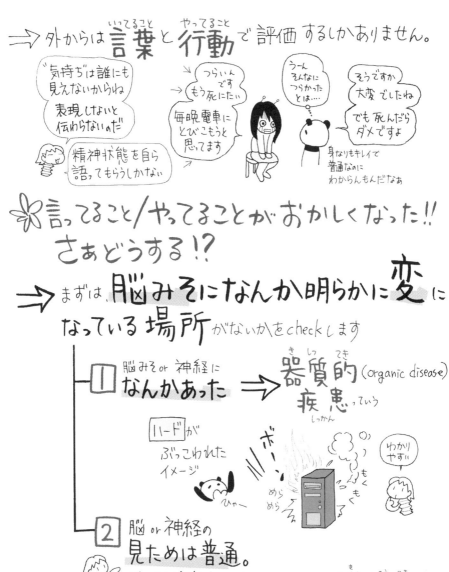

1 脳みそor神経に
なんかあった ⇒ **器質的**(organic disease)
きしつてき
疾患っていう
しっかん

ハードが
ぶっこわれた
イメージ

ボ、

ひゃー

めら
めら

もく
もく
もく

わかり
やすい

2 脳 or 神経の
見ためは普通。
どんな検査をしても
おかしくなってる
場所が見付からない。

少なくとも
今の医学では
どんな検査でも
原因がはっきり
わからない

⇒ **機能的**
のうてき
疾患っていう
しっかん
(functional disease)

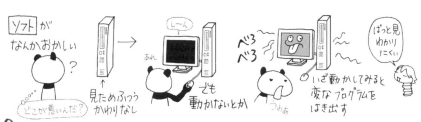

ソフトがなんかおかしい
どこが悪いんだ？

→

見ためふつう
かわりなし
あれ

でも
動かないとか

べ3
べ3
つわぁ

いざ動かしてみると
変なプログラムを
はき出す

ぱっと見
ゆかり
にくい

✿ なんか原因みっかったら!!

① **器質的疾患** つまり元の病気が見付かったら

これを
げんしかん
原疾患
と言います
もとのびょーき

まずは **その病気** を治しましょう。

大もとの病気が治ると、**精神的なものに見えた症状も**
消える／よくなることが多いです。

つらい
時間は
短い方が
いいからね

> まあ実際は原疾患の **内科的な治療** と
> 平行して、症状をやわらげるために **精神科の薬** を
> とりあえずはじめちゃうことが多いです。元の病気が治って
> きて症状がおちついたら、精神のクスリも徐々に減らしていけばいいのさ。

言動をおかしくさせる病気は **けっこういっぱい** あります。

1) **物理的に脳がやられた**〜脳の中になんかでっかいものがドーン!!
  例 脳出血／脳梗塞／脳の外傷によるもの／脳腫瘍／炎症／感染／水頭症 etc

2) **全身の病気によるもの。とくに内分泌系**〜体の別の場所の故障が脳まで波及
  例 甲状腺の病気／肝硬変／糖尿病による高血糖・低血糖・昏睡／膠原病 etc

3) **脳や神経の変性疾患** つまり細胞やタンパク質やらが徐々に変化していくビョーキ
  例 認知症（アルツハイマー病／Pick病など）／パーキンソン病／脊髄小脳変性症
  ハンチントン病／多発性硬化症／ALS／てんかん etc

4) **外からとったなにかのせい**
  例 覚醒剤・脱法ハーブ・大麻・シンナー・アルコールetcの中毒・依存
  薬の副作用（ステロイドとインターフェロンがうつをひきおこすのが有名）

5) **一時的なもの** 例 せん妄、マタニティブルー、産褥精神病、更年期うつ など

原因がわかれば対処のしようがあるのよ。治療法も全然違うのだ。
よってまずは「精神症状をひきおこす<ruby>体<rt>からだ</rt></ruby>の病気」が
ないか 見分けることがかんじん!!
死ぬ気で探せ!! きちんと鑑別しよう!!

✿とは言ってもねえ。

前のページで紹介した病気も、調べるとなると

1) 脳にドカンとなんかある → CT・MRI・SPECTなどの
画像検査
2) 内科的な病気 → すげーこまかい 採血
3) 脳の変性疾患 → 脳波・CT・MRI・すげー細かい 採血
4) 外からとった薬のせい → 尿検査・採血して血中濃度 check など

どれも かなりめんどくさい 検査 が大量に必要です。
すぐには 結果が出ない＆平日にしかできないものばかり。
さらに 専門の科 もそれぞれ違います。

1) → 脳外科＆神経内科
2) → 内分泌/内科
3) → 神経内科
4) → 救急医療科 or 薬の副作用なら、薬を出した科。

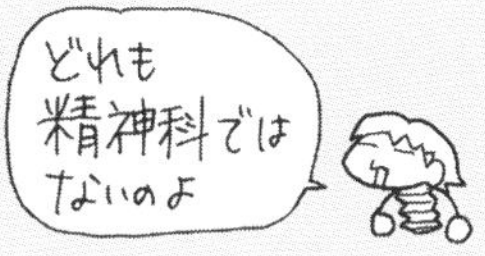

> どれも
> 精神科では
> ないのよ

それぞれの 専門の科 できちんとcheckしてもらわにゃー
ならんのだ。 こんなの 一朝一夕 じゃできない!!
⇒ 救急にいきなり来られても確定診断とかぜったい ムリ

⇒ 長〜い時間をかけて 検査して、上にあげたような 病気を
すべて否定できたら、ようやく「こりゃ精神科かな」
という話になります。確定診断までには 長〜い道のりがあるのだ。

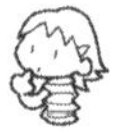

ある意味、どんなに検査しても異常が見付からない時
精神科領域の病気の可能性を考えはじめます

クーン決して
侮辱ではないの
ですが…
他の専門科への
紹介ならこうは
ならないと思うの。

きちんと鑑別してから
精神科に送んないと
怒り出す患者さんも
たくさんいます。

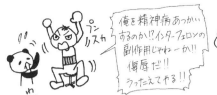

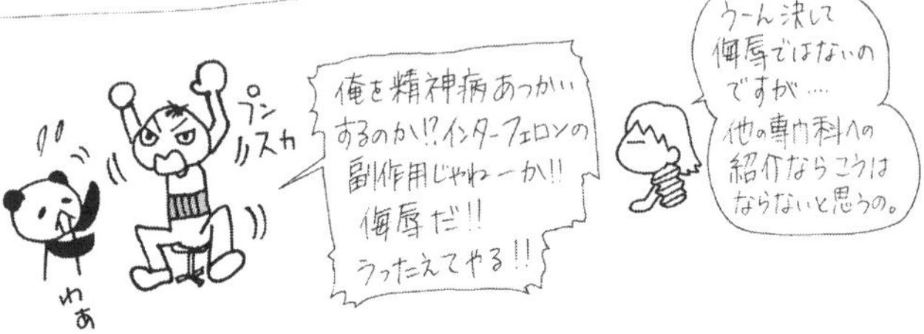

プン
プスカ

俺を精神病あつかい
するのか!? インターフェロンの
副作用じゃねーっか!!
侮辱だ!!
うったえてやる!!

�֎ と、いうわけで。

だから ブツーの夜間外来に
こういうのが 突然来ると
すごい困る

→ もちろんその場で診断を
　確定することは できない

→ 完璧な対応を
　もとめられてもムリです

⇒ ある程度の
　めぼしをつけて、

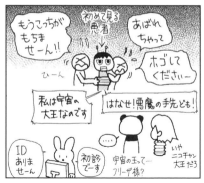

もうこっちが
もちま
せーん!!

初めて見る
患者

あばれ
ちゃって

ひーん

ホゴして
くださいー

私は宇宙の
大王なのです

はなせ!悪魔の手先ども!

ID
ありま
せーん

初診
でーす

……

宇宙の王って……
フリーザ様?

いや
ニコチャン
大王だろ

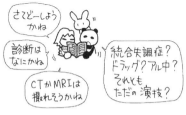

さてどーしよう
かね

診断は
なにかね

CTかMRIは
撮れそうかね

統合失調症?
ドラッグ?アル中?
それとも
ただの演技?

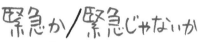
緊急か/緊急じゃないか

を見分けられるようになりましょう。

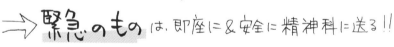
⇒ **緊急のもの**は、即座に&安全に精神科に送る!!

✿ まとめると こんな感じ。

言ってること/やってることが
おかしい 病気のうち

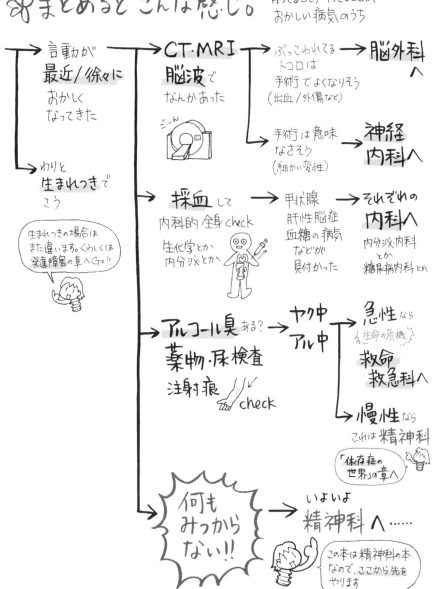

→ 言動が
最近/徐々に
おかしく
なってきた

→ CT·MRI
脳波で
なんかあった

ジーン

→ ぶっこわれてる
トコロは
手術でよくなりそう
(出血/外傷など)

→ **脳外科**へ

→ 手術は意味
なさそう
(細かい変性)

→ **神経
内科**へ

→ わりと
生まれつきで
こう

生まれつきの場合は
また違います。くわしくは
発達障害の章へGo!!

→ **採血**して
内科的全身check

生化学とか
内分泌とか

→ 甲状腺
肝性脳症
血糖の病気
などが
見付かった

→ それぞれの
内科へ

内分泌内科
とか
糖尿病内科とか

→ **アルコール臭**ある?
薬物·尿検査
注射痕 check

→ ヤク中
アル中

→ **急性**なら
生命の危機

**救命
救急科**へ

→ **慢性**なら
これは **精神科**

「依存症の
世界」の章へ

→ 何も
みっから
ない!!

→ いよいよ
精神科へ……

この本は精神科の本
なので、ここから先を
やります

7

COLUMN 精神科疾患について

　心の病気を総称して、我々はよく「プシコ」と言います。「精神医学」「心理学」を指す英語Psychology（サイコロジー）のローマ字読みであり、日本独自の略し方です。「あ、この症状はきっとプシコだ」「プシコに紹介しよう」というような使い方をします。

　最初からまっすぐ精神科を受診する精神疾患の患者さんは、そう多くありません。もちろん、「ちょっと私はおかしくなった」という自覚を持って、最初から精神科や心療内科に来てくれる患者さんもいます（これを専門用語で「病識がある」といいます）。でも、こと精神疾患においては、そうじゃない患者さんが非常に多い。その理由はいろいろあります。

❶ つ目は「**精神の不調がはっきりしてくる前に、体に不調がくる例が多い**」こと。

　心の不調ゆえに「体の不調」が出てくる例はたくさんあります。だるい・疲れがとれない・胃が痛い・下痢・食欲が出ない・頭痛・めまい・立ちくらみ・震えが止まらない、などなど。気を病むと、それに付随してあらゆる種類の体の症状が出てくると行っても過言ではありません。「病は気から」というやつですね。

　様々な病気を疑って様々な科を受診し、様々な検査をしますが、異常が見つかりません。実は同時に何らかの「心の症状」も出ていることも多いのですが（意味もなく涙が止まらないなど）、心の不調は自覚しにくく「このくらいの気苦労は普通だ」「ちょっと気分が優れないけど、あえて言わなくてもいいだろう」と自己判断し、医者にもわざわざ告げなかったりします。その後、いよいよ布団から出ることができなくなり、会社に行けなくなり、にっちもさっちもいかなくなって初めて「なるほど、これはぜんぶうつ病の症状だったんだね……」と診断できるケースです。

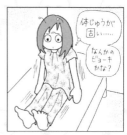

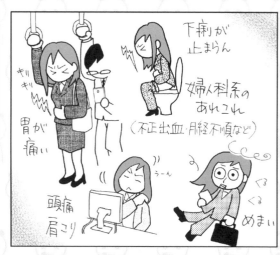

2 つ目の理由は、精神科受診のハードルの高さです。

「精神科を受診する」のは患者さん本人のみならず、ご家族にとっても非常に勇気がいります。死刑場におもむくような悲壮感をもって、精神科にやって来る患者さんもいます。「そんな所に行ったら二度と戻れない」「人生終了だ」「ご近所の人に見られたらどうすればいいんだ」「世間体が悪すぎる」「職場に病名を知られたらどうしよう」「うちの子は精神病じゃない、そんな遺伝はうちの家にない」「あんな〇〇〇な人たちと一緒にしないでくれ」などの訴えは、残念ながら今でもよく耳にします。おそらく病気になる以前に持っていた、精神病に対する無知と偏見ゆえに、自らも精神科におもむくことができなくなってしまうのでしょう。

受診のハードルを低くしようと、「精神科」という看板をあえてかかげず、「心療内科」「メンタルクリニック」という新しい名称で精神科診察を行っている病院も多くなりました。心の病に関する報道も増加し、以前よりはずっと社会的に認知されるようになりました。それでも、精神科受診へのハードルはまだまだ高い。これは社会全体の偏見ゆえの問題ですから、個人が短期間でどうにかできるものではありません。

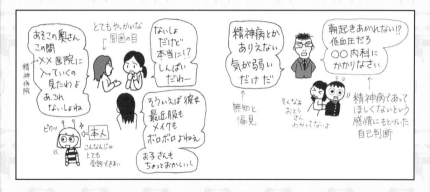

結果として、どう見ても精神疾患なのに「とりあえず内科で相談してみよう」という患者さんが一般の内科外来に大量に来ることになります。「ちょっと眠れないんで、睡眠薬だけください」「ちょっと気分が優れないんで、軽い薬ください」という相談を、他の病気の相談のついでに突然持ちかけてくる患者さんは驚くほどいます。これはなかなかに困ります。「1回きりですからね。これで良くならなかったら専門の病院に行ってくださいよ」などと言いながら、少量の睡眠導入薬や精神安定薬を処方してお茶を濁したり、「いや、無理なんで専門へ行ってください」と言ったりもします。

恐ろしいことに、これらの山ほどの訴えの中にも、まれに「ホンモノ」が紛れています。1回限りの処方でとりあえずおうちに帰ったら、実はうつ病の初期症状で、1ヶ月後に首を吊って救急外来に帰ってきちゃった！という例だってあります。「あの時、ちゃんと精神科に紹介していればよかった……」と思わないではいられません。私たちは日々の忙しい業務の中でも、「精神科の専門治療がすぐにでも必要かどうか」を素早く見分ける必要があるのです。

3 つ目の理由は「場所と時間を選ばずに発生し、すぐに受診せざるをえない」ことがあげられます。

　精神疾患は精神疾患であるがゆえに、どんな夜中でも発生し、そのとき一番来やすい病院にやってきます。アルコール依存症の患者が家族に酒を取りあげられる→夜中に大乱闘→警察と救急隊が出動→縛り上げられてそのまま来院、とか。彼氏が帰ってこない→恐慌状態に陥る→リストカット→残業から帰宅した彼氏が発見→あわてて自家用車で近くの救急外来に来院、とか。夜でも絶えず「おまえを殺す」という声が聞こえる（※幻聴です）→声がうるさくて眠れない→「寝れません」という訴えで夜間外来に来ました、とか。さらにその声は隣の家から聴こえると確信して（※幻聴です）→アパートの壁を破壊→物音で飛び起きた家族があわてて患者を押さえつける→むりやりタクシーに乗せ、たまたま名前を覚えている病院に到着、などなど。枚挙にいとまがありません。

　夜間や休日でも患者さんを受け入れてくれる病院は多くありませんから、「藁をもすがる」思いの患者さんが一般の救急外来にも現れることになります。ねじ子の体感では、真夜中の草木も眠る丑三つ時に救急外来にやってくる患者さんのうち8割は精神科領域の患者さんです。残りの1割は酔っぱらい。最後の1割が「本当に朝までもたない人」つまりどこかが痛かったり壊れていたりして、朝まで耐えられない患者さんです。「精神科は専門じゃないし！そんなの来られても困るよ！」などと言ってられない状況が、そこにはあります。荒ぶる患者さんをなんとか落ち着かせて、一晩見守るなり、精神の専門のセンセイに受け渡すなり、おうちに引き取ってもらうなりしなければなりません。この夜を越えることがどうしても無理そうならば、今すぐ入院させてくれる精神科を探し、速やかかつ安全に（誰も怪我することなく）患者さんを送り届ける必要があります。

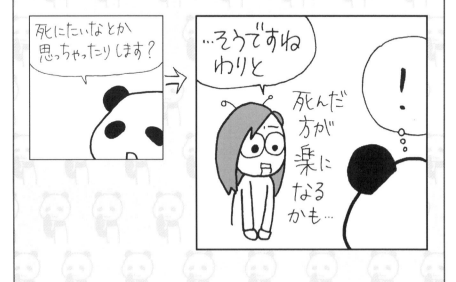

4 つ目の理由は、精神科の病気は精神の病気であるがゆえに、「まったく病気だと思っていない」患者さんがかなりの数で存在することです。

　自分（または家族）が精神の病気だとは、まるで考えていないパターンです。周囲から見ると完全に幻聴であったり、ありえない思いこみであったり、そこまで気に病むことはない些細な出来事だったりするのに、本人はそれを「完全で重大な事実」であると確信しています。その強い思いこみこそが精神症状なのですが、本人にはわかりません。「耳がおかしくなりました！隣の家から電磁波がたえず飛ばされているせいです！（※幻聴です）」と耳鼻科に来たり、「皮膚の下で虫が這いまわっているのがわかります！（※幻覚です）ミミズの形に皮膚がふくれ上がっているのを見ました！（※幻視です）取ってください！」と皮膚科に来ることもあります。ここで「気のせいですよ」と言っておうちに帰すのは簡単ですが、それではいつまでたっても病気は治りません。確実に悪化していきます。精神疾患をある程度見抜いて、滞りなく精神科へ紹介しなければなりません。

> 混んでるのは
> わかってますが
> ぜひすぐ
> みていただきたい

> あ、○○精神さんですか

> あのー初発の希死念慮の強い
> 患者さんが いるんですが
> どーしたもんですかね

　まとめると、一般的な医療者にとってまず必要なのは、この3つだとねじ子は考えています。

❶ 精神的治療が必要な患者さんをちゃんと見つけること。
❷ 専門家のところまで「きちんと」送り届けること。
❸ その際、余分なことは言わず、診断そのものは精神科医に任せること。

　この3つがもっとも明確な目標だと考えます。本書もここを目指します。

　「きちんと」専門家へ送り届ける。これだけ。でもこれが思ったよりずっと難易度の高い、骨の折れる仕事なんだな。

✿精神科☆受診の☆タイミング

精神の病ってのはとかく**定義**と**判断**が難しいです。
時代や社会や宗教によってもコロコロ変わります。したがって
どこからを「異常」と考えてどこで精神科に行くのがベストかなんて、
医者にだってわかんないし 学校の先生にだって 政治家にだって
宗教家にだって わかんないよ。

よって臨床の医学ではこう考えるのが 一番現実的 です

本人 または **まわりの人** が **困っている** or

不利益がある

配偶者
子供　恋人　親　きょうだい

仕事
仲間　友人　隣人　あのうちは
うるさいんだよ

状態ならば、病院を

受診していい。

例1　本人だけがつらい

今日も
やっちまった
俺はいつも ダメだ
何もできない
社長失格だ

つんだ
死のう
電車 とびこみ
首つり
練炭

ん？

まわりは 気付かない →

本人だけがずーっと「心のおかしさ」
（むなしい／イライラ／所在ない感じ）を
かかえている パターン。

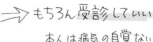

本人が耐えられなくなったら
病気と言っていい

⇒ 受診していい。がまんしないでくれ!!

例2　まわりだけが 困っている

ベンチャー
起業
したぞー

踝の困

宇宙飛行士に
なる!!
採用試験
申し込んで
きた!!

市長に
立候補
しますた

⇒ もちろん受診していい

本人は病気の自覚ないだろうから
病院につれていくまでが
大変だろうけど……

成り行きで
一万株買ってくれ
朱物が小麦と
大豆と小豆も
よろしくね

君かわいい
ねー
最高だよ
セックスしよう

もう
やめてー

俺は天才だ
いくらでも
アイディアが
出てくるぞ

← ぜんぜん
寝なくって平気

お金
すっからかんよー

例3 誰もつらくないみたいだけど
明らかに 不利益がある

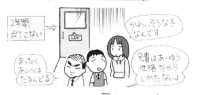

2年間
出てこない

かわいそうな子
なんです

まったく
あいつは
たるんどる

兄貴は あーゆー
性格だから
しかたないよ

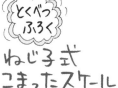

⟹ 少なくとも 1回は 受診 した方がいい

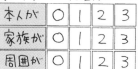

実は 統合失調症の
症状ってコトも タタいです
そして 統合失調症なら
薬である程度
コントロールできます

「つらい、困ってる」だけを基準にすると
しんぼう強い人たちが
救いの手から もれちゃうからネー

とくべつ
ふろく

ねじ子式
こまったスケール
略に ねじこま!

専門家への相談を迷ったら……

本人が	0	1	2	3
家族が	0	1	2	3
周囲が	0	1	2	3

私の作った
困った度
スケールです

0:困ってない
1:少し困った
2:困ってる
3:すごく困った

⟹ 合計3点
以上で
「受診推奨」

COLUMN 正常と異常の境界線って?

　かつての大国・ソビエト連邦では、反体制派の政治犯を次々と「誰も退院しない」精神病院に幽閉し、向精神薬を大量投与していました。沈滞性精神分裂症という、ソ連崩壊と共に消えてなくなった病名すらあったと言われています。アパルトヘイト下の南アフリカでは、異なる人種間での結婚・性行為が法律で禁じられており、黒人の子供を身ごもった白人女性を精神病院に閉じ込める行為もあったといいます。

　そんなの、偏見に満ちた古い時代の、限られた地域での暴挙だと思うでしょう?そう単純ではないのです。

　例えば、「同性愛」は現在の日本では個性の1つとして認められています。治療する必要はありませんし、病気扱いしたら人権問題です。でも、WHO(世界保健機関)が発表している疾患の分類(ICD)において、同性愛は1993年まで「性的逸脱および性的障害」の一つとして記載されていました。そんなに昔の話ではありません。30年ぶりに改訂される次のICD-11では、「性同一性障害」が精神疾患から外れます。

　正常と病気の境界を決めるのはとても難しく、流動的です。我々がいま「精神の病気」だと当然のように思っている疾患の一部も、将来的には個性とみなされたり、他科の疾患になったりします。今の我々も「当時の人はなんて野蛮で差別的な区分をしていたんだ!」と白い目で見られる日が来るのでしょう。

また一方で、どんな地域でも、どんな時代でも変わらずにある「普遍的な精神疾患」は確かに存在します。社会の情勢にかかわらず発生する「普遍的な病気」ですから、そこには必ず生物学的な原因があるはずです。まだ詳細が解明されていなくても、将来的には科学的に証明できる「脳の病気」が確実に存在していて、そこに倫理や宗教や哲学が入り込む隙はないはずです。

そして臨床の現場において精神科は確実に必要とされています。社会においておけない、家にいられない、治療が効いてくるまで隔離するしかない状態の患者さんは実際に数多く存在します。第三者の介入なしにはどうにもできない状態に陥っている患者さんと、そのご家族もたくさんいます。原因が完全に解明されるまですべてを「個性」とみなして放っておくわけにはいきません。

以上をあわせて、この章では「どんな患者さんを精神科の治療の対象とするか」考えました。

❀ 最初はどんな科でもいいよ——

精神科は受診のハードルがとにかく高いですよね。

もちろん初めっから精神科に行ってくだされればそれに越したことはありませんが

ま、そーじゃない例が多いです

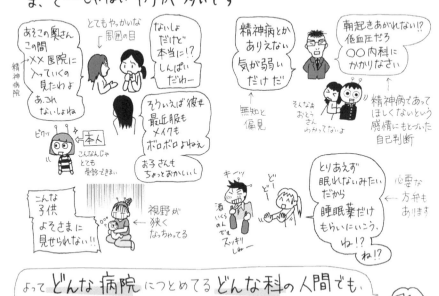

よってどんな病院につとめてるどんな科の人間でも、精神疾患の最初の一歩はできるようにしておこう!!

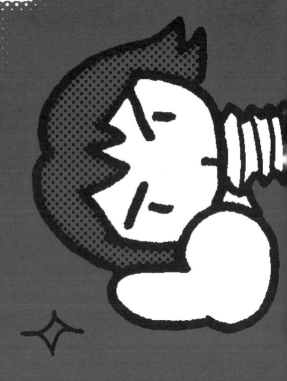

Part.

2

統合失調症
の世界

「器質的疾患」がなくなったら、いよいよ「機能的疾患」を考えます。ここから初めて精神科領域に足を踏み入れます。脳という臓器の「ハード」ではなく、脳の機能という「ソフト」の故障を見つけなくてはいけません。

　臨床の現場において、病気は症状が重いものから順番に考えます。重症を見逃してはいけませんからね。精神科でも、それは例外ではありません。では、精神疾患が「重い」というのはどういうことでしょうか？　判断基準はいろいろありますが、まずその患者さんの発言や行動を「理解することができるか」を考えます。「なるほど、そういう気持ちもわかる」「そういう気分になることもあるかもね」と理解・納得することができるかどうか、ですね。　これを精神科の用語で了解可能／了解不能と言います。すごーく大ざっぱに簡略化して言うと、わけがわからない＝了解ができないほど重症です。

　精神科の場合、重症度——つまり了解ができない順——に、統合失調症→躁うつ病→うつ病→その他いろいろ…という感覚です。この本もその順番で見ていきます。

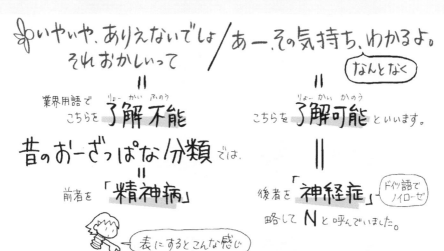

いやいや、ありえないでしょ
それおかしいって
＝＝
業界用語でこちらを　了解不能
昔のおーざっぱな分類では.
＝＝
前者を「精神病」

あー、その気持ち、わかるよ。
なんとなく
＝＝
こちらを　了解可能　といいます。
＝＝
後者を「神経症」←ドイツ語でノイローゼ
略して N と呼んでいました。

表にするとこんな感じ

	了解不能	了解可能
発言の例	「テレビで XX さん（その時流行っている芸人）が父を殺せと言っていた」 ※もちろん知りあいではない　「△△くん（流行のアイドル歌手）が私をここ（精神病棟）から救いに来てくれるの」 ※もちろん知りあいではない	「上司にミスをこっぴどくしかられてから会社に行けなくなりました」　「一回電車で気分が悪くなりそれ以降、またなりそうで電車に乗れなくなりました」　「鍵をしめたかが気になって何度も確認せずにはいられない。チェックしに家に3回戻って毎日遅刻している」

「私は天皇の子ですから」
↑違うと言ってもきかない。訂正不能
「街の人達がなぜか私の職場での
ミスを知っていて、『無能』『ダメなやつ』
『〇〇しただろ!?』とミスの詳細を
すれ違いざまに言ってくるのです」

あるはず
ないわ 　　と
　　　ホェー　　正常なはずの
　　　　　　　私は思う

「私なんて生きてる価値ないゴミだ
死のう」←いや、そんなことないよと言っても
　　　　　　　聞かない。訂正不能
いわゆる「正常」であるはずの「私」から見て
ありえない。 でも、本人には「ある」。

「彼氏が仕事に行くと不安が
おそってくる。帰ってこないんじゃ
ないかって怖くなる」

あーそういう気持ちも
あるかもなー
少しわかる 　　と
　　　　　　　私も思う

いわゆる「正常」であるはずの「私」が見て
少しは理解できる。まーそーゆー
キモチに なることもあるだろうと思える

昔の人はこれを **了解不能** と **了解可能** の2つにわけて、それぞれ
古典的「精神病」 と **「神経症」** と名付けました。
これは古くて 大ざっぱな分類だけど、精神の病気を 理解する
のにはとてもわかりやすい概念です。結局直観って死なないね

ちなみにこーゆー傾向もあります

病気だ
という
認識

これを
病識と
いいます

病気のまっただ中では
ないことが多い

みんなおかしいって
言うんだけど
確かにきこえるんです
　　　　　　む
　　　　　病識なし

いやむしろ
絶好調ですよ
よくなりました!
　　　　　　　=ぜんぜん
いやー　　　　病識
だめ　　　　　なし
でしょ

良くなってきてから
病気を自覚して
絶望的になり自殺
するパターンも多い

ある ことが多い

自分でもおかしいと
思うんだけど
やめられないんです
　　　　　　　お
　　　　病識あり

もう一人の私がずっと
私を見ているんです
死ねって言ってる
↑ここだけ聞くと 幻聴ぽいけど……

こんなんじゃいけないってわかってます
ホントはもう一人の自分なんていないって
ことも本当はわかってるんですけど……
↑よく聞くとちゃんと病識がある　　お

人格変化	人格レベルが低下してしまう	人格の変化はない
社会性	とにかくわけわかんないため、社会からますます孤立しやすい → 適応できない/してない → ひどい間は入院して保護する	わりと適応できる ただし それゆえに「甘えてる」「サボり」「性格が悪いだけ」「育ちのせい」などの偏見がつきまとう → わりと外来で平気
自殺	すげぇする	あんましない（※例外あり）

どれも「了解できない」か「了解可能」かで判断できると思います

代表的病気	S（統合失調症）とD（躁うつ病 うつ病）	← これ以外を昔は全部まとめて N（神経症、いわゆるノイローゼ）としていた
クスリ	よく効く薬がある ⇒ 薬の治療がメイン	薬はあまり効かない ⇒ 薬以外の治療がメイン ⇒ カウンセリング、集団での対話、デイケア、認知行動療法など 薬じゃなくて心理面からせまる治療なので心理療法とか精神療法と呼ばれます え、精神の療法って精神科ぜんぶじゃん!! ちとわかりにくい名前だよねー 「薬じゃない方法・全部」のことです

この章ではまず **了解不能の代表** である

統合失調症 からやります。

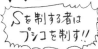
Sを制する者は
プシコを制す!!

ドーン

❀ 統合失調症 について

☺ 旧名：精神分裂病（せいしんぶんれつびょう）

新名：統合失調症（とうごういっちょうしょう）

別名：Schizophrenie（ドイツ語：シゾフレニア）を略して

「シゾ」とか「S」とか言います。

☺ 昔は「早発痴呆」って呼ばれてた。
20〜30代でぼけちゃうように見えるから

> ネットでは「統失」とか言うけど
> 病院では言わんなー
> たいていシゾっていいます

☺ 人口の **約1%** におこる。1%。て少ない？ いえいえ。

100人に1人。これって

すげえ多い。

> 100人に1人は
> 多いと思ってね

☺ 多くは思春期〜30歳
まで に発症する

> 1学年が200人なら
> 2人出ることになる
> これって
> とても多い
> 学歴や性別も
> カンケーありません

（グラフ）
%
30
20
10
0 12 20 30 45 歳
♂
♀
女性は
40〜45にも
小さい
ピークがある

❀ こんな 経過

> 3年かけて
> よくする感じ
> あせらない
> あせらない

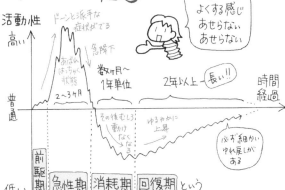

活動性
高い

ドーンと派手な
症状がでる

急降下

あばれ
はしって
状態

2〜3ヶ月

数ヶ月〜
1年単位

その後むしろ
動けなくなる

2年以上 — 長い!!

時間
経過

ゆるやかに
上昇

普通

必ず細かい
ゆれ戻しが
ある

低い

前駆期｜急性期｜消耗期｜回復期 という

※よくある医者ジョーク
「すぐよくなりますよー」の
「すぐ」とは……

麻酔科医の「すぐ」は3秒
外科医の「すぐ」は3分
小児科医の「すぐ」は3時間
内科医の「すぐ」は3日
整形外科医の「すぐ」は3週間
皮膚科医の「すぐ」は3ヶ月
精神科医の「すぐ」は3年

（オチ）

〜 前駆期 つまり 最初 〜

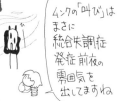
ムンクの「叫び」は
まさに
統合失調症
発症前夜の
雰囲気を
出してますね

 ちょっとした ストレス をきっかけに
 ばくぜんとした 不安感 や 緊張 を感じはじめる

よくある パターン ① 世界が ばくぜんとした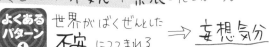
不安 につつまれる ⇒ 妄想気分 っていう

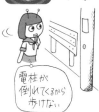
電柱が
倒れてくるから
歩けない

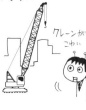
クレーンが
こわい

僕に
向かって
落ちてきそう

その気持ち、
わからんでもない

このくらいならまだ
了解可能ですよね

ちゃらーん

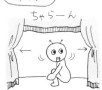

舞台の幕があく前に
役者が 感じる
緊張感に近い
……らしい

これを専門用語で
Trema (トレマ)
っていう
ドイツ語で戦慄、ふるえ、
わくわくを表すことば

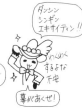
ダンシン
シンギン
エキサイティン!!

わくわく
するような
不安

幕があくぜ!

よくある パターン ② 周りの世界が 急に 変わった / 終わった / 敵意に満ちている
ような気分になる ⇒ 世界没落体験 っていう

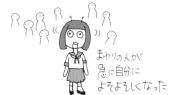

まわりの人が
急に自分に
よそよそしくなった

自分と外の世界、
自分と他者の境界線が
不明瞭になって、
変化していくような
感覚なのかなー

自分と世界の間に
一枚のうすい膜が
はられた
ようなと
言う人もいれば

ぱぁ
ぁ
自分が周囲の外界と
同化して
溶け出していくと
言う人もいる

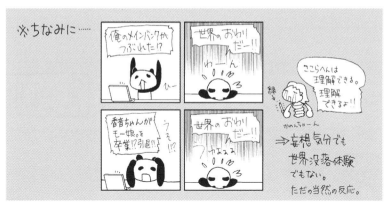

※ちなみに……

俺のメインバンクが
つぶれた!?

世界のおわり
だー!!
わーーん

ここらへんは
理解できる。
理解
できるよ!!

香音ちゃんが
モー娘。を
卒業!?引退!!

世界のおわり
だー!!
ヤカヤカヤか

⇒妄想気分でも
世界没落体験
でもない。
ただの当然の反応。

😵 知覚に妙に過敏になる

よくあるパターン❸

物音にすごーく
びんかん

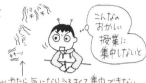

こんな
おかしい
授業に
集中しないと

生活音がやたら気になりうるさくて集中できない

😵 こんなことばっか続くとソワソワして結果 眠れなくなる →

😵 よく聞くと被害妄想や幻聴があったりもする (でもそこまではっきりしない)

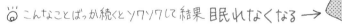

車が私に向かって
走ってくるみたい

ちょっと気にしすぎ
じゃないかな

と正常なはずの
私は思う

なぜこの車は
私の動きが
ゆかるん
だろう!?

うん!?
これは
あやしい!?

私をストーキング
してるんじゃ
ないだろうか?
あの車!

被害
妄想
じゃね?

↑もちろんただの通行人

😵 こんなことがくり返されると「外は敵ばかり」と
思うようになり 無気力/無為/ひきこもる ようになっていきます

ぱっと見 ただの
「ひきこもり」や
「うつ」や
「サボリ」のように
見えてしまう

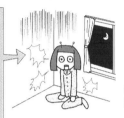

思春期〜30歳の
100人に1人が発症
するんだから、
その年代がひきこもり
始めたら まず最初に
統合失調症を疑おう

ここらへんだとまだ病識がある。
⇒自発的に精神科に来てくれることもある!!

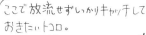
ここで放流せずしっかりキャッチしておきたいトコロ。
なんにしろ 疑うことが大事!!
→疑って→精神科に紹介する!

〜ドッカーン!!と症状が出る 急性期 〜

🦋 統合失調症の妄想/幻聴 のよくあるカタチ

よくあるパターン①

自分の頭の中でちょっと考えたことが **考想化声(こうそうかせい)**
人の声 になってきこえる

行動を先まわりしたコメントが入ってくる

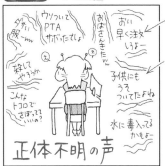

悪口や攻撃的な内容が多い

見ず知らずの他人にプライバシーが知られているとしか思えないような声がする

正体不明の声

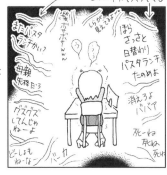

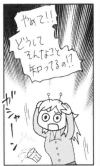
やめて!!
どうしてそんなこと知ってるの!?
ガシャーン

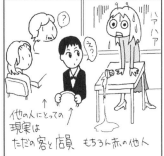
他の人にとっての現実はただの客と店員 もちろん赤の他人

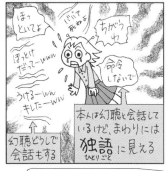
幻聴どうしで会話もする
本人は幻聴と会話しているけど、まわりには **独語(ひとりごと)** に見える

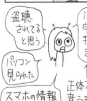
盗聴されてると思う
パソコン見られた
スマホの情報抜かれてる

iphoneから宇宙の指令がきこえます

正体不明の声を違う形でうけとめる

※お告げ 霊 キツネ 神様 国家や宗教団体の陰謀 スパイ 宇宙人 宇宙からのメッセージ テレパシー 放射能 電磁波、集団ストーカー 隠しカメラ 新型盗聴器 など

なんとか納得しようとしてるのかな

もちろん本当に悪口を言われてる/いじめられてる/いやがらせ/ストーカーされてる/パパラッチがつくほどの有名人であるパターンもないわけではないので、きちんと真実を確認すること。まあでもよく聞けばすぐに事実か否かはわかるよね

よくあるパターン②

ラテアートの
ハート形を
見て

私は自由に
雨を降らせる
ことができると
気が付きました

なぜ!?

カンケーなく
ね!←了解不能

すーゆー
ものよ

↑ 超人的・宗教的な妄想 / 突飛な仮説がポンポンとうかぶ

[突飛な例]

「宇宙の真実をつかんだ」「自分は織田信長の生まれかわりだからみんなから白い目でみられて迫害されてる」
「プロ野球選手の○○は恋人です」「フリーメーソンに命を狙われている」「私は天皇の血すじです」
「私は神の子だ」どれも確信していて、否定してもききません。訂正不能です。

よくあるパターン③

隣の家の
明かりが
ついていたのを
見た時に

放射能が
わかるように
なりました!!

この診察室にも
ありますよ!先生!

東日本大震災の
あとからすっごく
増えたよねー

妄想は
時流にのるのだ

この妄想も
天皇が現人神として
扱われていた戦前は
すごく多かったといいます

知覚入った
ぱっ

妄想スイッチ入った

妄想知覚 っていう

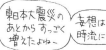

ん？そうですか

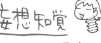
それを言うなら
放射性物質
だよなぁ

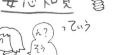

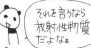
妄想も世情を
反映するんですねぇ

ここのつながりが**意味不明。**なんでそうなるんだ!? 理解できませんよね。

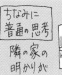
ちなみに
普通の思考

隣の家の
明かりが
ついていた
ぱっ

あーおとなりの奥さん
うちに帰って
来たんだ

ずいぶん遅いお帰りだな。
ひょっとして夜のバイトか!?
ニヤリ

ゲスいなー

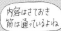
内容はさておき
筋は通っているよね

よくあるパターン④

弟がテストで
○点をとった
せいで

→

「私の部屋に
アンチトンが
ばらまかれた」

なんで
そーなるの……←了解不能

弟 しかも弟に聞くと

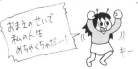
おまえのせいで
私の人生
めちゃくちゃだー!
キー

おれ○点なんか
とってないよー

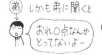
下手すると弟じたい
いないこともある。

あーそうですか

アンチトンってなに

透明な
フィルム状の新型
隠しカメラです
KGBに
しかけられました

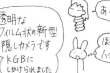
ほえー
ハイテクノロジー!!

ふしぎな新しいことばを作りだす **言語新作**

23

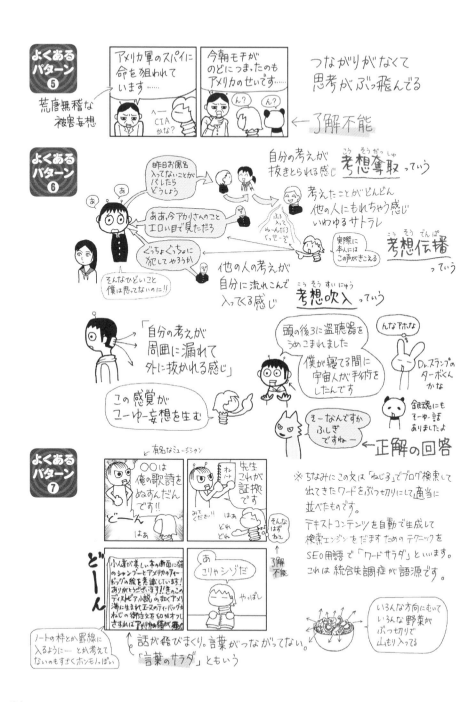

よくある
パターン❺

荒唐無稽な
被害妄想

アメリカ軍のスパイに命を狙われています……	今朝モチがのどにつまったのもアメリカのせいです……
へーCIAかな？	ん？ ん？

つながりがなくて
思考がぶっ飛んでる

←了解不能

よくある
パターン❻

昨日お風呂入ってないことがバレたらどうしよう

あ あ

ああ、今アカリさんのことエロい目で見ただろ

ぐっちょぐちょに冒してやろうか

そんなひどいこと
僕は思ってないのに！！

自分の考えが抜きとられる感じ　考想奪取（こうそうだっしゅ）っていう

考えたことがどんどん他の人にももれちゃう感じ
いわゆるサトラレ

ふろ入ってゆーんだろグッゼーゾ

実際に本人にはこの声がきこえる

考想伝播（こうそうでんぱ）っていう

他の人の考えが自分に流れこんで入ってくる感じ　考想吹入（こうそうすいにゅう）っていう

「自分の考えが
周囲に漏れて
外に抜かれる感じ」

この感覚が
ユーゆー妄想を生む

頭の後ろに盗聴器をうめこまれました

僕が寝てる間に宇宙人が手術をしたんです

んなアホな

Dr.スランプのターボくんかな

銀魂にもそーゆー話ありましたよ

そーなんですか
ふしぎですねー

←正解の回答

よくある
パターン❼

←有名なミュージシャン

○○は俺の歌詞をぬすんだんです！！ どーん はぁ	先生これが証拠です オレノート みてください！！ はぁ どんどん そんなはばかねぇ

どーん

小人達が美しい本の画面に猫のシャンプーとアメリカのティーバッグの絵を悪設しています！ありがとうございます！！きのこのディスプア小説の如くアメリカ海に生まれエースのティーバッグねじの御令女をもりオフしさすれば アメリカの独立鳥

ノートの枠とか野線に入るように……とか考えてないのもすごくホンモノっぽい

「言葉のサラダ」ともいう

あ
コリャシゾだ

やっぱし

了解
不能

話が稚びまくり。言葉がつながってない。

※ちなみにこの文は「ねじ子」でブログ検索して出てきたワードをぶつ切りにして適当に並べたものです。
テキストコンテンツを自動で生成して検索エンジンもだますためのテクニックをSEO用語で「ワードサラダ」といいます。これは統合失調症が語源です。

いろんな方向にむいていろんな野菜がぶっ切りで山もり入ってる

どれも これも、頭にいろいろ浮かんでくる考えを、一つの目標にむけて
<u>まとめあげていく</u> ことができなくなってる　状態です。

思考がうまいことつながってない。方向性が見えずとっちらかってる。バラバラの状態。

→ <u>連合弛緩</u>（れんごうしかん）っていう

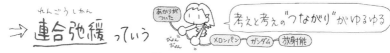

→ このバラバラをもってして「精神分裂病」「統合失調症」という
　 病名を付けたのだ。

妄想はほり下げない!!

☺ 妄想を熱心にほり下げるのは禁止。その妄想がより強固になります。

　　→ 同意も否定もしないのが セオリーです。

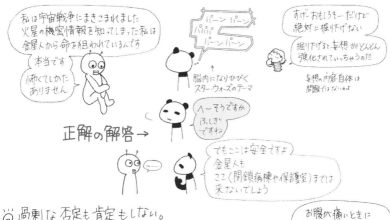

☺ 過剰な否定も肯定もしない。
　　否定や説教をしたくなっても、ぐっとこらえる。
　　→ どんなに荒唐無稽に見えても、

　　　　その人にとっては真実であり、確かに苦しんでいるのだから。

NG: 検査で異常はないですから、きっとあなたの気のせいですよ。

OK: 検査で異常はありませんが、そういう症状があるのは <u>つらいですね</u>。
　　　　　　　　　　　　　　　　　　　　　　　　　　　　　　　↑
　　　　　　　　　　　　　　　　　　　　　　　　　　　　　コレ!

ユーユー風に対応しろ、っていうマニュアル的意味じゃないよ。
「確かに苦しんでる」という点を理解してあげよう。

✿ いわゆる緊張病（きんちょーびょー）パターン

緊張が極限まで極まった！突然の大緊張＆大興奮状態になることがあります。制御不能です。とっても危ない状態。

> 緊張病とはこんな症状のよせあつめです。興奮と昏迷のくり返しで、どちらにおいても全身がガチガチに硬直しているのが特徴です

このうちのいくつかの症状が出ます↓すべてが見られるわけではないよ

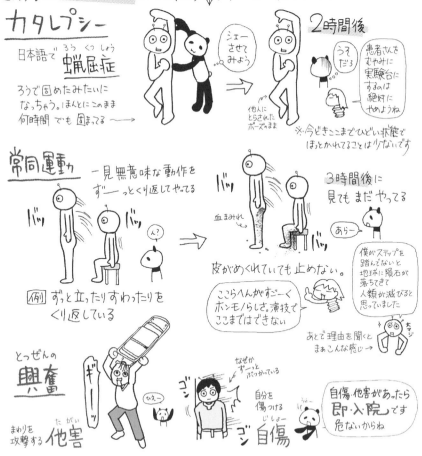

カタレプシー

日本語で **蝋屈症**（ろうくっしょう）

ろうで固めたみたいになっちゃう。ほんとにこのまま何時間でも固まってる→

シェーさせてみよう

2時間後

うそだろ

他人にとらされたポーズのまま

患者さんをむやみに実験台にするのは絶対にやめようね

※今どきここまでひどい状態でほっとかれてることは少ないです

常同運動

一見無意味な動作をずーっとくり返してやってる

バッ

ん？

バッ

[例] ずっと立ったりすわったりをくり返している

バッ

血まみれ

バッ

3時間後に見てもまだやってる

あらー

皮がめくれていても止めない。

ここらへんがすごーくホンモノらしさ。演技でここまではできない

僕がステップを踏んでないと地球に隕石が落ちてきて人類が滅びると思っていました

あとで理由を聞くとまあこんな感じ

マジ

とっぜんの興奮

ギィーッ

ひえーッ

まわりを攻撃する他害（たがい）

なぜかずーっとぶつかっている

ゴン

自分を傷つける

ゴン 自傷（じしょう）

うぎゃー

自傷・他害があったら即・入院です 危ないからね

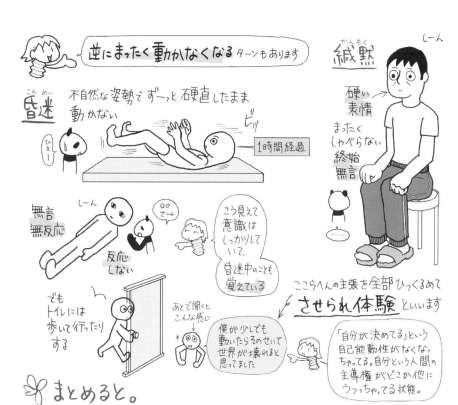

逆にまったく動かなくなるターンもあります

緘黙 (かんもく)　しーん

昏迷 (こんめい)　不自然な姿勢でずーっと硬直したまま動かない

ビッ

ひえー

1時間経過

硬い表情

まったくしゃべらない

終始無言

無言無反応　しーん　ぐぅーゼー

反応しない

こう見えて意識はしっかりしていて、昏迷中のことも覚えている

でもトイレには歩いて行ったりする

あとで聞くとこんな感じ

僕が少しでも動いたらそのせいで世界が壊れると思ってました

ここらへんの主張を全部ひっくるめて させられ体験といいます

「自分が決めてる」という自己能動性がなくなっちゃってる。自分という人間の主導権がどこか他にうつっちゃってる状態。

❀ まとめると。

統合失調症では、ここまで挙げてきたすべての症状が見られるわけではなくて、このうちのいくつかの症状が出ます。よって、シゾは

陽性症状⊕と陰性症状⊖の一見相反する2種類の症状が同居するように見えます。

↓

あるはずのないものが現れる

・幻聴　・幻覚
・妄想
・させられ体験　など

飛びあがる

"Jump" They Say ってボウイ様も歌ってたね

↓

これまでできていたことができなくなる

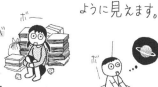

ボー

・感情の鈍麻
・自閉的になる
・昏迷　・緘黙　など

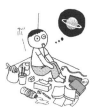

ボッ

✳ 診断基準ってものがある

と、ゆーわけでここまでは よくある症状 を見てきました。

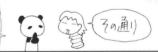

でもこれってあいまいですよね
なんか印象論というか
経験則というか……

その通り

えーじゃあ見たことない.
経験がない人は
どーすればいいんですか

困るよね

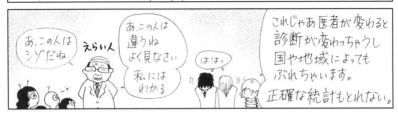

あ.この人は
シゾだね

えらい人

あ.この人は
違うね
よく見なさい
私には
わかる

ははっ

これじゃあ医者が変わると
診断が変わっちゃうし
国や地域によっても
ぶれちゃいます。

正確な統計もとれない。

そこで！「次の症状のうち ◎ 個以上を

▢ の期間満たしていれば、╳╳病だよ!!」

……という、箇条書きできる項目を作り、

○╳ クイズ形式 にしました。
　マル バツ

まぁ西洋の皆さんの決めた
診断基準ですが、日本でも
とても便利に使えます。

メリット
・初心者にも診断できる
・見落としが減る
・医者の間の差が減る
・国や地域や宗教に
　左右されにくい
・統計がとれる
・時代にあわせて
　随時更新される

よって必要な時は
必ず最新情報を
本かWebでチェックしよう

デメリット
・項目しか見ない奴が出てくる
　（医者にも患者にも）
・何度もくり返し質問することで、それまで
　なかった症状を作ってしまうことがある
・正常な人にも当てはまる項目が
　多いため、ネットで調べて自己診断
　する健常人が大量発生する
・時代によって診断名がコロコロ
　変わっちゃうことがある

有名な 診断基準 が 2つ あります。

ICD （現在は バージョン10）

- WHO が 決めてる。
  （本部：スイスのジュネーブ）
- ゆえに 主に ヨーロッパの気分を 反映してる
- フットワークが 遅い印象
- その分、堅実。
- 日本のお役所も 採用してる
  → 保険の適応・会計計算（DPC）
  とセットなので 書類を書く
  時は 必ず 必要になる
- ダラダラした文章でちと読みにくい

DSM （現在は バージョン5）

- アメリカ精神医学会が 決めてる
- フットワークが 軽い
- その分、世間（つーかアメリカ）の世論や 流行に流されやすい
- 箇条書きで わかりやすい
- ゆえに 臨床現場で 使いやすい。楽ちん。

> どちらでもいいです。現場で 使いやすい方を使えばOK。 診断を「確定」する時は 両方をきちんと見ましょう

と、ゆーわけで 「統合失調症 S（シゾフレニア）を疑ったら」

⇒ ICDかDSMの本をひらいて 統合失調症 のページをさがします

⇒ どのくらいあてはまるかな？ と考える

こんなの読めるかな？ 1コ1コ 項目を チェックしよう

で、このうちの 個 （今回は最低 2個）

満たしていれば いいわけです。

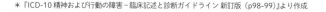

1個1個項目を見るとどれも、これまで紹介してきた
症状のうちのどれかだってことが わかると思います。

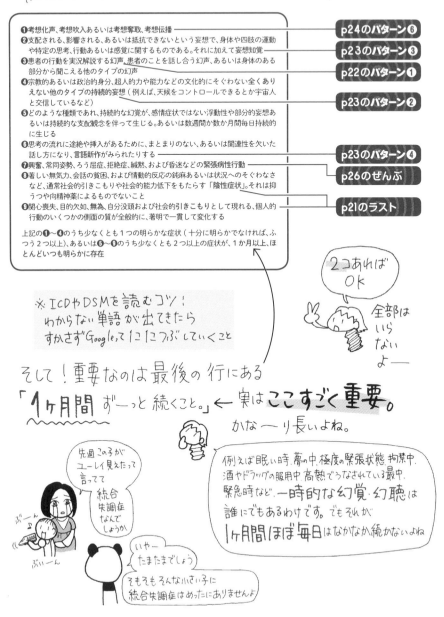

❶考想化声、考想吹入あるいは考想奪取、考想伝播
❷支配される、影響される、あるいは抵抗できないという妄想で、身体や四肢の運動
　や特定の思考、行動あるいは感覚に関するものである。それに加えて妄想知覚
❸患者の行動を実況解説する幻声、患者のことを話し合う幻声、あるいは身体のある
　部分から聞こえる他のタイプの幻声
❹宗教的あるいは政治的身分、超人的力や能力などの文化的にそぐわない全くあり
　えない他のタイプの持続的妄想（例えば、天候をコントロールできるとか宇宙人
　と交信しているなど）
❺どのような種類であれ、持続的な幻覚が、感情症状ではない浮動性や部分的妄想あ
　るいは持続的な支配観念を伴って生じる。あるいは数週間か数か月間毎日持続的
　に生じる
❻思考の流れに途絶や挿入があるために、まとまりのない、あるいは関連性を欠いた
　話し方になり、言語新作がみられたりする
❼興奮、常同姿勢、ろう屈症、拒絶症、緘黙、および昏迷などの緊張病性行動
❽著しい無気力、会話の貧困、および情動的反応の鈍麻あるいは状況へのそぐわなさ
　など、通常社会的引きこもりや社会的能力低下をもたらす「陰性症状」。それは抑
　うつや向精神薬によるものでないこと
❾関心喪失、目的欠如、無為、自分没頭および社会的引きこもりとして現れる、個人的
　行動のいくつかの側面の質が全般的に、著明で一貫して変化する

上記の❶〜❹のうち少なくとも1つの明らかな症状（十分に明らかでなければ、ふ
つう2つ以上）、あるいは❺〜❾のうち少なくとも2つ以上の症状が、1か月以上、ほ
とんどいつも明らかに存在

p24のパターン❻
p23のパターン❸
p22のパターン❶
p23のパターン❷
p23のパターン❹
p26のぜんぶ
p21のラスト

2つあれば
OK

全部は
いら
ない
よー

※ ICDやDSMを読むコツ！
わからない単語が出てきたら
すかさず"Google"でたたきつぶしていくこと

そして！重要なのは最後の行にある
「1ヶ月間 ずーっと続くこと。」←実はここすごく重要。
かなーり長いよね。

先週この子が
ユーレイ見えたって
言ってて
統合
失調症
なんで
しょうか

ぶーん

ぶぃーん

いやー
たまたまでしょう
そもそもそんな小さい子に
統合失調症はめったにありませんよ

例えば眠い時.夢の中.極度の緊張状態.拘禁中.
酒やドラッグの服用中.高熱でうなされている最中.
緊急時など.一時的な幻覚・幻聴は
誰にでもあるわけです。でもそれが
1ヶ月間ほぼ毎日はなかなか続かないよね

✿ちなみにICDでは統合失調症の分類をしています

① 妄想型
- いちばんメジャーなやつ。最多。・わりと高年齢
- **妄想** と **幻聴** がメイン・陰性症状は少なめ

消えろ
ブス
死ねよ
使えねー
女だな

② 破瓜型（は か がた）
- 破瓜って、16歳または 処女喪失 のことだよ！つまり
  第2次性徴〜思春期〜20歳 くらいに発症する。早めの発症。
- 陰性症状がメイン。つまり感情が平坦になる／意欲低下／
  孤立／無為 → "とじこもる" 自閉 になる
- 「動かない」シゾというイメージ
- 進行が急。予後不良になりがち

あっというまに
人格荒廃に
なることも

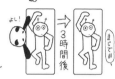
バキ

③ 緊張型（きん ちょー がた）
- いゆる「緊張病」の症状
  全身が硬直して興奮と昏迷のくり返し
- 「動きの多い」シゾ

よし！ → 3時間後 → まじで!!

なにそれー!!

そーなのよ
あまり意味ない気もする
DSMにはこういう
分類はありません

④ 鑑別不能型・その他。
　　　　　　　　それ以外

※ヨーロッパでは昔、「緊張病」と「破瓜病」が別々の人によって
発見され、別々のものと考えられていたゆえに、こーゆー
分類のなごりが残っているのです。

〜急性期のあと〜

激しい妄想／幻聴 が出る激動の 急性期 のあとに、
「動けない」時期が やってきます。
エネルギーを消耗 しきっちゃった状態 です。だから「消耗期」と呼ばれます。

✿消耗期
(しょーもーき)

急性期にあまりに一気に
エネルギーを使ってしまたため
ひどく疲れきって動けなく
なってるように見える。

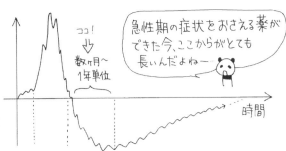

ココ！
↓
数ヶ月～
1年単位

急性期の症状をおさえる薬が
できた今、ここからがとても
長いんだよねー

⇒ 一気に動かなくなります

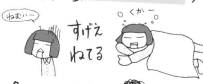

ねむい～

すげえ
ねてる

くかー

急に
子供っぽく
なる

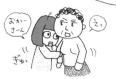

おかー
さーん

えっ

ぎゅっ

回復に向けてエネルギーを
たくわえてる。という意味で
「休息期」と呼ぶ人たちもいます
いわば「病み上がり」です。

ゆっくり休むことが大事。
サボってるわけでも ダラダラしてる
わけでもないから 周りは焦らない

✿回復期
(かいふくき)

いわゆる 陰性症状
（意欲低下、自発性低下、
自閉、感情の鈍麻など）
がメインになります。

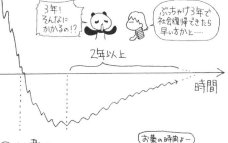

3年！
そんなに
かかるの!?

2年以上

ぶっちゃけ3年で
社会復帰できたら
早いかと……

時間

そして陰性症状⊖は 陽性症状⊕と違って、
あまり効くクスリがありません。

⇒ 自立に向けた 社会的支援を
ゆっくりあせらず やっていきます。そうするしかないのだ。

⇒ *デイケア* 作業所 などでの リハビリテーション。
少しずつ、少しずつ 社会にふれてみよう

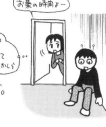

お薬の時間よー

心配だね
いつまで
ああやって
いるのかしら

✲再発をくり返していくとどーなる!?

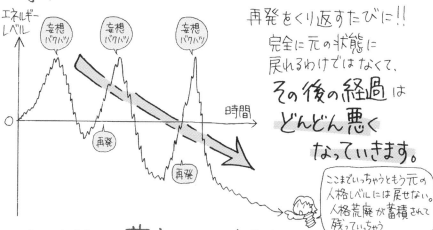

エネルギーレベル

妄想バクハツ
妄想バクハツ
妄想バクハツ

時間

0

再発

再発

再発をくり返すたびに!!
完全に元の状態に
戻れるわけではなくて、
その後の経過は
どんどん**悪く**
なっていきます。

> ここまでいっちゃうともう元の
> 人格レベルには戻せない。
> 人格荒廃が蓄積されて
> 残っていっちゃう

⇨人格が荒廃していきます。

統合失調症は歴史的に一番古くは「**早発性痴呆**」と言われてました。
その名の通りの状態＝簡単に言うと若くして廃人になってしまう。

> 現在は、よい薬ができて
> 再発をおさえられるように
> なったため、人格荒廃まで
> いく例は 減りました。

> それでも、何らかの理由で
> 医療が届かなかった場合
> (ひきこもりなど)では
> いまだに起こります。

> しかも、いったん
> 人格荒廃までいってしまうと、
> 元の人格水準まで
> 戻すのはもうかなり
> 難しいです。

✲プレコックス感ってなんだよ。

統合失調症の人を見た時に感じる「何とも言えない違和感」を総称して
プレコックス感と呼びます。いわゆる
「**統合失調症っぽさ**」
「**統合失調症らしさ**」てことです。
全体の印象はこんな感じ

次ページ→

> あまりに客観性に欠ける感覚なので、
> 診断基準としては使えません。
> どちらかというと
> 「統合失調症ではない人」や
> 「統合失調症をよそおって何かを狙って
> いるニセモノ」を否定するための感覚
> として役に立つ第六感だと思ってください。

全体の印象（あくまでイメージです）

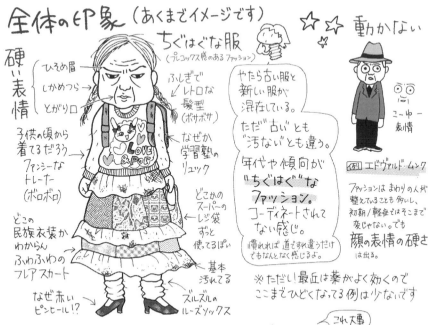

こーゆー 全体の印象、経過、つみ重ねた 具体的なエピソード から、「統合失調症かも!?」と疑い、そこではじめて DSMやICDを チェックして、最終診断を決めるのです。診断基準の項目1こ1こは、あくまで後付けです。

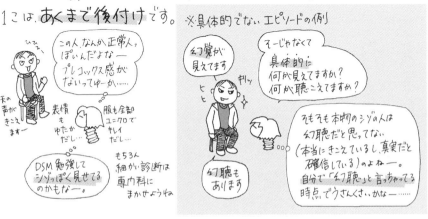

自殺を防げ!!

精神科治療の大きな目標、それは自殺させないことです。

この感覚は侍の切腹（サムライ）（ハラキリ）が美徳として愛され、絶賛されてしまう菊と刀の国・日本ではまったく理解されませんが。自殺されてしまったら、それは医療の敗北なんです。だって死んだらもう治しようもないもん。

周囲の人に与える影響も大きいしね。

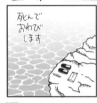

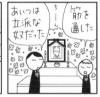

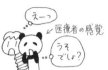

← 医療者の感覚

日本には無宗教の人が多いと言うけれど、これは日本人の宗教的な感覚だと思いますね

街を焼け野原にしたB-29が墜落したら鎮魂の碑つくる国民性だからなあ

死んだら敵も味方もないのよ

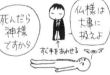

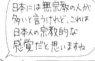

死ぬとどんな悪事もチャラになりますよね

→ だからトラブルの責任をとって死ぬ人が後をたたないんだ 理研の笹井先生とかさ。死んでほしくなかったよ……

統合失調症の人の自殺率は10%です。けっこう高い!!

統合失調症の人が自殺するのはわりと状態が良いときです。

つまり前駆期や回復期に自殺が多い。

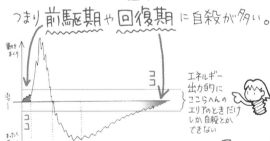

動きまくり

エネルギー出力的にここらへんのエリアのときだけしか自殺とかできない

ふつー

ココ

ココ

まったく動かない

将来を悲観することができる＆苦悩できるだけの能力が維持されてる時期といえる

陽性症状がひどい時は自分のことを病気だと思ってないし、陰性症状がひどい時は自殺する気力も出ないからね

よってまず前駆期＝早めの診断＆早めの治療が大事。

⇒ なんにしろ、まず疑うこと！
疑って、きちんと精神科へ紹介する！

これが一番大事そして一番高い壁

回復期＝治りかけの時期も気を付けよう。

⇒ よくなって主治医の監視下から少し離れた後があぶない。

ご家族によく説明しておこうね！

～お薬とメカニズム～

✿ 精神科 これまでの あらすじ

大昔

治療　診断

どーにもできなかった。治療法なし。
やれることなし。

⇨ 魔女/狼男 として 殺す or

隔離する ことぐらい しかできない

マジでいろいろ
何でも 試した

・加持祈祷
・悪魔払い
・温泉・湯治
・鍼灸
・血を抜く
・マラリア
　発熱療法
・インスリン・ショック療法
・ロボトミー手術
　などの外科治療
・電気けいれん療法
　なとなと

19世紀 ヨーロッパ 症状にもとづいて 分類 → 診断 するようになった

⇨ 了解可能 かどうかで

精神病 と 神経症 に分ける
- 精神分裂病 (当時) └ それ以外
- 躁うつ病
- うつ病

フロイト爆誕 これまで放っとかれてた **神経症** を 研究して
精神分析 をはじめた
→ 幼児体験とトラウマを重視

⇨ 心理学 として 独立

1950年代

神経伝達物質 の時代

神経と神経をつなぐ
神経伝達物質 と レセプター に
ちょっかいを出すと、精神症状がおさまる
ことが 発見された

⇨ クスリの効果が "ある程度" 出る
ようになった！！　イマココ

この中で今も治療法として残っている
のは 電気けいれん療法 だけです。
他はすべて効果がない。または
重大な副作用のためなくなりました。

ロボトミー手術は今では人間性をうばう非人道的でありえない治療法とされていますが、
当時は「奇跡の手術」といわれ、ロボトミー手術の発見者はノーベル賞をとってます。
不可逆的な人格荒廃 例がたくさん出て、その30年後には「悪魔の手術」として禁忌になった……。

✿気持ちのお薬って何だよ。

気持ちや心ややる気や意欲やものの考え方が、なんで飲み薬
なんかで変わるんだよ!? おかしいだろ!! 黒魔術かよ!? と思うんですが、
なぜか変わるんです。気分が変わるんだな。人類は長い歴史をかけて

「気分に作用するおクスリ」を
自然の中から見付け、精製し、
研究して作りあげてきたのだ。

> かのフロイトもコカイン大好きで、コカインの
> もたらす精神作用を研究してましたし、
> ヘロインは最初、ガンの耐えがたい痛みを
> とるための救世主=ヒロインとして生みださ
> れたから、この名前がついています。
> 毒と薬は紙一重なんです。
> 依存性が強すぎて使用禁止に
> → ヤミにまわって違法薬物になった
> クスリもあれば、副作用がひどすぎて
> お蔵入りになったクスリもいっぱいあります。

意味わかんねーけど
効くんだからしかたがないよね。
使うか。ってのが正直なキモチ

いや、むしろ、**おクスリが効く**ということから、統合失調症やうつ病は
ようやく長年の偏見（のろい/血が悪い/育て方が悪い/気の持ちよう/
本人の行いのせい/子供のころの体験のせい/性格が悪いだけ/甘えetc）
から脱して、ようやく**脳の病気**としてみなされ、世間的にも
"病気"として認められるようになったのです。

✿それは、偶然、生まれた。

胃腸薬（抗ヒスタミン剤）として開発したけど使いものにならず麻酔薬
として細々と使われていた**クロルプロマジン**が、たまたま!!

→ 妄想や幻聴に効いた!! びっくり。

さらにアーユルヴェーダの時代からインドに伝わる薬草の印度蛇木
（毒ヘビの咬み傷の治療＆不眠や錯乱の治療に使われてた）から

(→つづく)

降圧剤を作ろうとしてできたレセルピンも、たまたま患者の興奮に効いた。びっくり。

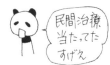

民間治療
当たってた
すげえ

→ どちらもあっという間に西欧中の精神病院で
使われるようになりました。

→ 調べると、どーやら
神経細胞と神経細胞をつなぐあいだ
のところで出ている、ドーパミンという名の物質を
止めるらしいぞー!!

→ なるほど！その手があったか！
鍵(カギ)は神経伝達物質だ。
神経伝達物質を何とかすりゃーいいんだ！

→ じゃー似たよーなメカニズムで精神科の薬をいっぱい作ろう！

→ シゾのお薬いっぱいできた！じゃんじゃんのますぞー！

→ ギャー!!副作用だー!! そーじゃそーだ どーしょー!?

→ 神経伝達物質はドーパミンだけじゃなくて、
セロトニンとかノルアドレナリンとか色々あるから、
そっちをいじろう！パパ色々作っちゃうぞー!!

神経伝達物質は
今みつかってるだけでも
約60種類あります

→ ドーパミンだけじゃなく
セロトニンやヒスタミンやノルアドレナリンも
止めてみたぞー!!

→ ちょっと副作用減ったぞー!!
でもまだゼロじゃないぞー!!

38

→ 副作用と主作用のバランスを上手いこととらなきゃね!!

〔イマココ〕

🎀 統合失調症の薬 ＝ 精神病の初めてのクスリ ＝ 抗!精神病薬!

統合失調症に効くおクスリのことをぜんぶまとめて

抗精神病薬 こうせいしんびょうやく といいます。こうは anti(アンチ)、つまり抵抗の抗です
（抵抗）

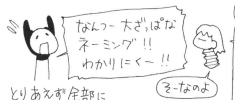

なんつー大ざっぱな
ネーミング!!
わかりにくー!!

そーなのよ

大昔、精神疾患を大ざっぱに
了解不能=「精神病」
了解可能=「神経症」 で分けてた
時代に、了解不能な「精神病」に
効くクスリが初めて
みつかったぞー!!ってことで
つけられた名前なんだと思います

とりあえず全部に

ドーパミンの作用をおさえる成分が

入ってるので、シゾのお薬はみな

抗ドーパミン薬 ≒ ドーパミン拮抗薬 だと思っておけば ○K です。

※口に出すと違いがわからない

こう
抗 精神病薬と ──
＝
anti psychotics
ここで聞きわけるしかない

「古典的な」精神病である
統合失調症か躁うつ病に
効くクスリ。

向精神薬って言葉は
どちらかと言うと
法律の用語です。

「麻薬および向精神薬
取締法」っていう
法律があって、過度の
処方や乱用が
禁止されてるのだ!

こう
向 精神薬という言葉も
あります
psycho active drug ──

精神をつっ走らせる物質
ならば、合法違法問わず
何でもいい。

〔例〕すべての精神科のクスリ、すべての麻酔薬、抗てんかん薬、
モルヒネなど一部の鎮痛鎮静薬、
いわゆる麻薬（コカイン・ヘロイン・大麻・アヘン）、
覚醒剤、脱法ドラッグ、LSD、etc

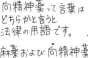
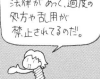

あさ☆ けし☆

気分に作用する薬すべて。ついでに言うとアルコールやニコチンやカフェインだってそう。

ちょっとくわしい薬のはなし
ここらへんむずかしいから、
薬が効くメカニズムに
興味ない人は **p48** まで
飛ばしていいよ！OK!
Go!

❀ どんな メカニズム なの？

① 神経って 1コ1コの 細胞はこんな感じ

情報が伝わるのは一方通行

神経細胞
英語で ニューロン
ここに核
出口はたくさん

②

神経はこんな風につながって脳みその中にたくさんのネットワークを作っています

前　乗り換えポイント　後ろ
ここでリレー
この乗り換えポイントをシナプスといいます

ここではわかりやすさ重視で
前の細胞を 攻　後ろの細胞を 受 とします
ホントの名前は手前の細胞＝シナプス前細胞です
後ろの細胞＝シナプス後細胞

③ まず 攻 の神経細胞の 頭部分が興奮します。

てビーン
「信号がONになること」

④ 電気的興奮をすばやく足の先まで伝えます

ここは電線みたいなもんです。
興奮をすばやく伝えるための
特別な構造になってます

⑤ 連絡が末端まで行くと 攻 は 受 つまり次の神経へ

先までいったかな？

このときめきを 興奮を
伝えなくてはいけません。
少し離れた 受 の神経細胞に
どうやって伝えましょうか。

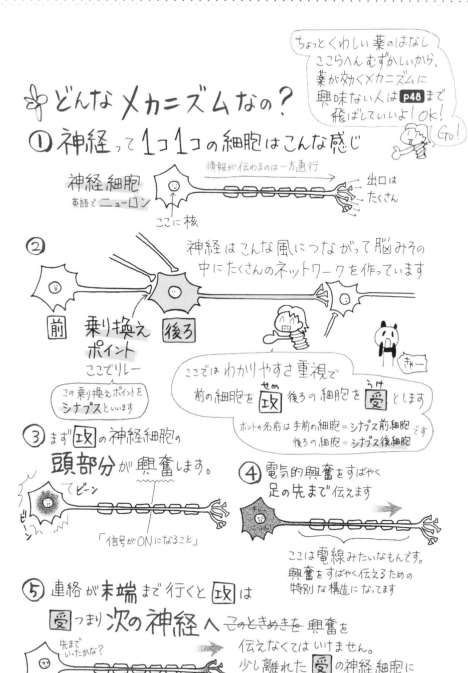

⑥ 送 つまり手前の神経細胞は、受 との間の スキマ に
"お手紙" をたくさん バラまいて、"お手紙" が
受 に キャッチされるのを待ちます。

この神経細胞どーしの連絡に使われる "お手紙" を
総称して 「神経伝達物質」 といいます。

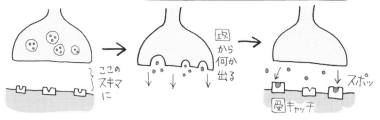

ここの
スキマ
に

送
から
何か
出る

受キャッチ

スポッ

⑦ 受 つまり次の神経細胞のアタマには
"お手紙" を受けとめるための
「郵便受け」 がたくさんあります

この
「郵便受け」を
専門用語で
受容体と
いいます

⑧ 受 の「郵便受け」に
ある程度 "お手紙" が
たまると！
突然！ 受 の
神経細胞が興奮して
スイッチが入ります

OK!

キターッ

ぶん

ピューン

⑨ ① に戻る。次の神経細胞に興奮を伝えていきます

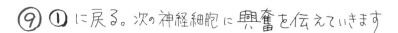

乗り換えポイント
略して シナプスのアップ

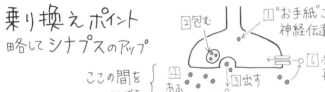

ここの間を
「シナプス間隙（かんげき）」
っていう

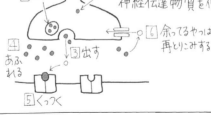

□1 "お手紙" こと
神経伝達物質を作る

□2 包む

□3 出す

□4 あふれる

□5 くっつく

□6 余ってるやつは
再とりこみする

こんなしくみで **脳内の神経のネットワーク** はできています。
脳内には 数十億 の神経細胞があって、複雑に絡みあった
網目状の回路を作りあげているのだ。

✿ その他のとくちょー

 ON
キターッ

 OFF
しーん

特徴1 1こ1この神経細胞には、基本的に **ONとOFF** しか
ありません。原始的な スイッチ と同じです。

OFF／ON カチッ

特徴2 「お手紙」＝神経伝達物質にはいろんな 種類 がある。
興奮を上げてくれるものもあれば
逆に 萎えさせる（興奮をおさえる）ものもある。本物のお手紙と同じ。

特徴3 "お手紙"＝神経伝達物質と "郵便受け"＝受容体は
金建🔑 と 錠🔒 の関係、です。1対1対応。

例えばドーパミンの受容体は
ドーパミンしか受けつけません。
ノルアドレナリンの受容体なら
ノルアドレナリンしか入らない。

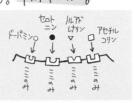
ドーパミン○　セロトニン●　ノルアドレナリン▽　アセチルコリン□
ミミのみ　ミミのみ　ミミのみ　ミミのみ

特徴4 1コの神経細胞が作る「お手紙」つまり
神経伝達物質は、1種類 だけ。

 オレは
これだけ！

特徴5 「お手紙」は いろんな 攻 の 神経細胞（ニューロン）から 届く。

42

2人の間には いろんな 上文 から
届いた いろんな「お手紙」が たくさん
ふよふよと 舞い散っている 状態。

プラス
⊕ のお手紙も あれば
マイナス
⊖ のお手紙も あるんでしたねー

ニューロンと
ニューロンの 間

特徴6 キャッチされた「お手紙」＝神経伝達物質の 数が
ある程度 増えると 受 が 興奮して スイッチが入ります……
と書きましたが、お手紙には ⊕ と ⊖ があるので
⊕ と ⊖ で 足し算が 行われ、⊕ が ある一線を 超えると
(その一線を「閾値」といいます) 発火!! → 興奮
がおこります。

Na

⊕の
お手紙は
⊕の
イオンを
中に入れる

ちなみに ⊖の
お手紙は
⊕イオンを
外に出したり
する

⇒ ⊕や⊖のお手紙で 実際に 動くものは
Na^+, K^+, Ca^{++} などの イオンです。
⇒ ⊕のお手紙や⊖のお手紙 がやっているのは、
イオンを通す扉の 開け閉め です。図で描くと

「お手紙」が来る → 鍵穴にはまる → パカッと扉が開く → 受 の神経細胞の
ふわー   受 キャッチ   ばかっ☆   中にイオンが入る

特徴7 入りきれなかったお手紙 は ある程度のところで
キレイに消えてくれないと困る。

あたらしい
偶が
入らないよー

次の 指令が 伝わらなく なっちゃうから。
さらに、1回 出して ポストに 受け入れられた「お手紙」も
消えてくれないと困る。次の指令が伝わらないから。
⇒「お手紙」の 分解・回収のシステム も 必要です。

いつまで
いるのー

❋ ドーパミンが出すぎているの？

統合失調症では **ドーパミン** っていう神経伝達物質が
多く出すぎている状態になっています

➡ ドーパミンの作用をおさえよう!!

よってシゾのお薬はみな
抗ドーパミン薬 とか
ドーパミン拮抗薬 と
いわれます

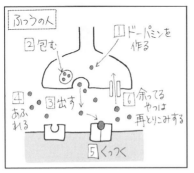

ふつうの人
- ② 包む
- ① ドーパミンを作る
- ③ 出す
- ④ あふれる
- ⑥ 余ってるやつは再とりこみする
- ⑤ くっつく

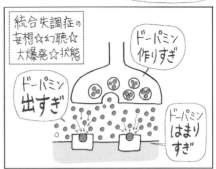

統合失調症の
妄想☆幻聴☆
大爆発☆状態

ドーパミン
作りすぎ

ドーパミン
出すぎ

ドーパミン
はまりすぎ

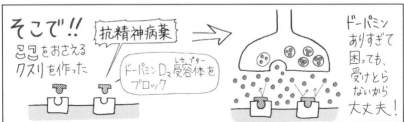

そこで!!
🔲🔲をおさえる
クスリを作った

抗精神病薬

ドーパミン D₂ 受容体を
ブロック

ドーパミン
ありすぎて
困っても、
受けとら
ないから
大丈夫!

❋ すべてはうまくいった!!……と思ったら。

思わぬ
副作用 が
出てきた!!

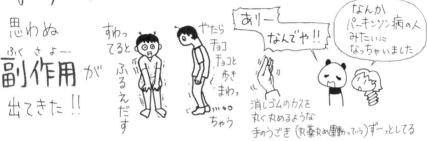

すわってると
ふるえだす

やたら
チョコ
チョコと
歩き
まわっ
ちゃう

ありー
なんでや!!

なんか
パーキンソン病の人
みたいに
なっちゃいました

消しゴムのカスを
丸く丸めるような
手のうごき(丸薬丸め運動っていう)ずーっとしてる

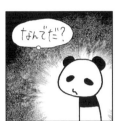
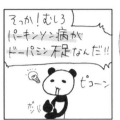

こうやって、統合失調症＝ドーパミン過剰！パーキンソン病＝ドーパミン不足！という仮説が出てきたわけです。

→ 詳しく調べると、実は

ドーパミンを使う脳内の神経回路はたくさんある！ことがわかった。

今のところ判明しているルートは **4種類**

個々の名前は覚えなくてよし。色々なルートがあるってことだけわかっていればOKよ

ドーパミンのルート
その1 中脳→辺縁系

ドーパミンのルート
その2 中脳→皮質系

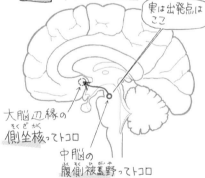

実は出発点はここ

大脳辺縁の側坐核ってトコロ

中脳の腹側被蓋野ってトコロ

大脳の前頭葉の皮質のトコロ

中脳の腹側被蓋野ってトコロ

→ このドーパミンが出すぎると
陽性症状⊕を出す 治したい！
（妄想や幻聴）

→ このドーパミンが出すぎると
陰性症状⊖を出す
（無気力や引きこもり）これも治したい！

→ 薬でドーパミンを止めれば、これは良くなります。

→ 薬でドーパミンを止めれば、これも 少しだけ 良くなります。

ドーパミンのルート
その3 黒質→線条体系

ドーパミンのルート
その4 下垂体漏斗系

出どころはここ

視床下部の漏斗核

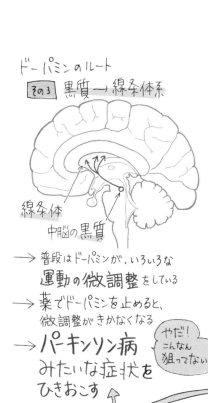

線条体
中脳の黒質

下垂体

→ 普段はドーパミンが、いろいろな
運動の微調整をしている

→ 薬でドーパミンを止めると、
微調整がきかなくなる

→ パーキンソン病
みたいな症状を
ひきおこす

やだ！こんなん狙ってない！

→ 普段はドーパミンが
プロラクチンという名の
おっぱい分泌ホルモンを
少量におさえこんでくれている

→ 薬でドーパミンを止めると、
高プロラクチン血症になって
おっぱいふくらむ＆乳が出る

これも狙ってたのとちがう！

この2つの副作用はゼロにはできません。必ず出ます。
どれが出るか／どう出るか／どのくらいの薬の量で出るかは人による。
個人差がでかい。薬の種類によっても違います。

⇒ よって！いろんな薬を！いろんな量で！ためしてみるしかないのだ。

病気を完璧になかったことにする／消すことは
まだできないから、できるだけ良い状態を
長くするのが目標です。
ここらへんアトピー性皮膚炎の人のステロイドの使い方とか、
糖尿病の人のインスリンの打ち方とかに近い。

経過中にタタリのゆり戻しは
どうしてもおこります。

気の長い話だなー

でもいい状態の
時間を長くする
ことは決して
不可能では
ないよ!!

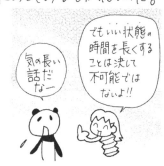

ドーパミンだけじゃない！
他の神経伝達物質もブロックしてみよう!!

セロトニン★
ノルアドレナリン● } も いっしょに **ブロック** してみると
ヒスタミン▲   これまた **よく効く** ことがわかってきました

セロ
トニン→

セロトニンの
レセプター

← ドーパミン

ドーパミンのレセプター

昔ながらの
ドーパミンブロックのみのおくすりを
定型 抗精神病薬 というのに対して

ドーパミンだけじゃなく他の物質も
ブロックする 統合失調症のおくすりを
非定型 抗精神病薬 といいます

クスリは
こんな形を
していると
思いねぇ

こっちで
ドーパミン
レセプターを
ブロック

こっちで
セロトニン
レセプターを
ブロック

セロトニンの
ブロック！

ドーパミンの
ブロック！

⇒ ドーパミン ＆ セロトニン に 作用 = Serotonin Dopamine Antagonist
（セロトニン　ドーパミン　きっこーやく）　　　　　　　　　　　略して SDA

⇒ ドーパミン ＆ セロトニン ＆
　ノルアドレナリン ＆ ヒスタミン に作用 = Multi-Acting Receptor
（いろんな レセプターが ターゲット）　　　　 Targeted Agent 略して MARTA

⇒ 最近はドーパミンを安定させる新しい薬 が出てきた = Dopamine System Stabilizer 略して
（ドーパミン の システムの あんてーそーち）
　ドーパミンが多すぎたら作用を減らす ＆
　少なすぎたら逆に作用を上げる

ドーパミン
多すぎ ─ 適正量
少なすぎ　　　　　　　DSS

47

✿ 今よく使われてるクスリ

新しい薬が次々と出ていますが、まずは君の病院でよく使われている薬を**1コ覚えよう**

で、そいつの使い方をマスターしましょう あとはその応用だ!!

定型
- * ハロペリドール（セレネース®）幻覚にきく
- クロルプロマジン（コントミン®）コーフンにきく

昔ながらのやつ。ドーパミン受容体のみブロックする。古典的で安い。

非定型
- * リスペリドン（リスパダール®）人気だが太りやすい
- ペロスピロン（ルーラン®）
- ブロナンセリン（ロナセン®）
- パリペリドン（インヴェガ®）

SDA
（ドーパミン受容体とセロトニン受容体をブロック）

- * オランザピン（ジプレキサ®）
- クエチアピン（セロクエル®）
- アセナピン（シクレスト®舌下）

MARTA（いろいろブロック。ドーパミンもセロトニンもヒスタミンもノルアドレナリンも）

- * アリピプラゾール（エビリファイ®）
- ブレクスピプラゾール（レキサルティ®）

DSS（ドーパミンを安定させる新しい薬）

* ▬▬ が今日本で人気のあるやつでーす

最近の一番人気。エビリファイ®は日本の大塚製薬が作って2013年にアメリカで一番売れてる薬になった。現在の第一選択薬(ファーストチョイス)。

〜精神科のクスリは他の科のクスリと全然違う!!〜

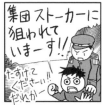

集団ストーカーに狙われていまーす!!

たすけてください!! だれか〜

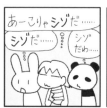

あーこりゃシゾだ……

シゾだ……

シゾだ……

シゾだ……

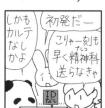

しかもカルテなしかよ

初発だー

こりゃ一刻も早く精神科送らなきゃ

統合失調症の初発→お薬導入は専門家にまかせるのが普通です

ここでは大ざっぱなルールだけ紹介します

✿ 実際の使い方・基本ルール

精神科の薬ってこんな記載なんです

すっごい幅がある!!

つまり1日量が6から30まで! すっごく幅がある!

| 精神科の薬 | 例：エビリファイ® 1日6〜12mgから開始 → | 1日6〜24mgでコントロール 最大1日30mgまで増量可 |

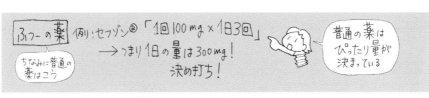

ふつーの薬 例：セブゾン®「1回100mg×1日3回」
ちなみに普通の薬はこう
→つまり1日の量は300mg！
決め打ち！
普通の薬はぴったり量が決まっている

① まず最初は **少量** からはじめよう

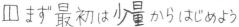

リスパダール®
1日 2〜6mg/2回にわけて
1日 12mgまで

こういう記載なら最低量の
ここから始める

1回1mg×1日2回(朝夕)でスタートしてみましょう

② 徐々に **ふやす。限界量** までは増やしてOK

例：さっきの人なら
リスパダール®
1回1mg×1日2回から開始

2〜4週間 →

リスパダール®
1回2mg×1日2回

2〜4週間 →

リスパダール®
1回3mg×1日2回へ

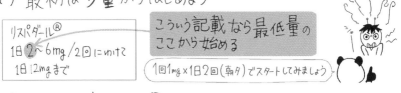

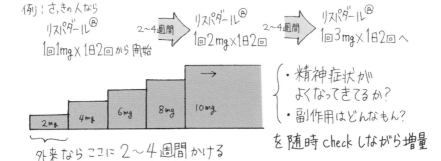

2mg　4mg　6mg　8mg　10mg

外来ならここに 2〜4週間 かける

・精神症状が
よくなってきてるか？
・副作用はどんなもん？

を随時 check しながら増量

③ 薬が効いてくるのに **最低でも2週間** かかるので、
2週間は薬の量や中身を変えず 様子をみます。

⇒ 効いてない 気がしても、**副作用しかねえ** 気がしても、
すぐに量を増やしたり種類を変えたりするのは イマイチ です。
2週間は様子をみましょう。

④ 副作用は 必ず出る。しかも **副作用の方が先** に出たりする。
よって副作用が **あんまりひどい時** 以外は、
すぐに薬を変えたり はしません。2週間は様子をみます。

またかよ

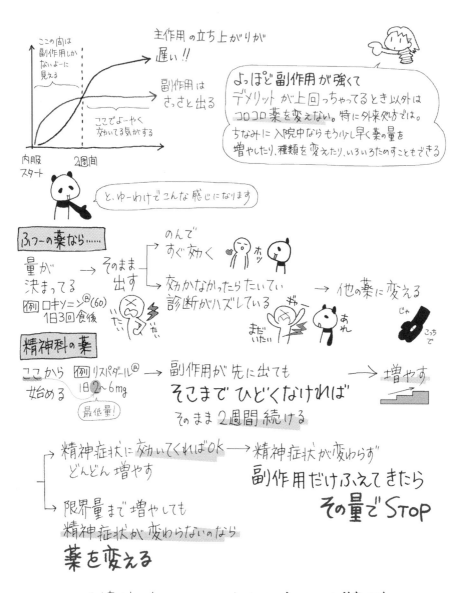

主作用の立ち上がりが
遅い!!

副作用は
さっさと出る

ここの間は
副作用しか
ないよーに
見える

ここでよーやく
効いてる気がする

内服
スタート　　2週間

よっぽど副作用が強くて
デメリットが上回っちゃってるとき以外は
コロコロ薬を変えない。特に外来処方では。
ちなみに入院中ならもう少し早く薬の量を
増やしたり、種類を変えたり、いろいろためすこともできる

と、ゆーわけでこんな感じになります

ふつーの薬なら……

量が
決まってる　→　そのまま　→ のんで
　　　　　　　　出す　　　　すぐ効く → ホッ

例 ロキソニン®(60)
1日3回食後　　　　　　　　　効かなかったらたいてい　　　→　他の薬に変える
　　　　　　　　　　　　　　　診断がハズレている　　　　　　　　　　じゃ
　　　　　　　　　　　　　　　　　　　まだ　　　あれ　　　　　　　こっちで
　　　　　　　　　　　　　　　　　　　いたい!

精神科の薬

ここから　　例 リスパダール®　→　副作用が先に出ても　　　　→　増やす
始める　　　1日2〜6mg　　　　　**そこまでひどくなければ**
　　　　　　　最低量!　　　　　　　そのまま2週間続ける

　→ 精神症状に効いてくればOK　→ 精神症状が変わらず
　　　どんどん増やす　　　　　　　　**副作用だけふえてきたら**
　　　　　　　　　　　　　　　　　　　　　その量でSTOP
　→ 限界量まで増やしても
　　　精神症状が変わらないのなら

薬を変える

と、ゆーわけで精神科のクスリは 使い方が**とっても特殊**です。
患者さんには **よくムンテラ**(口頭で説明)しておくこと!!

「最初の処方は最低量です」

これを言っとかないと「この薬は効かなかった」「あいつはヤブ医者だ!」と自判断して病院に来なくなっちゃいます。よく説明しよう。

診断を外してるわけでも効いてないわけでもないんだよ～～

この量じゃ効かないかもしれませんが、いきなりたくさんは危ないですからね。あとで量を増やしたり、他の薬に変えたりします

5 薬の量が**上限**までいっても効果がいまひとつならば

別の薬に少しずつ変えていきます

抗精神病薬にもいろいろあるからね!

⇒ ダメなら違う 抗ドーパミン薬に変えてみる!

1種類の抗精神病薬（ドーパミンのくすり）でいどみます。1種類の抗精神病薬の増量/変更はいいけど、2種類は足さない。合わせ技はしない。

⇒ 急に切るのは危ないのでこーやって少しずつ変えていきます

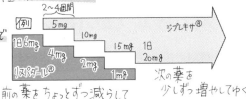

前の薬をちょっとずつ減らして　　　　次の薬を少しずつ増やしてゆく

※2週～4週間に1回病院で筋肉注射すればいい「持効性注射薬」（通称:デポ剤）（LAI: Long-Acting injection）も最近はよく使われています。メリット:薬ののみ忘れがない。血中濃度安定しやすい・投薬管理の手間が減り医者も安心。デメリット:高い・痛い・病院行くのめんどう。万一副作用が出ても体から長い間抜けない。

6 症状にあわせて**他の薬**も随時足していきます。

メジャーな症状（妄想・幻聴など）は 抗精神病薬（ドーパミンのくすり）におまかせ。

その他に **細かい症状**にあわせたクスリを随時足します。

あくまで補助かね

@ 幻聴や妄想のせいで**ねむれない** ⇒ 睡眠薬・抗不安薬

この2つはほぼイコール同じベンゾジアゼピン系

←のちのちせつめいします

@ 副作用の**パーキンソニズム**が出た ⇒ 抗パーキンソン病薬　アキネトン®（ビペリデン）アーテン®（トリヘキシフェニジル）など

◎副作用の → 各種 便秘薬　カマ®（酸化マグネシウム）とか
　べんぴが出た　　　　　　　　　プルゼニド®とか ラキソベロン®とか

◎なぜか 抗てんかん薬が → カルバマゼピン（テグレトール®）
　効くことがある。　　　　　バルプロ酸（デパケン®）

なぜかは
わからん！

は？

なぜかは
わからんが
たまにすごく
効く！！

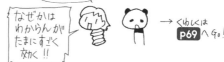 → くわしくは p69 へGo!

ドーパミンのくすり
～抗精神病薬の副作用、いっぱい出る～
✿あちら立てればこちらが立たず

さっき p45 で説明したようにドーパミン受容体は いろんなトコロ にあって
それぞれにおいても律儀にドーパミンをブロックするので、副作用はどーがんばっても

必ず出ます。

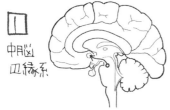

1
中脳
辺縁系

→ ドーパミンが出すぎると
妄想・幻聴が
出るルート。

→ 薬でドーパミンを止めれば、
これは良くなります。

メイン
ターゲット
おさえ
たいっ!!

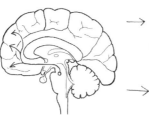

2
中脳・
皮質系

→ ドーパミンが出すぎると
無動・無気力に
なるルート。

→ 薬でドーパミンを止めれば、
これも（そこそこ）良くなります。

これも
治したい

52

③
黒質・
線条体
系

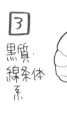

→ ドーパミンは**運動の微調整**をしています。

→ 薬でドーパミンを止めると、運動の微調整が
きかなくなる パーキンソン病 / **錐体外路症状**
と呼ばれるやつが出ます。
これはとっても目立つし、ご本人も不快。

**よく
ある**

→ 抗パーキンソン薬でカバー

④
下垂体・
漏斗系

ドーパミンは プロラクチンという母乳を作る ホルモンを
抑える働きが ある

→ 薬でドーパミンを止めると、
高プロラクチン血症 になる

**やばい
いらねー
作用**

→ **女性化乳房/月経異常**

ほか 糖尿病・高血糖 / 体重up. ずんどこ太る

原因不明

糖尿の人には投与禁止の抗精神病薬もある

これをいやがって 勝手に内服を
止めてしまう 女性患者さんは多い

錐体外路ってなんだよ。どこの外だよ。

① ここに ▼ っている
場所があります
ユーユー カタチだから 錐体 ▼

のうみそ
←コ

② 錐体を通るのは
「**自分の意志で
体を動かす**」
ルートです

蹴れ!
えいっ
ハーイ

③ でも実は **それ以外の
細かい調整** を行っている
ルートがあります

意識
してないし
意識しては
できない動き

例

体幹全体が
前傾してる
← 腕を
ふってる
もう片足で
ふんばって
バランスをとっている

えいっ

④ ユーユー
メインルート以外 の
「**意識してない運動ルート**」を

まとめて
錐体外路 と呼びます。

大ざっぱ!!

⑤ この錐体外路のどっかがやられた時に出る症状を
まとめて **錐体外路症状** という。で、これが
抗精神病薬でよく出る副作用。

🌸 **パーキンソン病 みたいな 症状**

おくすりの副作用で出やすいのはコレ！

ジストニア
dystonia （ジストニー ともよむ）

体の一部が
こーちょく・けーれん
（筋肉の過緊張）

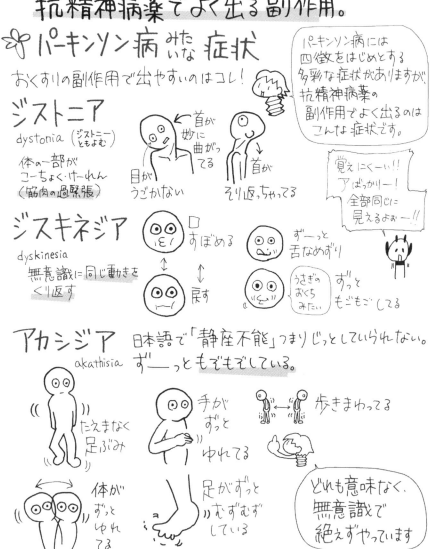

パーキンソン病には
四徴をはじめとする
多彩な症状がありますが、
抗精神病薬の
副作用でよく出るのは
こんな症状です。

首が
妙に
曲がっ
てる

目が
うごかない

首が
そり返っちゃってる

覚えにくーい!!
アばっかりー!
全部同じに
見えるよぉー!!

ジスキネジア
dyskinesia

無意識に同じ動きを
くり返す

口
すぼめる

↑↓
戻す

ずーっと
舌なめずり

うさぎの
おくち
みたい

ずっと
もごもごしてる

アカシジア
akathisia

日本語で「静座不能」つまりじっとしていられない。
ずーーっともぞもぞしている。

たえまなく
足ぶみ

手が
ずっと
ゆれてる

歩きまわってる

体が
ずっと
ゆれ
てる

足がずっと
むずむず
している

どれも意味なく、
無意識で
絶えずやっています

❀シゾの薬で一番怖い副作用 (キケン)

なんでかわかんないけど突然の!!

高い熱!筋肉の硬直!ふるえ!けいれん!

大量の発汗!頻脈!

ろれつ回らず"言葉がへん!話しづらい!

意識レベルの低下!無動!

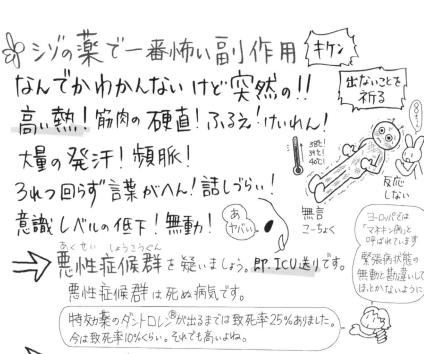

出ないことを祈る

38℃!
39℃!
40℃!

反応しない

あ、ヤバい!

無言コーちょく

ヨーロッパでは「マネキン病」と呼ばれています。緊張病状態の無動と勘違いしてほっとかないように

➡ 悪性症候群を疑いましょう。即.ICU送りです。

　悪性症候群は死ぬ病気です。

　特効薬のダントロレン®が出るまでは致死率25%ありました。今は致死率10%くらい。それでも高いよね。

➡ ◎原因の薬を止めよう!
　◎特効薬のダントロレン®をうとう!

よって精神科の薬をのんでる人が高い熱を出したら、一瞬でいいので悪性症候群のことを考えましょう

※抗ドーパミン薬が一番多いけど、抗ドーパミンじゃない**精神科のクスリ**でもまれにおこる。

※なんで起こるか原因は不明。

　薬の増量/減少/中止など、内服メニューの何らかの変化 → 1週間以内におこる。

※体じゅうの筋肉の細胞がつぶれて溶ける (横紋筋融解)

　→ 血液中にCK(クレアチニンキナーゼ)がふえる → 採血ですぐ出るので診断に使える

　→ Kもふえる ── 高K血症 → 心室細動 → 心停止 → 死ぬ!

　→ ミオグロビンもふえる → 腎臓の網の目がつまる → 腎不全
　　　　　　　　　　(尿中ミオグロビン↑)

この流れは全身麻酔中にまれにおこる悪性高熱症にもよく似てます

※これがあるからネットで**精神科**のクスリを買うのは

　絶対に!!やめとけ!!とねじ子は思う。

いつまで薬のむんだよ!?

基本的には**抗ドーパミン薬**は**一生のみます。**一生のむ、と思って下さい。

理由1 やめると**再発リスク**が**格段に上がる**

薬を止めると { 1年以内に**約80%** / 2年以内に**約96%** } の人が**再発する**といわれています

理由2 再発すると病識がなくなって**病院に帰ってこられない**

薬を止めて(ほぼイコール通院をやめて)再発しちゃうと、自分が統合失調症だという**病識がなくなる**ので、自発的に病院に来ることは`できなくなります。だから、いったん薬を中止してみて、「薬をためしに止めてみましょうか」「悪くなったらまた来てねー」という**チャレンジ** ← 他の薬ではよくやる方法 がと————————ってもやりづらいのです。リスクが**大きすぎる。**

→ よって、統合失調症のクスリは

基本的に**一生**のみます。のむもんです。

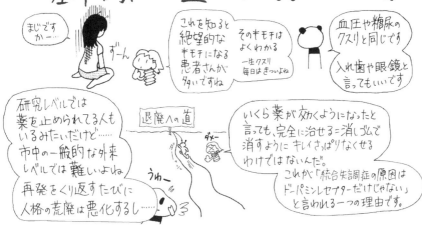

まじですかー…

ずーん

これを知ると絶望的なキモチになる患者さんが多いですね

そのキモチはよくわかる

一生クスリ毎日はきついよね

血圧や糖尿のクスリと同じです

入れ歯や眼鏡と言ってもいいです

研究レベルでは薬を止められてる人もいるみたいだけど……市中の一般的な外来レベルでは難しいよね再発をくり返すたびに人格の荒廃は悪化するし……

退廃への道

ダメー

うゎー

いくら薬が効くようになったと言っても、完全に治せる＝消しゴムで消すように キレイさっぱりなくせるわけではないんだ。これが「統合失調症の原因はドーパミンレセプターだけじゃない」と言われる一つの理由です。

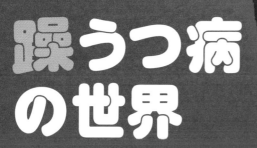

Part.
3

躁うつ病
の世界

躁 うつ病は、躁とうつを繰り返す病気です。躁つまり異常なハイテンションと、うつつまり過度の抑うつ、この2つが（ある程度の間隔をあけて）両方出現するのが特徴です。とても大ざっぱに言うと、うつだけだったら「うつ病」で、躁状態が1回でも出てくれば「躁うつ病」ということになります。

躁うつ病とうつ病は気分障害という名称でくくられています。気分のアップ・ダウンが激しすぎる病気を全部ひっくるめて気分障害と呼んでるのですね。そして躁うつ病の"現在の"正式な病名は双極性障害です。精神科の病名は時代によってコロコロ変わるのできっとこの名称もすぐに変わりますが、2020年現在の日本では双極性障害ってのが正式名称です。つまり躁うつ病の"現在の"正式名称は「気分障害というカテゴリーの中の双極性障害」となります。めんどくさいですね。中身は何ら変わってないんですけどね。

躁うつ病はとてもやっかいな病気です。特にやっかいなのは躁です。躁状態はなんとしても止めなければなりません。躁状態の患者さんはしばしば職場や家族間において致命的トラブルを起こします。そのままでは人間関係が破綻し、社会的人生が終了してしまいます。すぐに入院して保護しなくてはなりません。「盛り上がるくらい誰でもあるんじゃ？」「気分爽快で何がいけないの？」「徹夜で仕事するエネルギッシュで有能な人と何が違うの？」と思うでしょう。高揚が理解できるレベルを超えたときに、「躁」と判断するのです。「了解不能な」有頂天状態の感覚をつかむことが、この章の目標になります。

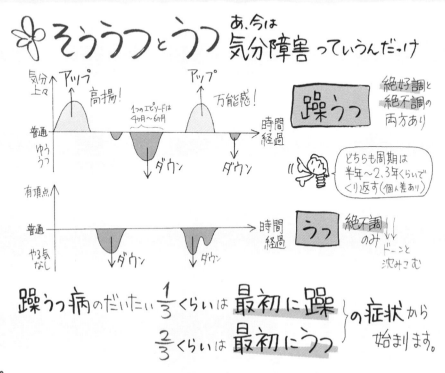

躁うつ病のだいたい $\frac{1}{3}$ くらいは **最初に躁**の症状から
$\frac{2}{3}$ くらいは **最初にうつ**始まります。

よって $\frac{2}{3}$ の人は最初うつ病と診断されてます。

→ うつ病として薬が始まってる

→ のちに躁のエピソードが出る

→「ああ、躁うつだったんだ！やべぇ」となって、

⤳ 薬を変更！！治療法も変える！ことになります。

このパターンすごく多い。誤診じゃないのよ しかたないの

うつ病はすっごく患者さんが多いです。生涯有病率は6.5%、つまり100人のうち6.5人は一生のうち1回はうつになるってことです。とってもとっても多い。それに対して躁うつ病は、けっこうめずらしい。(0.7%、1000人に7人くらい)

うつ病の人全員を躁うつ病扱いするわけにはいかない比率ですよね。うつの中から、躁状態になっちゃってる患者さんを必ず！拾い上げるのが大事です。

✿異常なハイテンションって？

ICDではこんな風に書かれています。読めるかな？

気分がずーっと高揚。これが1週間以上。（治療はじめちゃったらもう少し短くても可）

気分は患者の置かれた状態にそぐわないほど高揚し、愉快で陽気な気分からほとんど制御できない興奮にいたるまで、さまざまに変わりうる。気分高揚は活動の増大を伴い、活動性の過多(❶)、談話促進(❷)、睡眠欲求の減少(❺)をもたらす。通常の社会的抑制は失われ(❹)、注意を保持できず、著しい転導性の亢進(❼)をみることが多い。自尊心は肥大し、誇大的あるいは過度に楽観的な考え(❻)が気軽に表明される

色彩がとくに鮮やかに(通常は美しく)見えたり、物の表面やきめの細かさに心を奪われたり、主観的に聴覚が過敏であったりするような知覚の異常が生じることがある。患者は実現不可能な途方もない計画に熱中したり(❸)、浪費を重ねたり(❽)、攻撃的となったり、好色になったり(❾)、あるいはふさわしくない場面でおどけたりすることもある

気分の変化は活動の増大と上記の症状のいくつか(とくに、談話促進、睡眠欲求の減少、誇大性と過度の楽観主義)を伴っていなければならない。

9個中3つ！！以上

1. やたら動く。予定は120%つめこむ
2. 多弁。電話でもリアルでもずーっとしゃべってる。
3. いろんなアイディアがポンポンと浮かぶ
4. 自分の無謀な行動や自尊心が認められないと、逆上して攻撃的になる
5. とにかく寝ない。徹夜で動きまくる
6. 自尊心の肥大。俺は日本一のいい男だ。自分は天才だ。誰よりも才能がある。
7. ポンポンと浮かんだアイディアを実行しまくる そのくせ注意力不足。細部のツメはいいかげんなためよく予定に間にあわなくなる
8. どーみてもそのまま続けると社会的に破綻する行動を執拗にやりつづける
9. 出会い系やりまくり。片っ端からナンパ・SEXざんまい

この障害の最もありふれた問題の1つは、統合失調症との鑑別であり、とりわけ軽躁病を経て展開していく段階が見逃されていたり、患者が疾患の極期にだけ診察される場合がそうである。そのようなときの患者では、広がった妄想、了解不能な会話および激しい興奮のために、基盤にある感情障害がはっきりしないことがある。抗精神病薬療法に反応する躁病患者で、心身の活動性の水準が正常にもどったときに、まだ妄想や幻覚が残っている場合にも、同様の診断上の問題が起こりうる。

↗ ここらへんは 他の病気の除外を しています。

つまりこの9つのうち3つがあって、1週間続いてれば

躁うっ！ってことになります。

❀躁の エピソードってこんなの。 すごく やっかい

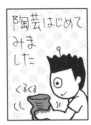

陶芸はじめて みました くるくる

俺は天才陶芸家だ せとものの会社を作ろう 脳内

↑ とっぜんの↑ビッグマウス （ICDの⑥） ポンポンうかぶアイディア（ICDの③）

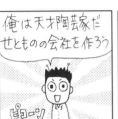

起業するから 金借してくれ 大丈夫 融資して 俺の術と ノウハウを もってすれば 必ずうまくいく

お前株で もうけてん だろ？ 金かして くれよ 絶対に 損は させない まかしとけ

← 誰彼 かまわず 電話。 （ICDの②） しかも 深夜3時に 寝ないで 活動 （ICDの⑤）

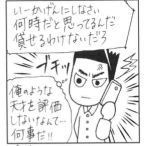

いーかげんにしなさい 何時だと思ってるんだ 貸せるわけないだろ ブチッ 俺のような 天才を 評価 しないなんて… 何事だ！

↑尊大で肥大した自意識 （ICDの⑥）

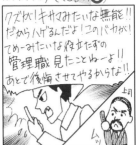

クズが！キサマみたいな無能!! だからハゲるんだよ！このバカが!! てめーみたいな役立たずの 管理職 見たことねーよ!! あとで後悔させてやるからな!! 上司 ムッ

↑とっても易怒的。 おこりやすい。 言っちゃいけない せりふを言ってしまう （ICDの④）

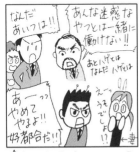

なんだ あいつは!! あー やめて やるよ!! 好都合だ!! あんな迷惑な やつとは一緒に 働けない!! あとハゲとは なんだハゲとは えー うそ でしょ!? 妻

↑会社辞めちゃう（ICDの④） 無鉄砲という 意味では （ICDの⑧）でもある

この逆ギレしやすいトコロが 社会復帰を やっかいにさせる

60 ＊『ICD-10精神および行動の障害－臨床記述と診断ガイドライン 新訂版 (p124-125)』より作成

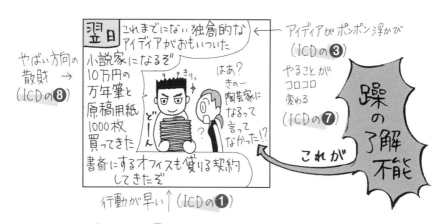

このエピソードだけで、ICDの❶〜❽を満たしているわけです。
会社もやめちゃったし、散財してどんどん貯金は減っていくし、
周りの人にどんどん迷惑をかけていくし、このままでは
社会的に破綻します。それでも、躁状態の人は
これを おかしいとは思っていません。病識なし!

本人は**絶好調**で**サイコーに仕事ができる俺**
かっこいいと思っています。躁の自分を「頭の回転が早い」
「誰よりも働ける」と自負しており、おかいいという認識が
まるでない=病識がないのが特徴です。
実際は、周囲との関係がゴンゴンと壊れていっているにも
かかわらず。

⇒ たいてい、精神科受診を拒否します&薬ものみません。

⇒ なんとかして、周囲の人が病院に連れてきて下さい。

⇒ 即時入院です。入院させないと、行動を制御できず

さらに社会的に破滅します。ハメツの例↓

 　 　 きりないのよ。

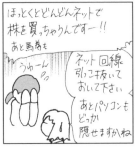

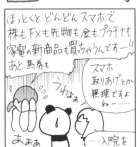

❀ 躁のエピソードってこんなの。その2

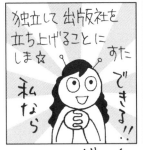

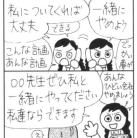

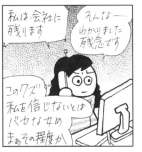

↑この時は　どーん
万能感により
「できる」と思いこむ

↑強引で
多弁な交渉

実際、ホントにできることも多い。
だから躁うつ病の患者さんは
周囲から「有能だった」という
評価を得られていることも多いよ！
「正常な社会的抑制の喪失」(ICDの❹)は
創作においては独創性を作りうるの
かもしれないなーと思ふ。

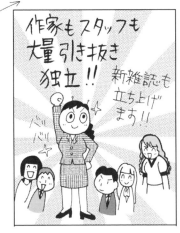

作家もスタッフも
大量引き抜き
独立!! 新雑誌も
立ち上げ
ます!!

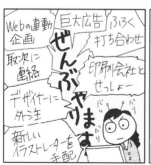

← 活動性の亢進
（ICDの❶）

← なぜかまったく
ねむくならない
（ICDの❺）

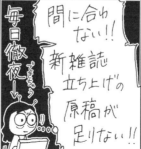

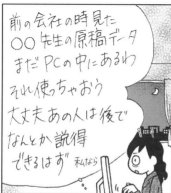

←バリバリ
こなしてる
ように見えて
細部が
とっても雑。
注意力
散まん。

↑やっちゃいけないことやっちゃう（ICDの❹）

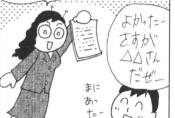

❸

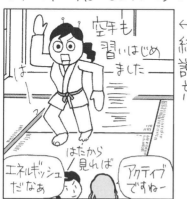

← 結局
説得とか
忘れてるし

↑ポンポン新しいことやる
（ICDの❼）

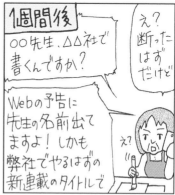

ある日、
破綻を
むかえる

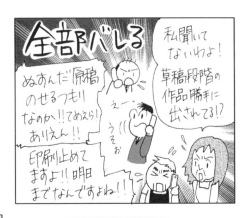

全部バレる

私聞いて
ないわよ！
草稿段階の
作品勝手に
出されてる!?

ぬすんだ原稿
のせるつもり
なのか!!てめえら！
ありえん!!

印刷止めて
ますよ!!明日
までなんですよね!!

えー

うそ
お

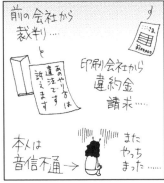

前の会社から
裁判り……

印刷会社から
違約金
請求……

あのやり方は
違法です
訴えます

本人は
音信不通→

また
やっち
まった……

躁うつ病と診断＆入院させて
保護するのが本人のためになります
診断されないと、ただのダメな人という
烙印を押されたままになって
社会的に死んでしまう

冷静な他人から見ると……

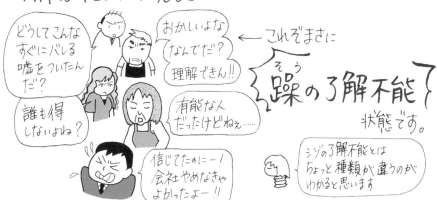

どうして こんな
すぐにバレる
嘘をついたん
だ？

おかしいよな
なんでだ？
理解できん!!

← これぞまさに

誰も得
しないよね？

有能な人
だったけどねぇ……

躁の了解不能
状態です。

そう

信じてたのにー！
会社やめなきゃ
よかったよー!!

シゾの了解不能とは
ちょっと種類が違うのが
わかると思います

64

❀ 周りは躁で困る

本人は躁では悩まない＝病気と思ってません（病識なし！）
でも まわりは すごく困る し、社会的迷惑 が 大きいのも、
（うつよりも）躁のほうです。

→ なんとしても、躁にはさせない方向で治療します。

→ 躁のターンが来ちゃったら、**原則入院**です。

うつは 入院しなくても 何とかなるかもしんないけど、
躁は とても おうちの中に おさまってくれないのです。

勝手に 徹夜でネットショッピングとかして
500万円 とか 使っちゃう。どーにも できん。

[例] かたっぱしから物を買う、
すべての新興宗教に入る、
エステに 全財産 つっこむ、
全身整形を申し込む、
毎日ナンパされた男と寝る、など

あん

この服
ネットで
徹夜で
クリック
した

乗馬
ならってくる

アクアリウム 買った
一式全部で
250万

今週
だけで
10人と
寝た
俺
モテモテ

別人に
なっちゃった
みたいに
見える

❀ 次はドッカーンと下がる

1 やばいほど ハイテンション
2 すごーく 暗い 抑うつ
3 その どっちでもない

しーん

……

♪
ふつう

の 3つが コロコロと 入れかわる。それが
躁うつ病です。「躁だけ」の 躁うつ病ってのは 実際は
ほとんどない といわれており、躁のあとには うつがやってきます。

❀うつ病エピソードの診断基準

患者は通常、抑うつ気分、興味と喜びの喪失、および活動性の減退による易疲労感の増大や活動性の減少に悩まされる。わずかに頑張ったあとでも、ひどく疲労を感じることがふつうである。他の一般的な症状には以下のものがある。

❶集中力と注意力の減退　　　❺自傷あるいは自殺の観念や行為
❷自己評価と自信の低下　　　❻睡眠障害
❸罪責感と無価値感　　　　　❼食欲不振
❹将来に対する希望のない悲観的な見方

重症度の如何に関係なく、ふつう少なくとも2週間の持続が診断に必要

軽症うつ病エピソード
→抑うつ気分、興味と喜びの喪失、および易疲労性が通常うつ病にとって最も典型的な症状とみなされており、これらのうちの少なくとも2つ、さらに他の症状（上記❶〜❼）のうちの少なくとも2つが存在
中等症うつ病エピソード
→軽症うつ病エピソードにあげた最も典型的な3症状のうち少なくとも2つ、さらに他の症状のうち少なくとも3つ（4つが望ましい）が存在
重症うつ病エピソード
→軽症および中等症うつ病エピソードについて述べた典型的な3症状すべて、さらに少なくとも他の症状のうちの4つ、そのうちのいくつかが重症

ICD-10から抜すいしてます

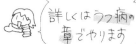

項目だけ見てもよくわからんよね

詳しくはうつ病の章でやります

2週間続くってのがポイント！

❀本人はうつに悩む

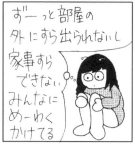

ずーっと部屋の外にすら出られないし家事すらできないみんなにめーわくかけてる

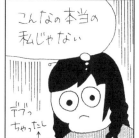

こんなの本当の私じゃない

デブっちゃったし

薬の副作用

本来の私は会社でバリバリ働いていたころの私だ！あのころは輝いていた!!

それは躁ですよー

躁だったんですよー

こんな薬なんかのんでるといつまでも本来の私に戻れません！うつはリーマスのせいです！薬やめます！あと太る薬はもうのみません

まてまてまてまてまてまて

← すげえよくある。

実際は、㉣状態の過活動は根拠のない万能感と無謀に支配されているので、周囲から見ると

危険な状態 ⇒ 治療が必要なのですが、

本人は躁の状態こそが絶好調/本来の姿

だと思っているので、何も活動できないうつに悩む。

躁うつ病の患者さんの特徴です。

くすりが効くよ!! わりとスッキリ治るよ!

リーマス®(炭酸リチウム)が、なぜか効きます。

高校の化学でも習う、アルカリ金属イオン「Li」です。

「水兵リーベー僕の舟」の「リー」です。

なぜ効くのかはいまだに不明。

さらに、躁のみならずうつにも効くので、

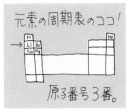

元素の周期表のココ!

原子番号3番。

「気分の

アップ ダウン

上下を

安定に戻す

作用がある」

と考えられています。

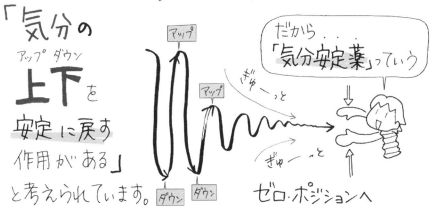

アップ

アップ

ぎゅーっと

ぎゅーっと

だから...

「気分安定薬」っていう

ダウン ダウン

ゼロ・ポジションへ

気分を上げるだけのクスリ／下げるだけのクスリを使うと、
突然の細かいアップダウンになかなか対応できません。
そして、突然のアップダウンをくり返すのが躁うつって病気です。
躁状態ならば気分を↓下げる。うつ状態ならば気分を↑上げる
のがリチウムという薬のすごいトコロです。

❀リチウム、使用上の注意。

てきてきに採血

※注意1　血中濃度をずーっと測る必要がある

リチウムは金属イオンなので、取りすぎると中毒をおこします。
かといって、薄いと効果がありません。

「有効な血中濃度」の

内服の量が決まるまでは週1回
維持量で安定してたら2〜3ヶ月に
1回は採血しよう！

幅がとっても狭いのが
リチウムの最大の難点です。

0〜0.6 mEg/L	効かない！！
0.6〜1.2 mEg/L	躁うつ病に有効！(目標濃度)
1.5〜2.0 mEg/L	食欲低下、吐き気、嘔吐、下痢 (消化器症状) 手のふるえ、眠い、めまい (中枢神経症状) など
2.0〜2.5 mEg/L	同上プラス けいれん、ろれつが回らない、失神、 錯乱 など
2.5 mEg/L 以上	昏睡、けいれん、腎不全 →死んじゃう

※注意2

催奇形性（エプスタイン奇形っていう心臓の病気）があるので
妊娠中／授乳中はダメです。のめません。

これは若い女性の患者さんにとってはかなり大きな問題になります……。
妊娠初期ほど"薬の影響"が強く出るので、
（良い状態がキープできていることが前提条件として）
薬をやめてみて、妊娠してみて、注意深く経過をみる。ということになります。
　これが本当にリスク高くてね……。再発しちゃったら妊娠の継続は
かなり大変になります。でも、やるしかありません。ある意味「賭け」です。

なぜか!? 他の薬も効きます

抗てんかん薬や抗精神病薬も気分の安定に有効です

- 万能感を否定された時に**逆ギレ&攻撃的**になっちゃうタイプ
  ⇒ なぜか **デパケン®**（バルプロ酸）**テグレトール®**（カルバマゼピン）｛抗てんかん｝ が効く
- 上機嫌で過活動なタイプ ⇒ 前述の **リーマス®** を使おう
- **抗精神病薬**もなぜか効きます（エビリファイ®・ジプレキサ®）

COLUMN 枯れた薬の水平思考

「枯れた技術の水平思考」という言葉があります。任天堂の技術者・横井軍平さんの哲学です。「枯れた技術」とは「すでに広く使われバグもあらかた出し尽くし、安定的に使える技術」のことで、開発界隈において良い意味で使われます。「水平思考」とは「既存のやり方とは違う、新しい使い道を模索すること」です。横井さんはこの哲学のもと、『ゲームボーイ®』をはじめ数々の世界的名作ゲーム機を生み出しました。「新技術」だけが「新しい」のではない。今ある道具の新しい使い方、それは十分に「新しい」んだ、と。

これと同じことが精神科の薬でもよく行われています。特に抗てんかん薬のバルプロ酸とカルバマゼピンは、様々な精神疾患に処方されています。抗てんかん薬は長い年月にわたって世界中のてんかん患者さんに使われていて、効果も副作用も研究され尽くしています。しかも値段が安い。いわば"枯れた"薬です。そして、どうしても治らない患者さんに抗てんかん薬を使ってみたら効果があった、そういう例が結構あるのです。

最新技術を使った「期待の新薬」に重篤な副作用が判明して、数年で発売中止……。そんな事例はたくさんあります。なぜそんな薬を売るんだと思う人もいるでしょう。でも、動物実験や治験ではみつからない、実際にたくさんの人間に使ってみないと判明しない副作用は必ず存在します。しかし、"枯れた"薬ならばその心配がない。しかも「期待の新薬」はたいていすごく高いけれど、"枯れた"薬は安い。いいこと尽くしです。他の疾患に古くから使用されている"枯れた"薬を別の病気に転用する試みは、さまざまなところで行われています。

ところがここで困ったことが起こります。自分に出されたお薬をインターネットで検索し、「どうして抗てんかん薬が私に出されているんだ！おかしい！」と困惑したり、「いや実はてんかんなのかも」と不安になったり、医師に対して疑心暗鬼になって薬を飲まなかったりするケースが起こってしまうのです。医療者だけが情報を持っている時代は終わりました。患者さんも検索します。それを前提に、きちんとした知識を患者さんに預ける必要があります。「枯れた薬の水平思考」は安全かつ効果の期待できる良い方法ですので、その哲学をよく説明してからお薬を処方するようにしましょう。

🐝 うつの薬は、やる？やらない？

躁とうつなら、躁のがヤバイ。(さんざん) というお話をしてきました。

→ 治療は躁をおさえる方向でがんばります。結果として

リーマスも、他の気分安定薬も **うつへの効果は弱め** になります。

→ 患者さんが 常時 うつっぽくなっちゃうパターンも多いです。

→ **抗うつ薬** を足すこともあります。ただし！

抗うつ薬は、気分を↑↑上げる作用があるので、どーーしても

クスリのせいで躁転しちゃう (リスク) 危険が

あります。だから 躁うつの人に使うのはとっても
使い方が ムズカシイ……。慎重に投与しましょう。

現実には、躁転するくらいなら、軽いうつ状態の
方が **マシ、**という状況が 夕々あります。
躁は社会的に死ぬからね。

うーん むずかしい

🐝 分類・典型的じゃない 躁うつ もある

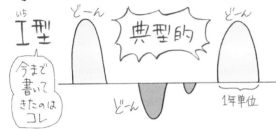

I型 (いち)

今まで 書いて きたのは コレ

どーん

典型的

どーん

どーん

1年単位

気分の波が大きい＆
1こ1この波は
年単位

Ⅱ型

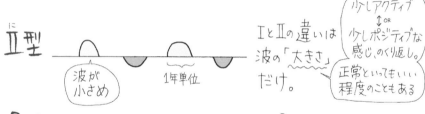

波が小さめ　1年単位

ⅠとⅡの違いは波の「大きさ」だけ。

少しアクティブ
↑or↓
少しポジティブな感じ、のくり返し。

正常といってもいい程度のこともある

急速交代型 (ラピッド・サイクラー)

1ケ月とか

早いよー

コロコロ入れかわりが早い。1年に何回も数週間〜数ヶ月単位で躁/うつが入れかわる!!

Ⅰ・Ⅱ型はふつう年単位で入れかわるのにー

1年に 4回以上 躁とうつの入れ替わりがあると、ラピッドサイクラーと言われます。

※ 躁うつの混合状態 ってのもあります

例・憂うつだけど 過活動
　・すげえ攻撃的で おしゃべりだけど死にたい

❀ ここから与太話。

　Ⅱ型と急速交代型はめずらしい病気で、非典型的な「そこまではっきりしない躁うつ」と思われてきたのですが、

近年では「発生機序(メカニズム)が少し違う」

「薬の効き方も少し違う」

「実は躁うつ病Ⅰ型とは別の病気っぽい?」

と言われています。→研究の対象として有益です。

　　　→ 躁うつ病を「躁うつ病」として 分離せず!!
　　波の大小や向きを考えずに 大きく

「気分の障害」としてとらえた方が正解に近いんじゃね？
…… というのが2020年現在の精神医学の流れです。

まあでもね。

臨床の人間からすると細かい分類はどーでもよくって、
一番大切なのはやっぱり **重症度** だったりします。その病気がどのくらい重い
病気かってこと。この場合（精神科）の重いってのは……もうわかりますよね。

本人＆まわりがどれだけ大変かってことです。

「重い病気の順」に考えて、重い病気を決して見逃さないようにすること。
いつだって「重い順」に考えるのが臨床なのだ。

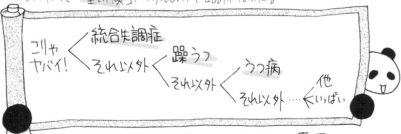

コリャ
ヤバイ！ ← 統合失調症
それ以外 ← 躁うつ
それ以外 ← うつ病
それ以外…… 他
← いっぱい

そして、いつどんな時代でも精神疾患の中で一番重いから
一番最初に疑わなきゃいけないのは **統合失調症** です。

次にヤバイものを考えると、**躁うつ病** です。

その次、三番目に考えなきゃいけないのは **うつ病** です。
どんな風に分類が変化しても、それは変わらない。
と私は思います。

というわけで次は
うつ病をやるよ〜

うつ病の世界

Part.

つ病、という病名はここ数年で急に一般的になりました。うつ、という本来非常に深刻な症状は、いまや「ちょっと嫌なことがあって気分が落ち込んだ」程度でも使われるカジュアルな単語となり、乱用されています。「自称うつ」も増えました。「うつは心の風邪です」なんていうキャッチフレーズが製薬会社のCMとして流布されました。それはこれまで病院に来られなかった患者さんに知識を広げ、救い上げる機会を増やしました。その一方で、本物のうつ病ではない人が気軽にうつを自称することにより、本物が隠れ、うつ病という病気のイメージがどんどん変容していっているのも感じます。そしてそれは本物のうつ病患者さんへの誤解を広げる一因にもなっています。「本当にそれって病気？ただの甘えじゃないの？」「ワガママとどう違うの？」「サボリでしょ？」「心が弱いだけだ」などの無理解が、動くことすらできない状態の患者さんに暴力的に投げつけられてしまうのです。

　本物の「うつ」はある日突然現れ、あまりにも強大で理不尽な力で、あっという間に患者さんの命を奪い去っていきます。恐ろしい魔物です。心の風邪なんて、そんな生っちょろいものではありません。でもそんなイメージはあまり伝わっていないように感じます。目に付くのは「うつは誰でもなる、いつでもなる。怖がらないで病院へ！診断チェックシートを気軽に埋めてみよう！」という、どこかの企業の宣伝文句ばかりです。それはもちろん正しいですし、必要な情報です。でも、うつ病という病気の真の恐ろしさとは少し離れているようにねじ子は感じています。

　この章では、古来から言われているうつ病＝ICD-10における「重症うつ病」、DSM-5 ↗

うつ病ってどんなもの？

古典的な「うつ病」は、決してそこまで多くありません。
かつ、すぐに治療が必要です。
きちんと見分けないといけません。

本物って
こんなかんじ

最初はちょっとした不調。
内科の病気かと思う →

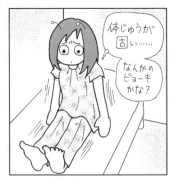

体じゅうが固い……

なんかのビョーキかな？

における「大うつ病性障害」についてのみ取り上げます。それしか取りあげません。なぜなら、うつ病のための治療法(抗うつ薬や電気けいれん療法)によって、うつ病はすっきり治る確率が高いけれども、うつ病以外の病気には抗うつ薬の効果が薄いからです。治療法も未来予測も、まったく変わってきます。だから、きっちり分けて診断する必要があるのです。

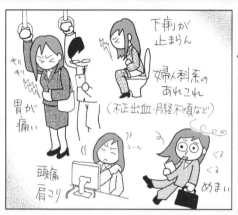

いろんな種類の/あらゆる種類の
体の不調を訴える。
いろんな科にかかるけど、
検査で異常が出ません。

あとから 実はうつの症状
だったって
わかる例も多い。

ここではまだ
わからない

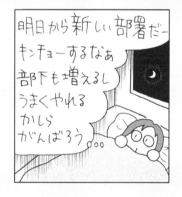

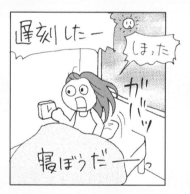

最初の→
きっかけは
いろいろ

正直ショボいこと
でもいい

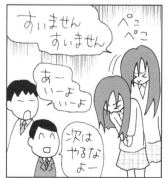

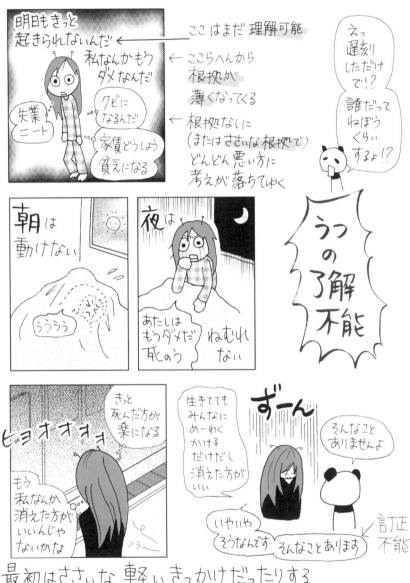

明日もきっと
起きられないんだ　　　　← ここはまだ理解可能

私なんかもう　　← ここらへんから
ダメなんだ　　　根拠が
　　　　　　　　薄くなってくる
クビに
なるんだ
失業　　　　　　← 根拠なしに
ニート　　　　　（またはささいな根拠で）
　家賃どうしよう　どんどん悪い方に
　貧乏になる　　　考えが落ちてゆく

えっ
遅刻
しただけ
で!?
誰だって
ねぼう
くらい
するよ!?

朝は
動けない

ううう

夜は

あたしは
もうダメだ
死のう　　ねむれ
　　　　　ない

うつの
了解
不能

ヒョオオオオ

きっと
死んだ方が
楽になる

もう
私なんか
消えた方が
いいんじゃ
ないかな

フラー

生きてても
みんなに
めーわく
かける
だけだし
消えた方が
いい

ずーん

そんなこと
ありませんよ

いやいや
そうなんです　そんなことあります

訂正
不能

最初はささいな、軽いきっかけだったりする
（ていうか、きっかけは軽くても重くても何でもいい。きっかけ自体は

診断にそれほど重要ではないの）⟹ 死ぬ、までいく。

✿ きっかけは（わりと）何でもいい

うつを発症するきっかけの **有名ドコロはここです**

┌ ネガティブなこと ┐	┌ ポジティブなこと ┐
・近親者の死	・出世や昇進や栄転
・病気・拘束・過重労働	・入学・転勤
・仕事での失敗・失業、定年	・結婚・妊娠・出産
・家庭不和	・子供の自立
（離婚、浮気、確執などなど）	・引っ越し・家の新築

本人にとって
「めでたいこと」
「嬉しいこと」でも
うつになるんですね

"変化"であれば
わりと何でも
きっかけになる

どれも **"環境の変わるライフイベント"** だと
思えば OK。きっかけとなった（と本人が思ってる）ことに
比べて、**気分の落ち込みが深い&重い**か
どうかを見よう。例えば 家族の死 ならば、ふさぎこむのは
当たり前ですよね。1年くらいふさぎこむ期間もあるはず。でも
これが **長すぎる／深すぎる**と危ないと思う。
きっかけになった 出来事に対してどのくらいの長さ／どのくらいの深さで
憂うつが **続いてるか?** ってのを
　　　聞きだしましょう。

日常生活に支障を
きたしてるレベルなら
治療していいです。

✿ そうはいってもねぇ。

その一方で、これらのイベントは **生きていれば**必ずどこかで
起きるイベント とも言えるわけです。

本人にも周囲にとっても **きっかけは特にない**
or **わからない** ことも 多々 あります。

うつ病になるきっかけを与えた人が
責められたりもしますが、医学的には
きっかけはわりと何でもよくて、
きっかけを探ることよりも
今ある症状をよくすること &
治すことのが大事だと思うんですよね。
民事訴訟的には 大切かもしれないけどさ——

あくまで「きっかけ」は「きっかけ」。
病気の根本的な原因では
ないんですよね。
うつは結局、いまだ原因不明の
脳の病気なんです。

病気の人に「なんで病気なんかになったの!プンスカ※!!」って言っても仕方ないでしょ。
なるときはなるんだよ。神様にしか決められないことだよ。

こんな 症状が出るよ!!
ICDの診断基準 はこんなんなってます

患者は通常、抑うつ気分（Ⓐ）、興味と喜
びの喪失（Ⓑ）、および活動性の減退によ
る易疲労感の増大（Ⓒ）や活動性の減少に
悩まされる。わずかに頑張ったあとでも、
ひどく疲労を感じることがふつうである。
他の一般的な症状には以下のものがある。

❶集中力と注意力の減退
❷自己評価と自信の低下
❸罪責感と無価値感
❹将来に対する希望のない悲観的な見方
❺自傷あるいは自殺の観念や行為
❻睡眠障害
❼食欲不振

重症度の如何に関係なく、ふつう少なくとも2週間の持続が
診断に必要

ABCと①〜⑦で
合計10コ！
1コ1コ見ていこう！

2週間 毎日続くこと

2週間も家から
一歩も出ないって、
正直なかなか
できません。
病気じゃないと
できないよ。

どんなに元気が
なくなって、
凹んでいても、
2週間何もしない
ってのはなかなか
ないわけです。

ここで、本物の
うつ病か
そうじゃないかを
区別できる
例も多い

Ⓐ〜Ⓒの少なくとも2つ + ❶〜❼の少なくとも2つ → 軽症
Ⓐ〜Ⓒの少なくとも2つ + ❶〜❼の少なくとも3つ → 中等症
Ⓐ〜Ⓒすべて + 上記❶〜❼のうち少なくとも4つ → 重症

 ＊『ICD‐10精神および行動の障害－臨床記述と診断ガイドライン 新訂版（p129-132）』より作成

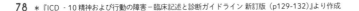

✾ ある日突然ドカーンと出る症状

(A) とにかく 抑うつな気分

10この症状を1つ1つ
見ていきますよ——

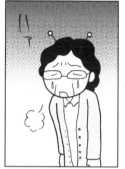

日常生活に
支障をきたす
レベルで
おちこむ。
常軌を逸した
おちこみっ
ぷり。

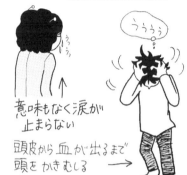

意味もなく涙が
止まらない

頭皮から血が出るまで
頭を かきむしる →

(B) 興味や喜びの 喪失

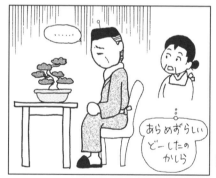

……

あらめずらしい
どーしたの
かしら

大好きだったことが
楽しくない。できなくなる
仕事も遊びも、本人にとって
楽しいはずのことも、まるで
できなくなる。
好きなものも 楽しめない。

好きなものは楽しめてる
場合は、うつ病の診断を
ちょっと迷うとこ

(C) すげえ
疲れちゃう
(易疲労性)

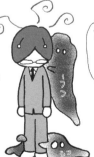

うつアメーバー
に
とりつかれてる

活動性 &
意欲の低下

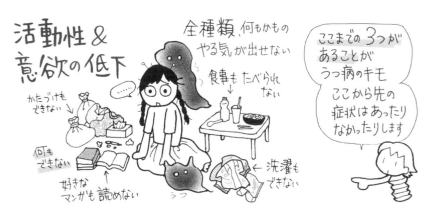

全種類 何もかもの
やる気が出せない

食事も たべられ
ない

かたづけも
できない →

何も
できない

好きな
マンガも 読めない

うつ

← 洗濯も
できない

ここまでの **3つ**が
あることが
うつ病のキモ
ここから先の
症状はあったり
なかったりします

① 判断力 とか 記憶力が 急に落ちる

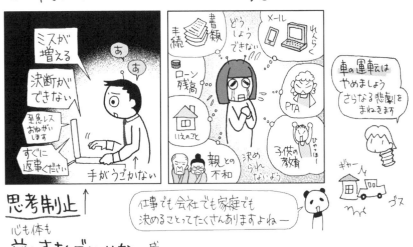

ミスが
増える

決断が
できない

至急レス
おねがい
します

すぐに
返事ください。

あ

あ

↑
手がうごかない

書類
手続

どう
しよう
できない

メール

れんらく

ローン
残高

いえのこと

親との
不和

決め
られ
ない よう

子供の
教育

ひゃっほー

PTA

車の運転は
やめましょう
さらなる悲劇を
まねきます

ギャー

ブス

思考制止 ↑

心も体も
前にすすんでいかない 感じ

仕事でも 会社でも 家庭でも
決めることってたくさんありますよねー

→ 高齢者 だと ボケた (認知症) と勘違いされがち。
　認知症は 進行をゆっくりにする薬しかなく、進んじゃうとどーにも
ならんけど、うつ病ならば 抗うつ薬できっちり治る!
だから 高齢者のうつを見逃さないようにしよう!

② 自己評価が 極端に下がってる 状態

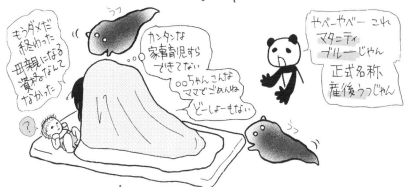

もうダメだ
終わった
…母親になる
資格なんて
なかった

カンタンな
家事育児すら
できてない

○○ちゃん こんな
ママでごめんね

どーしよーもない

ヤバーヤバー これ
マタニティ
ブルーじゃん

正式名称
産後うつじゃん

③ とにかく 自責 の念が強い。うつ病の特徴！

自分を責める

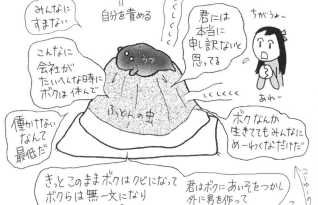

みんなに
すまない

君には
本当に
申し訳ないと
思ってる

ちがうよー

あれー

こんなに
会社が
たいへんな時に
ボクは休んで

働かない
なんて
最低だ

ふとんの中

ボクなんか
生きててもみんなに
めーわくなだけだ

きっとこのままボクはクビになって
ボクらは無一文になり
このマンションは追い出される

君はボクにあいそをつかし
外に男を作って
去っていくんだ

ごにゅーの

オレが
悪いんじゃない

オレが
こんなに
なったのは
親のせいだ

社会の
せいだ

フェミニズム
のせいだ

※自責しない &
他人のせいにする人は
うつ病じゃない
可能性が
すっごく高いよ！

④ 将来についても 悲観的で
希望なし

⑤ はすっごーく 大事なので 1ページとばして 後で ⟶

⑥ 睡眠障害

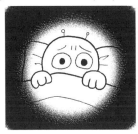

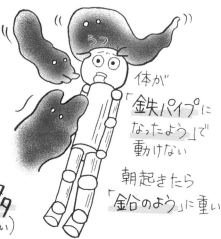

体が
「鉄パイプに
なったよう」で
動けない

朝起きたら
「鉛のよう」に重い

不眠（ねむれない）または睡眠過多（ねてばかり）
〈起き上がれない〉

⑦ 食欲が狂う

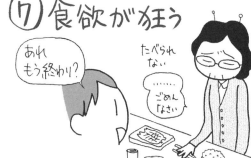

あれ
もう終わり？

たべられない

ごめん
なさい

食べる気はあるのに
食べられない。

大好きだったはずのものも
食べられない。

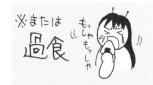

※または
過食

もっしゃ
もっしゃ

心のスキマを埋めるように
ずーっと食べてる

そんなこんなで
食べる気がしなくなるので
体重が減る

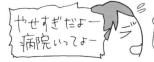

やせすぎだよー
病院いってよー

....？
あー
そっか

体重が1ケ月に
5%以上アップorダウンしてると
危険です

そして⑤の「死にたい」がやってくる

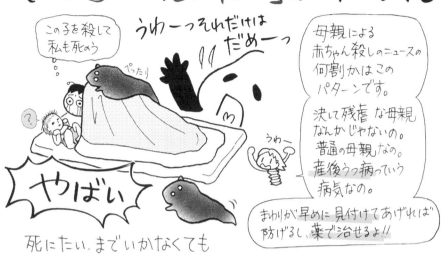

この子を殺して 私も死のう

うわーっそれだけは だめーっ

ぺったり

？

やばい

母親による 赤ちゃん殺しのニュースの 何割かはこの パターンです。

決して残虐な母親 なんかじゃないの。 普通の母親なの。 産後うつ病っていう 病気なの。

うわー

まわりが早めに見付けてあげれば 防げるし、薬で治せるよ‼

死にたい。までいかなくても

「死んでもかまわないと思っている」ような行動をとるのも

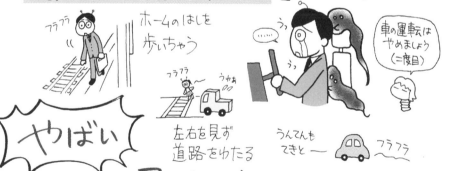

フラフラ

ホームのはしを 歩いちゃう

フラフラ うゅぁ

左右を見ず 道路をわたる

車の運転は やめましょう (二度目)

やばい

うんてんも てきとー

フラフラ

⑤があったら 即入院・即治療です。

絶対におうちに帰してはいけません。1人にしてもいけません。

必ず 誰かと一緒にして 入院ができる 精神科に

送り届けましょう。 1人で診察室から出したらダメ。帰りにそのまま病院の屋上からダイブしちゃったら困るでしょ。

救急車を呼んで運んでもらったっていいくらいです。

混んでるのはわかってますがぜひすぐみていただきたい

あ.○○精神さんですか

あのー初発の希死念慮の強い患者さんがいるんですがどーしたもんですかね

ぶっちゃけ、

うつorうつ疑いの患者さんにおいて

一番大事なのは、この 希死念慮 (きしねんりょ)

（死にたい/死んでもかまわない気持ち）があるかどーかを

聞きだすことです。絶対聞く。

ここは ズバリ直球で

聞きましょう。↓

言いにくそう/聞きにくいことほど直球でズバッと事務的に聞いた方が良いです。迷わない。
医者の問診の重要テクニック

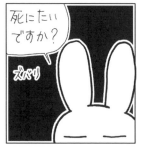

死にたいですか？

ズバリ

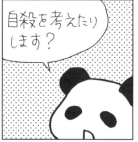

自殺を考えたりします？

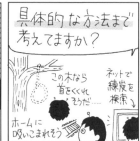

具体的な方法まで考えてますか？

この木なら首をくくれそうだ

ネットで練炭を検索

ホームに吸いこまれそう

↑具体的に考えてると一番まずい

どんなささいな抑うつの症状でも、私は絶対に聞いてます。「先生、大げさですねー」って患者さんに笑いとばされたら、それはそれでいいの。笑いとばせない人をひっかけるための質問なんだから。

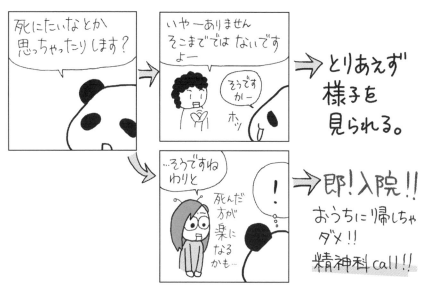

→ とりあえず
様子を
見られる。

→ 即!入院!!
おうちに帰しちゃ
ダメ!!
精神科call!!

✿ 死なれたら困るよー

本物のうつ病の人は **ズバッと確実に死ぬ方法**を
ある日突然とってきます。しかも、そんなにうつが
ひどくない時期に自殺を**完遂**(成功)しちゃう
ことが多いです。つまり**発症すぐ**と**回復期**ね。

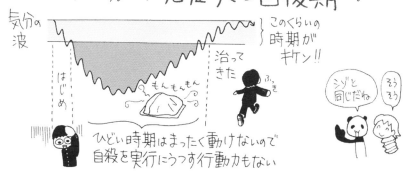

気分の
波

はじめ
もんもんもん
治って
きた
ふっ

このくらいの
時期が
キケン!!

シヅと
同じだね
そう
そう

ひどい時期はまったく動けないので
自殺を実行にうつす行動力もない

85

よって！まずうつ病を 早めに 見付けること。

そして 治ってきた時 に注意。

入院からの一時外出を許可した時とか、退院時とかね。

ちなみにいわゆる"狂言自殺"がくり返されるパターン
（自殺をアピールしたのちにリストカットや薬物大量服用など
死亡率の低いやり方をくり返す）は、うつ病じゃなくて、
境界性パーソナリティ障害を考えましょう。

うつの人が自殺を完遂する時は、何も言わず、
突然、致死率の高い方法でスッと逝く印象です。
自殺行動のアピールはしません。

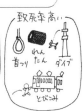

致死率 高い

首つり れん たん ダイブ

とびこみ

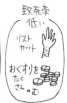

致死率 低い

リスト カット

おくすりを たくさん のむ

～その他の特徴～

日内変動

1日の中で 時間帯 によって調子が違う。

症状の
日内変動って
いいます

朝すごく早く → でもまるで → 夕方になって
起きてしまう　動けない　ようやく布団から出られる

1日の中で時間によって
はっきりした波があって
それがくり返されてると、

すごーくうつ病っぽい
強く疑う

うーんお布団から
出たく むにゃ
ない むにゃ
↑ただのねぼすけ

※逆に夕方になると
ダメになるパターンも
あります

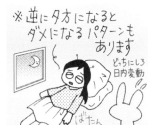

どっちにしろ
日内変動

ばたん
きゅう

🌸季節ででるうつ 冬眠!

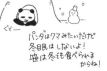

ぐもー

パンダはクマみたいだけど
冬眠は しないよ!
母は冬でも食べられる
からね!

冬季型うつ という、冬だけ悪くなる
うつ病 があります。

➡ 日照時間をムリヤリ長くしちゃえば いいんじゃね? ってことで、
朝に強い光をあてる **光療法** が有効です。

ハーイ

ピカー

🌸妄想が出るパターン

パターン1 罪業妄想 (ざいごうもうそう)

自分の失敗(たいていはすごくショボい
こと)のせいで周囲にすごい迷惑を
かけてしまったと思いこむ

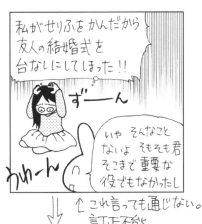

私がせりふを かんだから
友人の結婚式を
台なしにしてしまった!!

ずーん

うわーん

いや そんなこと
ないよ そもそも君
そこまで 重要な
役でもなかったし

↑これ言っても通じない。
訂正不能

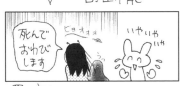

死んで
おわび
します

ヒョオォォ

うっ

いやいや

罪の意識が強すぎる妄想

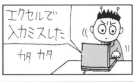

エクセルで
入力ミスした

カタ カタ

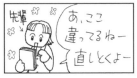

先輩

あ、ここ
違ってるねー

直しとくよー

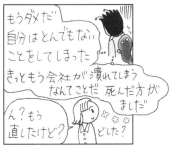

もうダメだ
自分はとんでもない
ことをしてしまった

きっともう会社が 潰れてしまう
なんてことだ 死んだ方が
ましだ

ん?もう
直したけど?

どした?

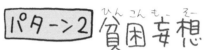

パターン2 **貧困妄想** 自分が「貧乏だ」「貧乏になってゆく」と強く思い込む

私のせいで夫がクビになるんです
家のローンどうすればいいのか

ここの入院費もお支払いできません
退院させて下さい

通帳　夫→

だそうですが

クビになんかなってませんよー
何回言っても聞かんのです

訂正不能

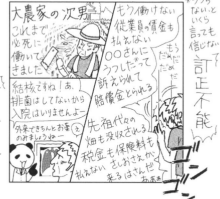

大農家の次男

これまで必死に働いてきました

結核ですね！あ、排菌はしてないから入院はいりませんよー

外来できちんとお薬②のみましょうねー

もう働けない
従業員の賃金も払えない

〇〇さんにうつしたって訴えられて
賠償金とられる

先祖代々の畑も没収される

税金も保険料も払えない
さしおさえが来るはずだ　あああ

もうだめだだめだ

＊うつらないといくら言っても信じない

訂正不能

ゴンゴン

パターン3 **心気妄想** 重病になっちゃった
重病に違いない 　と思い込む

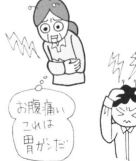

お腹痛いこれは胃がんだ

頭が痛いくも膜下出血に違いない

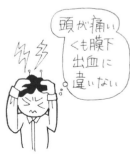

検査しても……

CTで何もありませんでした大丈夫ですよー

よかったですねー

検査ではうつらない小さな傷なんだ

これから広がるんだ

↑
訂正不能

客観的なデータを示しても、まったく納得してくれません 訂正不能

どれも**悲観的**で、
自分をすごく過小評価する妄想です。
⇒ まとめて **微小妄想** っていいます
　これぞまさに うつの了解不能 です。

〜うつの治療〜

❀ どう接する？

だいじ！
子供みたいだと
バカにしない！！

まず"最初に「自殺はしない」と約束してもらう

やくそく！

やくそく

うつ病の人は真面目で責任感の強い人が多いので、
約束はけっこう効きます。たとえ口約束でも。

やくそく
ゆびきり
げんまん

むしろ積極的に
自殺のことを
話題にしよう！
タブーにしない！

※アメリカでは万が一自殺されちゃった場合の
訴訟対策という要素もあるようです。
患者さんが自殺しちゃった後でご家族が
病院や医者を訴えるパターンもけっこうあるのよ。

❀ とにかく休む！！

たっぷり休む！たっぷりすぎるほど休む！アホほど休む！
しこたま休む！あきるほど休む！

お家でゴロゴロするのが
一番いい！！

休む ＝ 家でゴロゴロしてることです。
　　イコール

お家じゃ休めない、
気が休まらない環境の場合は
入院して休むのもアリです。

うつ病の患者さんはたいてい
早く復帰したがります。

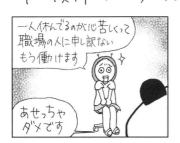

一人休んでるのが心苦しくって
職場の人に申し訳ない
もう働けます

あせっちゃ
ダメです

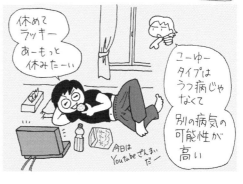

休めて
ラッキー
あーもっと
休みたーい

今日は
YouTubeざんまい
だー

ユーユー
タイプは
うつ病じゃ
なくて

別の病気の
可能性が
高い

焦って仕事に戻ると**症状も元に戻る**→最初から

やり直しで **かえって時間**が かかる。

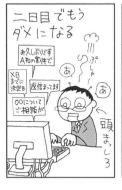

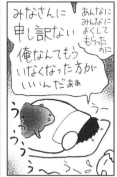

個人差 あるけど一般に
うつ病になったら

半年くらいは休むこと

本人は早く復帰したがるだろーけど、決して焦らない。

少しずつ段階的に復帰しよう。

〈一例〉2週間〜1ヶ月ずつ（様子を見ながら）ステップアップ

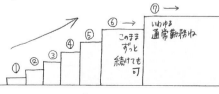

⑥→ このままずっと続けても可

⑦→ いわゆる通常勤務ね

① ② ③ ④ ⑤

①デイケアや
図書館へ
行ってみる

②朝いつもと
同じ電車に
いつもと同じ服で
乗ってみる

③朝9時〜12時
会社の近くの公園で
すごしてみる

模擬出勤っていう

④週1〜2回
午前中のみ会社へ
行ってみる

⑤週1〜2回
9時〜5時
フルタイムにしてみる

⑥週3フルタイムに
してみる

⑦連日フルタイムに
してみる
（ドタキャン可）
（内勤のみ）
（残業なし）

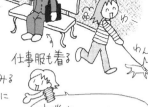

ここなら
なんとか
すごせそうだよ

仕事服も着る

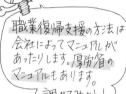

職業復帰支援の方法は
会社によってマニュアルが
あったりします。厚労省の
マニュアルもあります。

調べてみよう！

✿ 本人への説明のしかた

○ とっても **ありふれた病気**であること

○ 適切な対応をすれば **高い確率で治る**こと

○ とにかく **たっぷり休む** こと

○ 休むと、やらなきゃいけないことが全部ストップ
　するので、決定しなきゃいけないことが

山積み になります。でも!! それでも!!

決断は必ず!先伸ばしに

する!! こと。悪い時に大事な事を決めちゃ 絶対にダメ。

重要な決断ほど "後まわし"にすること。（仕事をやめる、転職、退学、結婚、離婚、引越し、家を買うなど）

えへ

休むなんて
絶対に
ムリです!!

↑
それじゃ
心は
休まらない
のよ

うゅーーん
今すぐ決めないと
みんなに
めーわくが〜

うーん

✿ どう接する? 周りの接し方

° はげまし → ダメ。 さらに患者さんを 追い込む。

° 気晴らし（旅行や カラオケなど）→ いらない。 気は晴れない。

° 叱咤激励 → あ、これ一番ダメ。 その足で電車に 飛びこまれても おかしくない。

° おこる → これも 一番ダメ。 さらに落ちこみまくる。

まわりの人がこれをやると
治るものも治らなくなります。やめましょう

周囲の盛り上がりに
のまれてかえって
自分はダメだと
落ちこむ

「うつははげましちゃ
ダメ」っていうのはわりと
有名になりましたね。

かと言って

° 過度の共感や干渉 → いまいち。 これはこれで再発率を 上げる、と言われています。

まわりは
ただ **受身で待つ** こと。症状がよくなるのを ひたすら 待つこと。

そしてこれは とても 難しい。

〜抗うつ剤をちょうだい〜♪

うつ病は <u>適切な</u> 治療をすれば <u>治ります。</u>

~~十分な量の抗うつ薬~~ を ~~十分な期間~~ のむこと。〜 これが実は けっこう難しい

♥抗うつ薬の歴史・その1

売れない胃腸薬（**p37**より）~~クロルプロマジン~~ が ~~統合失調症~~ に（なぜか）効く!!
という事実が発見されたので、世界じゅうの研究者 & お薬メーカーが
こぞって「クロルプロマジンの構造をちょっと変えたクスリ」を作り始めました。

⇒ 精神病院で入院中の患者さんに
　ガンガン投与してみました。

野蛮だなーり いきなり 患者さんに のますのかい

今じゃ 考えられ ないね

⇒ ~~イミプラミン~~ という物質が
　なぜか（目的の統合失調症ではなく）
　うつの症状に効きました。　ふしぎ!!

⇒ イャッホォォ!!うつの薬作るぜ!!
　抗うつ薬トフラニール® ができました。

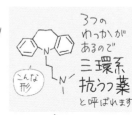

3つの わっかが あるので **三環系 抗うつ薬** と呼ばれます

こんな形

1 でもなんで効くんだ3? ⇒ **セロトニン仮説** ができました
（後述）

2 ~~副作用~~ が多くてやってらんねー!!

⇒ じゃー 似たよーな薬作れば うつに効くんじゃね?
　& 副作用 が 少なめの薬ができるんじゃね?

⇒ わっかが1個ふえた ~~四環系抗うつ薬~~
　ってのもできました。

……というのが ひとまずの流れです。

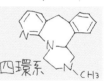

四環系

❀ どうやらこんな仕組みらしい

①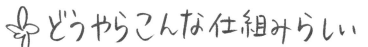

なんで三環系抗うつ薬は
うつに効くんだろう？研究の結果
➡やっぱり**神経伝達物質**に

* ちょっかいを出してるんだろう!!
という仮説が生まれました。

セロトニン➡
ノルアドレナリン➡

> 統合失調症の主役はドーパミンでしたね。
> うつ病の主役はセロトニン、
> 二番手はノルアドレナリンです。

セロトニンと
ノルアドレナリン }が、図と受の間（*）

（正式名称：シナプス間隙（かんげき））で濃度が うすまってくると、うつ病になる
（と仮定）

② トフラニール®は
セロトニン
ノルアドレナリン }の**再吸収**を
ブロックするお薬です

ここに
再吸収
システムが
ある

③ うわぁ

トフラニールは
ここにハマるくすり

④ セロトニン
ノルアドレナリン }の**再吸収**ができなくなるため、

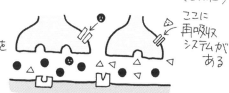

わーい！

ここに
十分な量の
セロトニンと
ノルアドレナリンが
あふれる……というシステムです。

> あくまで
> 仮説ね。
> 誰も見てきたわけじゃないし
> これだけでは説明できない
>
> お薬が100%効くわけでも
> ないので、他にも原因は
> いろいろあるはず。セロトニン
> だけじゃないのだ。

> ※ ドーパミン・セロトニン・ノルアドレナリンはみんな
> アミ基➡-N◇ が1コ入ってる神経伝達物質なので、
> まとめて「モノアミン」と呼ばれています。
> そして「神経伝達物質が足りない・多すぎるせいで
> 心の病は引き起こされている!!」という仮説を全部
> まとめて「モノアミン仮説」と呼んでいます。

副作用、出まくりました。

→ **三環系抗うつ薬**は **何でも大ざっぱにブロック**

するので、**アセチルコリン**っていう神経伝達物質も ついでに
一緒に ブロックしちゃいます。

→ **アセチルコリン**は **自律神経**に

使われまくっているので 体じゅうにいろんな
副作用が 出ます

副交感神経の
働きがのきなみ
ブロックされる

アセチル
コリン

はまる

大ざっぱ
すぎるだろ!!

ハーイ かんべん
してよ〜

ついでにここも
ブロック

消化管: 便秘
口の渇き
吐き気

大量服用しちゃったときに
めんどうなことになる

心血管: 不整脈・狭心症
起立性低血圧 による 立ちくらみ

まとめて
抗コリン作用
といいます

ゆうこりんじゃないよ!
ゆうかりんでもないよ!

目: 眼圧up → 緑内障の人には 禁忌
尿道: 狭くする → 前立腺肥大症の人には 禁忌
ただでさえ 尿道狭いのにますます
狭くしたら、おしっこ出なくなっちゃう

→ じゃー **セロトニンだけ選んでブロック** すれば

いいんじゃね？作ってみよう!!

ここから抗うつ薬の新時代へ突入!

抗うつ剤の歴史・その2・ザ・ネクスト ジェネレーション

そして **セロトニンだけを増やす薬** が 生まれました。

SSRI（選択的 セロトニン再取込み阻害薬）です。
Selective Serotonin Reuptake Inhibitors

⇒ 「副作用の少ない抗うつ剤」と言われて **大流行** しました。
確かに抗コリン作用は減った、減ったけど……

> 実際は副作用が「少ない」わけではなく、
> SSRIにもいろんな副作用はみつかっています。
> 「別の種類」の副作用になった、というだけです。
> しかも、どの副作用が強めに出るかは人によって違う!

⇒ よって、古い薬にも新しい薬にもそれぞれに **利点と欠点(いいところ)(わるいところ)** がある。

⇒ どっちも バリバリ 現役で使われています。

✿ と、ゆーわけでこんな抗うつ薬があります

三環系(さんかんけい) トフラニール® ── 古典的で安い。うつへの効き目は バツグンだが
トリプタノール® 副作用(抗コリン作用)もキツイ

四環系(よんかんけい) テトラミド® ── 副作用(抗コリン作用)が弱めだけど
その分主作用の効きめも弱め。眠くなる

SSRI(エスエスアールアイ) ┌ ルボックス® ── 現在一番処方されているクスリ。お値段高め。
│ パキシル® 抗コリン作用による副作用は少なくなったけど、
│ ジェイゾロフト® 他の副作用は出る。
└ レクサプロ® (離脱症状/賦活症候群/セロトニン症候群
性欲低下、♂ならインポテンツ/吐き気、嘔吐など消化管症状
不眠または眠気/体重増加などなど)

SNRI(エスエヌアールアイ) ┌ サインバルタ®
└ イフェクサー®
(セロトニン・ノルアドレナリン再取り込み阻害薬)

他いろいろな
選択阻害薬
5-HTA刺激
DNRI
Nassa
⋮

> 離脱症状と、
> (めったにありませんが)
> 賦活症候群は怖いです。
> くわしくは p99 へ→

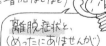

> 新薬 いっぱいありすぎる上に次から次へと
> 出てくるので、正直とてもついていけません。
> **まずは 1つだけ使いやすいものを覚えましょう!**
> 君の病院にあるもの、受けもち患者さんが使ってるもの、
> よく見るものでOK。あとはその応用だ!

❀ 使い方はさっきと同じ　さっきっていつだよ

シゾの時の抗精神病薬とだいたい同じだよー

- 効くまでは **2週間** かかる ← 長いときは4週間かかる
- **副作用** の方が先に出る
- 抗うつ薬は **1種類** でいく。
  限界量まで ためして、ダメなら 他の抗うつ薬に変える。

❀ うつ病の薬。使用例。

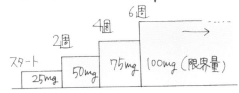

スタート
25mg
2週
50mg
4週
75mg
6週
100mg (限界量)
→

例 SSRIの
ジェイゾロフト®
1回25mg からスタート!!
(1日1回夕食後)

最初の2週：主作用 (つまり気分が楽になる) は、まだない。

副作用がない or 許容範囲 なら、量を上げていく予定。

1〜3週間後 ＞ 1回50mg へ {増量} 約2週間ごとに

1〜3週間後 ＞ 1回75mg へ {増量} 25mgずつ上げていく

1〜3週間後 ＞ 1回100mg へ {増量}

2週間ごとの外来で **必ず効きめ** と **副作用** を check!

効きめ：つらかった〇〇はどうなりましたか？
元の自分はどのくらいとり戻せましたか？
まだどのあたりが足りないでしょうか？

ちゃんと聞く！

副作用：薬をのみ始めて何か悪くなったことはありませんか？

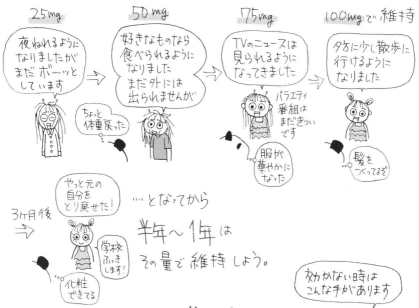

3ヶ月後 → やっと元の自分をとり戻せた！ 学校ふっきします！ …化粧できてる

…となってから

半年〜1年 は その量で 維持 しよう。

効かない時は こんな手があります

✳ 限界までのんでも 効かない!?

① 気分安定薬 をのせる

「躁うつ病」の治療のメインになってた 薬たちです。思い出した？くわしくは **p69** へ戻れ〜

- 炭酸リチウム（リーマス®）
- バルプロ酸（デパケン®）
- カルバマゼピン（テグレトール®）

またしても なぜか効かく 抗てんかん薬

まぁフツーの科の医者が 出せるのはせいぜい **1種類の抗うつ剤** まで ですよね──

限界量までやっても無理なら 専門科に送りましょう

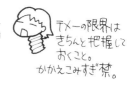 テメーの限界は きちんと把握して おくこと。 かかえこみすぎ禁。

② 他の抗うつ剤 に変える

③ 電気けいれん療法

✤ 他にあわせ技する薬

☺ 睡眠薬 をのせる

> うつ病に不眠は **ほぼ必発** なので、睡眠薬はよく出します
> ただしベンゾジアゼピン系睡眠薬は 依存症になりやすいので
> ずーっと使うのは要注意

☺ 便秘薬 をのせる（副作用対策）

☺ 妄想が強い、焦燥が強いタイプのうつの時は
　　抗ドーパミン薬（非定型抗精神病薬）を使うこともある

✤ いつまで薬続けるの？

症状が良くなっても **6ケ月〜2年** は
内服を続けましょう。ちなみに、

> 幅が
> あるなー

> 個人差が
> 大きいのよ

1回 うつになった人が **2回目** うつになる確率：56%

2回 うつになった人が **3回目** うつになる確率：70%

3回以上 うつ病 になったらもう
　　　一生薬をのんだ方がいい。と言われています

> 再発リスクが
> どんどん上がる

> 56%っていうのはビミョーな確率です。
> 「初めてのうつ病」のうち約半分は再発しない！
> って考えたら、まあ薬やめてみるのも
> アリですよね。うーん。
> 患者さん＆御家族とよく相談して決めよう。

> 薬はもう
> 嫌です
> （太っちゃうし
> もううつは
> 治りました!!

> うーん
> そう言われる
> お気もちも
> よくわかる
> のですが……

↑
5回目くらい

✿ 止める時は さらにゆっくり。

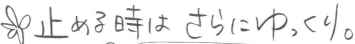

途中で症状が再発したら また量を戻そう。一進一退だ〜

ここでも必ず 来てもらうこと！ ほっぽり出さない

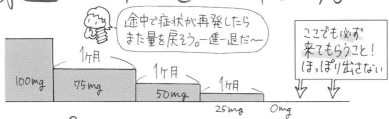

| 100mg | 75mg | 50mg | 25mg | 0mg |

1ケ月　1ケ月　1ケ月

上げるときは **2週間** おきでしたが
下げるときは **1ケ月** おきだよー

2倍ゆっくり 下げてゆく

急に下げると、（特に SSRI では）**離脱症状** が出ます。

/注意\ !!

※ **離脱症状**
またの名を **抗うつ薬中断症候群**
→ 1ケ月以上 SSRI 内服後に中止・減量した時に発生
頭痛・吐き気・嘔吐・焦燥・めまいなど

※ ついでに **賦活症候群**（ふかつ）
えいごで アクティベーション 刺激 さんちゅう
→ 投与 初期 2週間に発生
行動量 up、不安、焦燥
軽い躁みたいになる → 自殺に注意！

〜くすり以外の方法〜

✿ 電気けいれん療法 略して ECT
Electro Convulsive Therapy

昔 からやられていた **外科的な治療方法** の中で、

唯一 効果が 認められて、今でも 残っている治療法です。

他はすべて野蛮な 治療法として 消えてゆきました……。

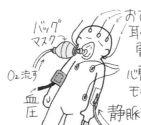

バッグ マスク

おでこに3個 耳のうしろに1個ずつ 電極をつける

O₂流す

血圧

心電図の モニター用電極

静脈ライン

ここから 薬を入れる

SpO₂ モニター

現在は

全身麻酔下 で

やるのが 主流です。

昔は 意識ある 状態 から
直接！ビリビリ してたので

- 患者さんの 恐怖が ハンパない
- 体の硬直もすごい
- 体のあちこちを ぶっけたり
  ベッドから 転がり 落ちて
  よく 骨折していた。

①静脈麻酔薬
②筋弛緩薬
③バッグマスク換気で
　気道確保。
　よく 酸素化しておく

マウスピース
（舌かむの予防）

④こめかみへ

⑤ スイッチ おす!!
本体に スイッチがある
サイマトロン®

ビリリ

ここに
スイッチ
（カバーつき）

使いすて電極も
あります

⑥
しばらく
ブルブル
ふるえが 残る

今は｛・麻酔 → 意識・痛みなし
　　　・筋弛緩 → 硬直やけいれんも 少なくなった｝ので、相当
安全に
なりました。

❀どんな時にやるの？ 平たく言うと

「抗うつ薬が ダメな時」 具体的には

ブッ
くすりを
はきだす

（1） 薬をのんでくれない ほどの 重症・錯乱状態

（2） 薬が 効いてくるまでの

2週間を待てない。

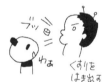

オレは
もう死ぬんだ

近よら
ないで
くれ

　　→ 今すぐにでも 自殺しちゃいそう。
　　or 水も 食事も とってくれなくて 死にそう。

（3） 何らかの理由で 薬がのめない。（妊婦、重〜い
　　　　　　　　　　　　　　　　　　　　副作用など）

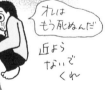

(4) どんな薬も効かない**難治例**

つまりどれも **重症** で **後がない** 状態です。電気ショックを
やるのはけっこう大変 ですが、迷わずやりましょう。

⇒ 電気ショックをやってみて、**症状が マシ** になってきたら
そこから薬の内服に変えていくのも良いです。

✿ 認知行動療法って? 〔詳しくは強迫性障害で〕

😊 **認知療法** = ものごとの認知のしかたを改める
トレーニングをする。

いわゆる **発想の転換** なので、うつが ひどい 時は
心理的負担が大きすぎます。無理です。
症状が多少 おさまったあとで、**再発予防** 目的に
やるのは有効です。
あくまで **落ちついてる時に、**ね。

回復

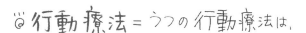

うつ

ここらへんでやる

😊 **行動療法** = うつの **行動療法** は、
とにかく記録をつける こと。(週間活動記録表)
一日の 行動を 時間ごとに書いて
〔例〕 15:00 - 16:00 公園 とかでいい
少しずつ ステップアップ していくこと。つーかこれは
特別なことではなく、普通の外来の問診でやってますね。

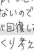
どっちにしろ、
うつが ひどい 時には
できないので、
うつが 回復してきた 後に
ゆっくり考えよう

〜閑話休題 ストレスフリーとは言うけれど〜

そもそも

ストレスって何だね。

良いことも、悪いことも、ストレスらしいぞ。

ちなみに、ストレスを数値化する試みもあり、いろんな所でやられてます。一例→

※1967年にワシントン大学がやったストレスの数値化。
1年以内におこったイベントのポイントを合算して、

150点未満 ＝30%の人
150点〜300点未満＝50%の人
300点以上 ＝80%以上の人

が2年以内に病気になる、という研究結果を出しました。

上から順にストレスが大きい

配偶者の死……100
離婚……73
夫婦別居……65
投獄……63
近親者の死……63
本人の病気やケガ……53
結婚……50
失業……47
夫婦の和解・調停……45
退職……45
家族の健康面・行動面での変化……44
妊娠……40
性生活の困難……39
新しい家族メンバーの増加……39
勤務先の大きな変化……39
家計上の変化……38
親友の死……37
転勤・配置転換……36
夫婦の口論回数の変化……35
1万ドル以上の借金……31
借金やローンの抵当流れ……30
仕事上の責任の大きな変化……29
子どもの離家……29
義理の親族とのトラブル……29
個人的な成功……28
妻の就職または退職……26
本人の進学または卒業……26
生活条件の変化(家の新改築, 環境悪化)……25
個人的習慣の変更……24
職場の上司とのトラブル……23
勤務時間や労働条件の大きな変化……20
転居……20
転校……20
レクリエーションのタイプや量の変化……19
宗教活動上の変化……19
社会(社交)活動の面での変化……18
1万ドル以下の借金……17
睡眠習慣の変化……16
同居家族員の集まりの回数の変化……15
食習慣の変化……15
長期休暇……13
クリスマス……12
交通違反などちょっとした法律違反……11

ここらへんアメリカっぽい

「ストレスをためると心の病気になる」っていうのは確かにそうなんだよ。
統合失調症ですらも「ストレスを契機に発症」って例は多いのよ。

と、いうわけで
〜 2020年現在での結論 〜

1. すべての精神の病気は、ストレスだけが100%の原因ってわけでもない。
2. 脳内の神経伝達物質だけでもない。
3. 本人のもともとの遺伝や体質だけでもない。

そのすべてが合わさって、複合して起こっている。たぶん。

 ※ Holmes TH, Rahe RH. The Social Readjustment Rrating Scale. J Psychosom Res 1967; 11: 213-218.

❀ ストレス脆弱モデル

ユーゆー **ストレスと心の病気の微妙な関係**を上手に
図式化したのが **ストレス脆弱モデル** です。

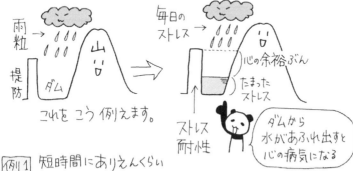

雨粒 → 毎日のストレス

提防 ダム 山

心の余裕ぶん
たまったストレス
ストレス耐性

これをこう例えます。

ダムから水があふれ出すと心の病気になる

例1 短時間にありえんくらい
　　いっぱい雨がふった
　→ どんなダムでも決壊する

例2 息抜きの上手い人

毎日雨でも大丈夫！

ガス抜きだー

ドバー
ザー
ギャー

→ あまりに強いストレスがあると
　　誰でもイカレる
　　※ 強制収容所. 戦場.
　　　連日の徹夜勤務 など

ここらへんに調整弁があって
ちょいちょい放水している

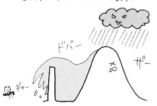

例3 チャプン

ものすごく水がたまってる
状態だと……

締切がーびー

だば

しょっぽい雨でも
ダムから水がもれる

とどめを刺したエピソードが
ビッグイベントである必要はない.
どこで水があふれたか？だから.
最後の一滴の大きさはあんまり
関係ないのだ.

（もちろん大きいイベントだと）
（水ももれやすくなるけど）

例4 ストレス耐性がとにかく強い人 例5 ストレス耐性が低い人

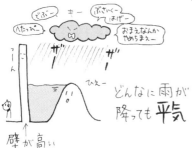

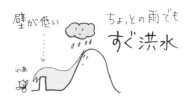

壁が低い

ちょっとの雨でも すぐ洪水

どんなに雨が降っても平気

壁が高い

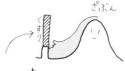

❀ どうやって治す？

精神科のクスリはどれも **ダムの壁を高くします**

例えば もともと こーゆー人なら

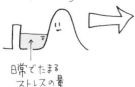

日常でたまる
ストレスの量

① 壁を高くする

仕事が大変な時だけ
上がるストレス

ストレスupの時だけ
薬を増やしたり

② 雨の量をへらす つまり ストレス源となる 人や場所から離れる。

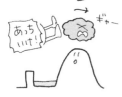

あっち
いけ！
ぎゃー

ただし、環境の変化がさらなる/
違った種類のストレスになることも
多くあり、なかなか難しい。

職場を変える/
休職/休学/
親から離れる/引越し
離婚/別居 etc

例1 職場の → 辞める → 無職 → 収入も自信も
ストレス　　　　　　　　　　　なくなりストレス

　　　　→ 閑職へ → 自尊心　　 どっちにしろ
　　　　　うつる　　傷つきストレス　ストレス

104

③ 少しずつ放水する方法を身につける

スポーツ/趣味/のみ会/旅行
友人とのおしゃべり/恋人/ペット
自己表現による昇華/
患者の会で同じ病気の人と
悩みを共有しあう/
認知行動療法 もこれ。

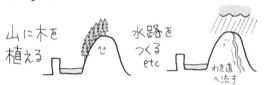

山に木を植える　　水路をつくる etc　　わき道へ流す

✿ うつになりやすい 性格って?

古来より「うつ病になりやすい」と言われている性格があります。
さきほどの ストレス脆弱モデル でいうと、
壁が低かったり、水抜き(ストレス解消)が下手っぴな
性格と考えると わかりやすいです。

① メランコリー親和型性格

ドイツのテレンバッハ先生の提唱

メランコリーって
そもそも ギリシャ語で
「憂うつ」のこと。
憂うつと仲良しな
性格ってことだね

・仕事では……几帳面、律儀
　　　　　責任感が強い
・対人では……他人のためにつくす
・道徳では……秩序を重んじる

頼まれると
イヤと言えない

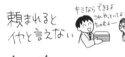

キミなら できるよ
つい やっちゃうんだよ
ためだよー
スー
あっ、ハイ

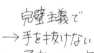

完璧主義で
手を抜けない
柔軟性に欠ける

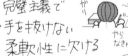

のらりくらり　ザ〜
　ガリ
　ガリ
やらなきゃ

→ ハマる

つかれた

へとへとだ

② 執着気質

九州大学の
下田光造先生の提唱

① メランコリー親和型と
よく似ています
日本とドイツで別々に
同じよーな分析が
なされてたのですな

・まじめな堅物　・几帳面
・責任感が強い
・ごまかし・ずぼら・手抜きができない

❀なんでこんなに患者が増えたの!?

○ うつ病の患者数は
ここ10年で2倍以上に!!

1996年	1999年	2002年	2011年
207万人 →	243万人 →	444万人 →	708万人

（厚労省調べ）

○ 1996年に「心療内科」という科を標榜してよい
（クリニックの看板に出してよい）
ことになりました。

日本にしかない単語です

ドイツでは「心身医学科」他の国ではフツーに精神科オンリーです

→ 精神科/心療内科の
クリニック数が
爆発的に増えました!!

	1996年	2005年
精神科	3198→	5144
心療内科	662→	3092

※ただし重複計上あり

○ SSRIなど、新しい/副作用の少ない（とされた）抗うつ薬が
増えました。

1998年	2000年	2008年
173億円 →	308億円 →	1059億円

ひー!!

→ 抗うつ薬の売上は
10年間で5倍以上に!!

○ 厚生労働省も、先進国のわりに高い自殺率をなんとかしたい。
→ うつ病の対策しないと!!

	1997年	2003年	2011年
自殺者数	24391人 →	32109人 →	28896人

○ うつ病で自殺→遺族が職場を訴えるパターンが増えました。
→ 企業も対策しないと!! 産業医さん助けて!!

とまあ 様々なトコロの需要と供給が
奇跡的に合致して、「うつ」の
患者さんの数は加速度的に
増えています。

製薬会社の陰謀だって
言ってる人さえいます

まあそんなことはなくて、
これまで受診できなかった
患者さんがいっぱいいた&
需要が掘りおこされた
結果だと思いますけどネ

❀ でもね。

古典的な「うつ病」は決してそんなに 多くない。

かつ、そこまで 急に増えるはずないんだよね。そして、

本当にうつ病 ならば、すぐに治療が必要です。

ぜったいに見逃さないようにしないといけません。 おしまい。

体の症状ばっか出て心の訴えが
少ない、でもうつ病、というケースは
「仮面うつ病」と呼ばれています。

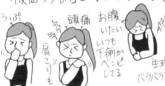

うっぷ
頭痛
肩こりも
お腹いたい
いつも下痢かベンピしてる
生理も
バラバラだー
吐き気ひどい

よくいろんな科を
たらい回しにされているけど、
どこ行っても 異常がみつかんない

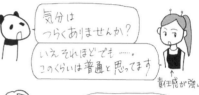

気分は
つらくありませんか？

いえそれほどでも……。
このくらいは普通と思ってます

責任感が強い

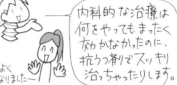

よくなりましたー

内科的な治療は
何をやってもまったく
効かなかったのに、
抗うつ剤でスッキリ
治っちゃったりします。

むしろこれで「うつ病だったのか」と
確信できたりする

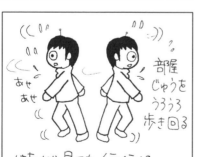

部屋
じゅうを
うろうろ
歩き回る

あせあせ

はたから見ても イライラして
落ちつきがない方のタイプ
（激越型うつ）

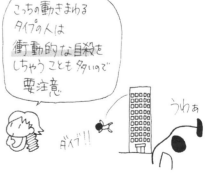

こっちの動きまわる
タイプの人は
衝動的な自殺を
しちゃうことも 多いので
要注意

うわぁ

ガシャ!!

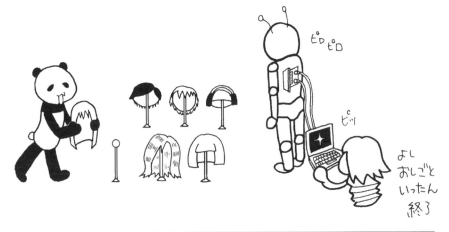

 COLUMN 原因は必ずある、あるに違いない、
きっとあるはず

　精神科疾患を疑ったら、まず脳に何か病気がないか調べる。脳の検査だけでなく内分泌やホルモンや婦人科的なチェックもする。何かあった場合（器質的疾患）と、ない場合（機能的疾患）に分ける。前者は専門の科で治療する。後者、つまり「どう頑張って探しても元の病気が見付からない」場合に、いよいよ精神科の出番になる。というお話をこれまでしてきました。

　しかし、現時点では原因がわからない「精神科」に分類されている病気も、実は「今の医療技術では原因を見つけられていない」だけで、脳に何らかの物理的なダメージがあるのかもしれません。今の医療機器の解像度ではまだ原因が見えていないだけなのかもしれません。

　例えば、**てんかん**は過去の日本では「狐憑き」と呼ばれ、近代になってからも長い間精神科の病気と認識されていました。その後、脳波を調べる検査が生まれ、異常が見つかり、今ではてんかんは「脳細胞の過剰な放電活動」と定義されています。**パーキンソン病**は、脳の中脳という場所の黒質という場所においてドーパミン産生ができなくなることが原因とされています。パーキンソン病で亡くなった患者さんの脳を死後に解剖すると、中脳黒質に「悪い部位」がしっかり見つかります。**ハンチントン病**という病気も、解剖によって大脳の線条体尾状核という場所で神経細胞が変性していることがわかりました。その後、その原因になる遺伝子が常染色体第４染色体短腕上にあることまで突き止められています。これらの疾患は異常がはっきりと目で見えるため、神経内科で扱われる病気になりました。

　このように、時代が進めば研究も進み、病気の原因が解明されていきます。医学の世界では、病気の原因となる「臓器」が判明すると、その「臓器」の専門の科が患者さんを受け持つことになります。脳や神経で物理的・生物学的な異常が見つかれば、それは脳外科や神経内科の病気になります。

　つまり、精神科の疾患の分類はいつだって「今だけ」のものなのです。原因が解明されて検査でわかるようになれば、それはきっと精神科の病気ではなくなっていきます。

そして今まさに「精神科」とされている疾患も、その発生機序が現在進行系で解明されつつあります。脳の中で化学物質がどう動いているかの研究は日々進み、「気分を変える」新しい薬が次々と出てきています。CT・MRI・SPECT・脳血流測定など画像検査の技術も格段に進歩し、脳のどの部分がどう働き、それがどう思考や感情に影響するのか？の研究も着々と進んでいます。
　この本で「精神科の病気」として取り上げている疾患も、将来的には「原因となる物質」「原因となる場所」が見つかるのかもしれません。いや、見つかると私は信じています。はっきりした科学的な原因が見つかることが最も早く治療に近づく方法であり、かつ、患者さんとご家族が苦しんでいる社会的偏見を少なくする最も効果的な処方箋でもあるのですから。

 COLUMN 了解可能か？不可能か？

　神経症の研究が進んでいくに連れて、旧来の「了解不能なら精神病＝統合失調症／うつ病／躁うつ病」「了解可能なら神経症」では分類しきれない症例がどんどん出てきました。

　例えばうつ病の初期症状は「会社でミスをしたせいで気分が滅入り、朝起きられなくなった」というものだったりします。これは誰にでも思い当たることであり、じゅうぶん了解可能です。この発想が「だから自分は価値がない、死んだ方がいい。死のう」まで行くと「ちょっと待ってよ！そりゃ違う！」となりますが、初期の段階では共感できる感情でしょう。逆に、神経症の一部とされている境界性パーソナリティ障害の患者さんは、恋人が少しでも自分のそばを離れると（たとえそれがいつも通りの出勤時間であったとしても）「彼はこのまま帰ってこないかもしれない！このままわたしは見捨てられる」と不安になり、突然リストカットしたりします。これは果たして理解可能でしょうか？「なるほど、その気持ちもわかる」という方もいれば、「なんだそれ。まったく理解できない」と感じる方もいるでしょう。了解可能・了解不能だけでは分けられない、玉虫色の病気がどんどん出てきてしまったのです。
　そこで最近は、了解可能・了解不能で心の病を分類するのはやめよう、という流れになっています。下手に分類せず、症状に1つ1つ名前をつけて、集める。症状がある程度集まったら、ICDかDSMの診断基準を見て、診断名を決める。これが基本ルールになりました。「神経症」という言葉はもうICD・DSMどちらの診断基準にも載っていません。「神経症」という分類の「棚」はもう古いのです。そんな名前の棚は、とっくに取り払われてしまいました。それでも、現場の医者としては、重症かそうでないかの判断は非常に重要です。いますぐ入院させないといけないor　今はおうちに帰してOK（明日以降に精神科にかかってもらえばいい）かどうかを、患者さんを目の前にしている医者は常に考えています。どんなに分類の棚の名前が変わっても、臨床現場ではいつだって重症度で考えているはずなのです。
　そして、精神病はおうちには帰せない。神経症であればおうちに帰せる。これは現場で非常に役に立つ感覚です。

「統合失調症やうつ病や躁うつなら1日でも早く、今すぐに病院に行け。ひどい時はそのまま入院」「神経症ならば、ちょっと余裕ができる。明日をも知れぬ緊急事態ではない。近日中に精神科に行ってね」という感じです。この感覚は、いつの時代になっても実践的であり、変わらないと思います。了解可能・了解不能で「精神科的トリアージ」をしているのです。

　わけがわからないぐちゃっとした事象を分類しようとすると、必ずグレーゾーンが生まれます。最初の分類はたいていシンプルです。非常にうまくいっているように見えます。でも、分類が世間に浸透した頃に、分類しきれない例外が少しずつ発見されてきます。グレーゾーンの症例が増えるたびに、分類の見直しが行われ、どんどん細かい分類の「棚」ができあがっていきます。これはどんな学問でも、どんなジャンルでも起こることです。ねじ子がロックとパンクとメタルとオルタナの区別がつかないのと同じことです。ついでに言うとブルースとカントリーとフォークも区別がつきません。音楽に詳しい人たちにそんなことを言うと「ロックを舐めてんのか！」「オルタナなんかと（パンクなんかと／メタルなんかと／フォークなんかと）一緒にするんじゃねぇ！」と激しいお叱りを受けることでしょう。でも私のような門外漢にはそれらの違いはよくわかりません。きっとうちの田舎の祖父は「みんなバンドだいな」と言うと思います。そんなもんです。そして、我々が相手にするのは専門家ではなく、一般の市井の方々なのです。

　病気の細かい分類やジャンル分けは音楽評論家の皆さん、おっっ違った研究者の皆さんに任せて、我々は患者さんの置かれた状況を踏まえた上で、重症か？おうちに帰せるか？帰すならまた後で病院に来てもらうか？様子見で大丈夫か？を一瞬で考え、その場で分類し、結論を提供しなくてはいけません。そのためには、「精神病」と「神経症」という古い分類の説明はいまだ有用であると考え、この本ではあえて言葉を残しています。神経症という言葉はすでに死語ですが、我々は確かに、「統合失調症と躁うつうつ病と、それ以外の了解可能な一連の病気」という考え方でトリアージしているのです。偉い人たちが机の上で考えている分類の棚はコロコロ変わりますが、この感覚はずっと変わらず、現場において役に立ちます。

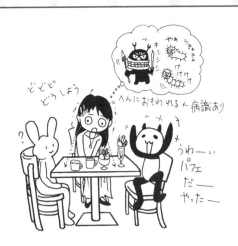

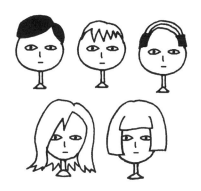

 COLUMN ここからの章について

　病気というものはすべからく「重い病気から」考えます。医療現場の基本です。心の病においても、それは例外ではありません。「重い病気」というのはつまり「死んでしまう」病気のことです。精神科の病気を重い順にあげると統合失調症→躁うつ病（双極性障害）→うつ病（気分障害）→その他という順になります。どんな患者さんが来ても、まずはこの順番で診断を考えていきましょう。本書の前半では、重症度の高い3つの病気（統合失調症・躁うつ病・うつ病）について取り上げました。ここから先の後半は、この3つ以外の心の病気がテーマになります。

　さて、重症／軽症を「死ぬか死なないか」という基準にすると、ここから先の後半で取りあげる疾患は「軽症」が主体になります。しかし、本人または周囲が「どれだけ困るか」という指標では、むしろ前半より後半の疾患の方が厄介かもしれません。

　ここで、私はよく「がん」と「爪がはがれた」という2つの病気について考えます。現代において、がんは最も重い病気として扱われます。がんの初期には痛みが少ないことが多く、当面の生活で困ることはありません。それでも、将来的な致死率が高いため、がんは「とんでもない重症」とみなされます。絶対に見逃してはいけない、真っ先に治療する病気です。

　それに対して、「爪がはがれた」これは決して重症とは言えません。現代日本において爪がはがれて死ぬ人はほとんどいません。あくまでも「軽症」として扱われます。それでも、爪がはがれればとても痛いし、つらいし、日常生活にむちゃくちゃ支障が出ます。それも疑いようがありません。重さ／軽さと、痛さ／つらさは、全然関係がない。全く別次元のお話なのです。軽症だって、大したことなくたって、つらいもんはつらいし、痛いもんは痛いのです。

　そして、心の病はそれがどんなものであれ、本人またはご家族にとって、非常に苦しい病気と

なります。便宜的に重症／軽症と分類はしますが、単純に「重症はたいへんで、軽症はたいへんじゃない」と考えるのは大きな間違いです。とくに精神科では本人や周囲が「どれだけ困っているか」も病気への対応を考えるうえで重要な判断材料になるのです。

　ちなみに、ここから先の後半で取りあげる疾患のうち、重症つまり「死に至る病」は、

❶拒食症（正式名称：摂食障害）
❷自閉症（正式名称：自閉症スペクトラムのうちカナー型）
❸アル中（正式名称：アルコール依存症）

の3つになります。時間のない方はそこをかいつまんで読んでもかまいません。

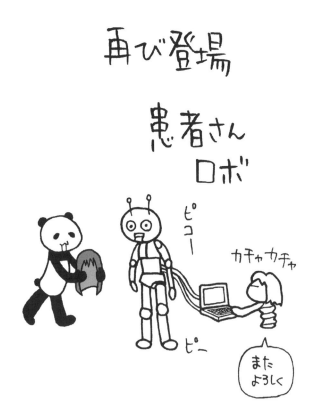

再び登場

患者さん
ロボ

ピコー

カチャカチャ

ピー

また
よろしく

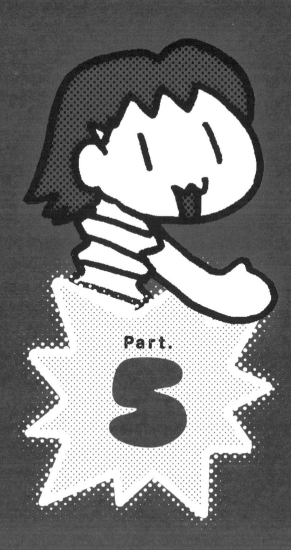

神経症
の世界

Part.
3

の章では、「神経症」にあたる病気について扱っていきたいと思います。神経症を表すドイツ語 Neurose は、「ノイローゼ」という日本語として日常会話でも用いられています。映画『ドラえもんのび太と竜の騎士』でも、自宅で恐竜を目撃したスネ夫が動転し、次第に気が滅入って「ママ、ぼくノイローゼみたい！」と叫ぶ一幕がありました。

　神経症は、日常生活の中で大なり小なり感じる不安や恐怖やストレスをきっかけに発症し、第三者にも理解可能な経過をとる、とされています。例えば、電車内で痴漢にあった→それ以来電車に乗るのが怖くなり→空いていても電車に乗れなくなった、とか。ある程度理解できる感覚です。理解できるけど、その反応の量が度を越してしまい日常生活に支障が出た、または行動が制限されて生活が不便になったレベルまでいくと、治療の対象になります。

　本人には「こんな風になってしまった自分はおかしい」という認識があります。これを専門用語で「病識がある」といいます。人格も保たれています。そのため社会生活も（ある程度は）送れますし、外来での治療も可能です。それゆえに、神経症は古来より比較的「軽い」病気として扱われていました。「軽い」というよりは、三大精神病（統合失調症・躁うつ病・うつ病）があまりに患者数が多く、重篤だったため、精神科医も看護師も研究者も三大精神病への対応に手一杯で、それ以外に手が回らなかったのです。社会生活ができる神経症の患者さんは「わかるわかる、つらかったね。そういう気持ちになることもあるよね」と共感できるために「心の揺れの範疇」とみなされ、病気と思われていなかった、ともいえます。しかも病院に来たところで治療法がなく、時間に解決してもらうしかなかった。つまり医者にはどうすることもできなかったのです。

　今は「神経症」という疾患名は過去のものになりつつあります。ICD や DSM からも、病名としての神経症は消え、それと歩調を合わせるように「ノイローゼ」も死語になりつつあります。神経症はもっと細かく分類が与えられ、対応や治療が研究されるようになりました。本章でこれから紹介していきます。

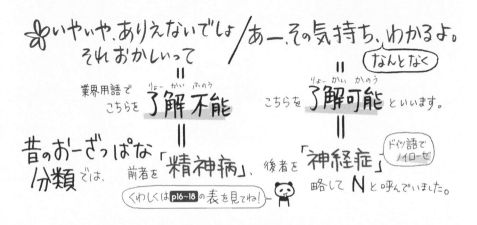

いやいや、ありえないでしょ／あー、その気持ち、わかるよ。
それおかしいって　　　　　　　　　　　　　なんとなく
　　　＝　　　　　　　　　　　　　　　　　　　　　＝
業界用語で　　りょーかい ふのう　　　　りょーかい かのう
こちらを　　了解不能　　こちらを　了解可能　といいます。
　　　＝　　　　　　　　　　　　　　　　　　　　　＝
昔のおーざっぱな「精神病」、後者を「神経症」　ドイツ語で
／分類　では、前者を　　　　　　　　　　　　　　ノイローゼ
　　　　　　くわしくは p16〜18 の表を見てね！→　略して N と呼んでいました。

滅びゆく概念「神経症」の特徴は。

○ 基本的に「了解可能」。言ってることのすじは通ってる。

まじで

まじまじ

○ 一分一秒をあらそう緊急性は 少ない

○ 薬が 効きにくい。つーか 効く薬が ない

○ 薬以外の いろんな治療法が（そこそこ）有効。

薬じゃなくて心理面からせまる治療なので
心理療法とか 精神療法と
呼ばれます。

え、精神の療法って、
精神科ぜんぶじゃん!!

ちとわかりにくい
名前だよねー

「薬じゃない方法・
全部」のことです

○ 効く薬がないゆえに 治りづらく、
ダラダラと症状が 続いてしまい傾向がある

○ さまざまなきっかけで 悪化して、他の病気を二次的に
ひきおこす ことがある。

神経症はこれが
一番やっかい

例
・うつ病、躁うつ病
・パーソナリティ障害
・他害→犯罪者に
　なってしまう
・そこまでいかなくても
　不登校や引きこもり
　　など、どれもやっかい。

ニーゆーのを専門用語で 二次障害 といいます。
ていうか 二次障害 になったから
よーやく受診→発覚する、というケースがすごく多い。

多くの 神経症の方々は 病院に来ず、普通に暮しています。
こじらせて 二次障害をおこし、どーにもならなくなると
病院にかけこんできます。それまでは 病院に来る必要もない、と言ってもいい。

○ と、ゆーわけで 神経症においても

本人または まわりの人が
困った時 が病院に
行きどき。になります。

またかよ

うん
また
だね

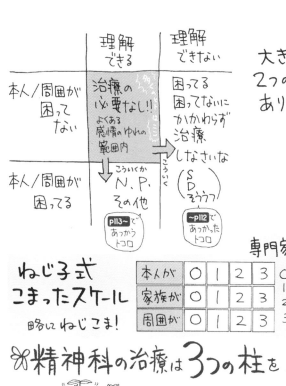

	理解できる	理解できない
本人/周囲が困ってない	治療の必要なし!! よくある感情のゆれの範囲内	困ってる 困ってないにかかわらず 治療しなさいな (SDろうう)
本人/周囲が困ってる	こういくか N.P.その他	こういく

大きな2つの軸があります。

p113〜であっかうトコロ

〜p112であっかうたトコロ

再掲

専門家への相談を迷ったら……

ねじ子式 こまったスケール

略して ねじこま!

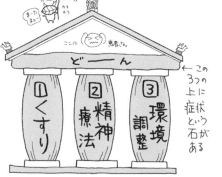

	○	1	2	3
本人が	○	1	2	3
家族が	○	1	2	3
周囲が	○	1	2	3

○:困ってない
1:少し困った
2:困ってる
3:すごく困った

→ 合計3点以上で「受診推奨」

❀精神科の治療は **3**つの柱を上手に くみあわせる必要がある

① 薬物療法 　おクスリネ

② 精神療法 　認知行動療法 カウンセリングなど 生活や環境を すごしやすく変えること。

③ 環境調整 　(とにかく休む.休職.停職. 家族への説明や理解. リハビリ.職業訓練など)

まーたねー　カラカラ

ここに 患者さん

どーーん

①くすり　②精神療法　③環境調整

←この3つの上に症状という石がある

シゾ、躁うつ、うつ病では ①薬が効くので、まず薬を がっつりのんで、
落ちついたら ②③ をじっくりと整えていきます。
その3つ以外の心の病気は残念ながら **効果的な薬がない**ので、

①薬を補助的に内服しながら、②③を中心に治療をすすめていく、ということになります。

✿ 精神療法ってなにさ。

要するに **おくすり以外の治療** のことさ。

例 ・いわゆる **カウンセリング**
・認知行動療法
・自助グループ ─ 保険適応外

> 医者がやると保険がきく。
> それ以外の人間
> (ナースやカウンセラーや心理士)
> がやると保険がきかない

ひー
高いよー

保険がきかないものが多い 〔つまりどれも高い〕/やり方が一人一人オーダーメイドにならざるをえない/よって個人の相性が大きい/クオリティに差が出る/そもそもエビデンスがはっきりしてない治療法もあるので、

万人におすすめできるものはありません。 色々やってみるしかない。

「自分に合うやつが見付かるといいよね！あんまり値段がお高くない範囲で！」

というスタンスでやっていきましょう。

・毎月外来にきちんと来て医者と話すのもじゅーぶんな精神療法のうちです。

・医者はうまく話を聞きましょうネ。
「先生の顔見たらよくなった」はよくある話です。
決して否定せず、肯定しすぎもせず、ただありのままを「支持する」。
これを **支持療法** といいます。
支持的に
話をしましょうネ。

> 次はいよいよ
> 神経症の細かい病気を
> 紹介していくよ！
> まずは強迫神経症
> あらため 強迫性障害 からだ!!

～強迫性障害～ 別名：強迫神経症 <ruby>強迫神経症<rt>きょーはくしんけーしょー</rt></ruby>

よくある
パターン1

不潔恐怖

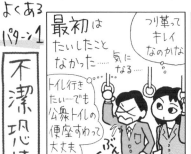

最初は たいしたこと なかった……気に なる

つり革って キレイ なのかな

トイレ行き たい……でも 公衆トイレの 便座すわって 大丈夫 かな

ぶん くしゅ

つり革つかまない

共用のものには たえず アルコール スプレーしまくる

シュッ シュッ

除菌ウェットティッシュで ずーっとふいてる いつまでもトイレに すわれない

キュッ キュッ

まだ ダメだ

よく考えると 他人が さわってるものって いっぱいある な……

カフェの テーブル

おつり のお金

床に 落ちた 書類

↑このくらいならみんな よくあるキモチですよね

わかる わー

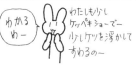

わたしも少し ケッペキショーで 少しケツを浮かして すわるのー

ん？ ちょっと いきすぎ？

やりすぎはちょっとねぇ

外のトイレに 入れないので 会社に 行けない！電車にも 乗れない！

いやだ！ きたない！

失礼な！掃除は してますよ！

←こうなると **本人も不自由**だし **まわりも困る**

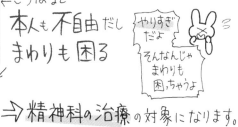

やりすぎ だよ

そんなんじゃ まわりも 困っちゃうよ

家族にも 同じレベルを 要求

他人が さわった お金を うちに もってこないで！！

は？ 何言ってんの？

⇒精神科の治療の対象になります。

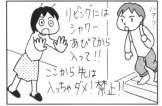

リビングには シャワー あびてから 入って！！ ここから先は 入っちゃダメ！禁止！！

ハア？

※同居している人に 自分と同じこだわりのレベルを要求。

「**巻き込み**」と呼ばれる

└→（とてものめない要求なので）むりやり合わせたところで **家族も疲へいする**

　└→しかも要求はエスカレート

└→要求がのまれないと**キレる**

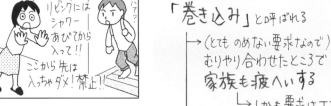

さらなる高みへ…

ここへ戻る

※本人は「おかしい」と思っています。自分でも不適切、不合理だと思う。

でもやめられない。

自分でも
おかしい、
気にしすぎだと
思ってても
止められない。

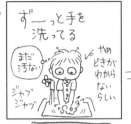

ずーっと手を
洗ってる

まだ汚ない

やめどきがわからないらしい

ジャブジャブ

手湿疹

どーしても不安に
なってしまう。

洗浄恐怖 ともいう。

不潔恐怖といっしょによく出る。

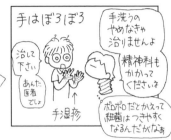

手はぼろぼろ

治して下さい

あんた医者でしょ

手洗うのやめなきゃ治りませんよ

精神科もかかってくださいね

ボロボロだとかえって細菌はつきやすくなるんだがなぁ

※ホントに
ひきこもりに
なってしまう
例もあります

例 アメリカの大富豪ハワード・ヒューズがある。自分のホテルのスウィートルームを無菌室状態にして、そこから出られなくなった。

マジメな大富豪アピ

トイレに行けないゆえに牛乳ビンにおしっこ

ひー

入浴すると皮膚がボロボロになるまで洗ってしまうため入浴もできない

かえってフケツでは

よくあるパターン2

確認行為

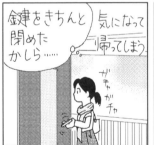

鍵をきちんと閉めたかしら……

気になって帰ってしまう

ガチャガチャ

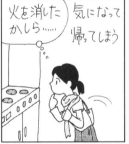

火を消したかしら……

気になって帰ってしまう

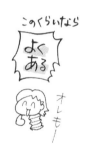

このくらいなら

よくある

オレも！

いきすぎと……

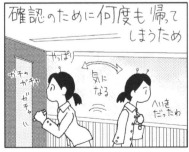

確認のために**何度も**帰ってしまうため

やっぱり

ガチャガチャ

気になる

へいきだったわ

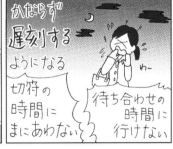

かならず遅刻するようになる

切符の時間にまにあわない

待ち合わせの時間に行けない

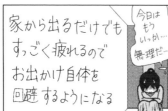

家から出るだけでもすっごく疲れるのでお出かけ自体を回避するようになる

今日はもう いっか…… 無理だ……

気にしすぎだよ

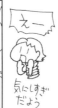

えー

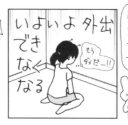

いよいよ外出できなくなる

もう…ダメだー!!

生活の幅ががっつりせばまっちゃってるね……

こりゃ病院来た方が良さげ

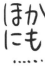

ほかにも……

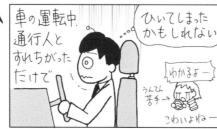

車の運転中、通行人とすれちがっただけで

ひいてしまったかもしれない

わかるよー

うんひ 芳子→

こわいよねー

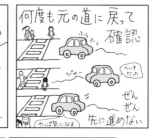

何度も元の道に戻って確認

ぷらぷら

ぴゅー

へいきだった

ぜんぜん先に進めない

やっぱ気になる

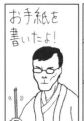

お手紙を書いたよ!

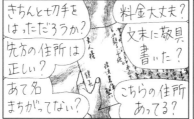

きちんと切手をはっただろうか？

先方の住所は正しい？

あて名まちがってない？

料金大丈夫？

文末に敬具書いた？

こちらの住所あってる？

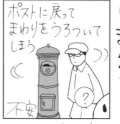

ポストに戻ってまわりをうろついてしまう

不安

いつまでも出せない

確認という強迫行為をくり返す。

※泉鏡花の実話エピソード

🌸以上の2つが有名です。他にもいろんな強迫行為

ほかのパターン 縁起恐怖

わるい方ではジンクス

げんかつぎともいう

いくつかを合併することもあります

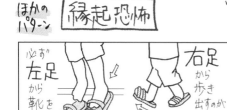

必ず左足から靴をはき

右足から歩き出すのがマイルール!

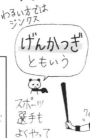

スポーツ選手もよくやってますね

必ず同じ動きをやってからバッターボックスに立つアレ。いきすぎなければプラスの効果もたくさんある。何もおかしくないものです。

クイッ

いき
すぎる
と……

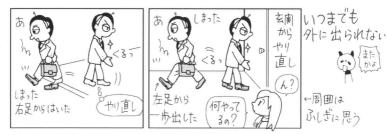

いつまでも
外に出られない

また
かよ

←周囲は
ふしぎに思う

もののならびが完璧じゃないと気がすまない

・筆箱の鉛筆が背の順じゃないとダメ
・テーブルの上は鉛筆・メモ帳・ペンの順
　じゃないと気にくわない

ちょっと
わかるー
きもち
いいよね

・リモコンも背の順に
　並んでないと気がすまない
・TVの音量の数字が5の倍数じゃないと
　気がすまない　　　　　　　　　　　音量25←コレ
・冷蔵庫の中のボトルの数が
　偶数じゃないと気がすまない。
　奇数だと1本捨てちゃう!!
　　※ディビット・ベッカムの実話エピソド

ここまでいくと
少しいきすぎ

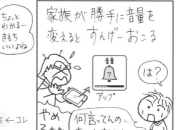
家族が勝手に音量を
変えると　すんげーおこる

音量
7

アップ

は？

やめ
ろおお

何言ってんの…
ちょっとおかしいよ

↑非合理すぎてまわりは
さっぱり理解できない

ほかの
パターン　【保存恐怖】　「捨てられない」という**強迫行為**をくり返す

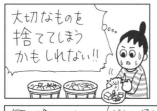
大切なものを
捨ててしまう
かもしれない!!

えー
困る
よー

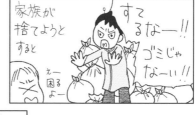
家族が
捨てようと
すると

すて
るなー!!
ゴミじゃ
なーい!!

大
反
発
!!

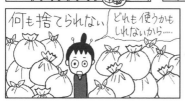
何も捨てられない　どれも使うかも
しれないから……

ゴミ
やしき
化

DVや
けんかに
発展

⇒

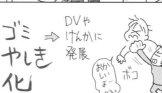
おかし
いよ
ピシ

ボコ

こりゃ
ダメだ

自分でも
おかしいって
わかってる
のに!キー!

ほか にも……

あー コレクター気質ね わっかるー

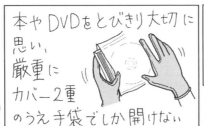

本やDVDをとびきり大切に思い、厳重にカバー2重のうえ手袋でしか開けない

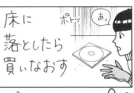

床に落としたら買いなおす ポトッ あっ

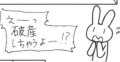

え―っ 破産しちゃうよー!?

ほかのパターン 疾病恐怖 びょーきがこわい。

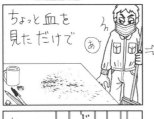

ちょっと血を見ただけで あ

HIVがうつったかもしれません 採血で調べて下さい キリッ え? え?
ハア あやしい性交渉とかありましたか?※
いえ まったく 童貞ですから

※感染していても検査に出ない「潜伏期間」(ウィンドウ・ピリオド)があるため、性交渉の日時は必ず聞きます。

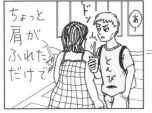

ちょっと肩がふれただけで ドン とんび?

HIVがうつったかもしれません 調べて下さい キリッ あ
いやーそんなもんじゃうつりませんってー
そうですか わかってます でも調べて下さい

毎週のように検査する

←自分でもおかしいことはわかってる

病識あり

診断基準

いろいろあるけど
2週間以上&毎日 やっちゃうってのがポイントだよ!

たまーにトイレのきれいさが気になる。てのとは全然違う

※ちなみにDSM-5からは、必ずしも病識がなくてもいいようになりました

ーポイントー

Ⓐ強迫または制縛(あるいはともに)が、2週間以上の間、ほとんど毎日存在すること。
Ⓑ強迫(思考や観念またはイメージ)や制縛(行為)は、次に挙げる特徴をともに有し、これらのすべてが存在していること。
❶強迫症状は、患者の心に発したものであると認識されていて、他者からまたはなんらかの影響を受けて入り込んだものではないこと。
❷それらは、反復して起こり不快で、1つ以上の強迫または制縛は度を越えていて不合理なものであると認識されていること。
❸対象者は、それらに抵抗しようとしている(もし非常に長期間にわたって続けば、抵抗が小さくなりうる強迫または制縛もあるが)。抵抗し難い強迫が1つ以上存在していること。
❹強迫思考や強迫行為を実行することは、それ自体楽しいものではない(緊張や不安から一時的に解放されることとは区別せよ)。
Ⓒ強迫や制縛は通常時間を浪費するために、苦痛の原因となったり、対象者の社会生活や日常の仕事の妨げとなったりする。
Ⓓ主な除外基準:この強迫は、統合失調症とその関連障害、あるいは気分(感情)障害、のような他の精神障害によるものではないこと。

❀ 本人は「おかしい」と思ってることが多い

本人も「これはおかしい」他人に気付かれないようにしないと変に思われる」
という 自覚 があります。

でも、どーにも不安。なんです。

外では じっとこらえてる。

家の中で思うぞんぶん 強迫行為

＝不安を解消するための行動をやることも
あります。「儀式」をついやっちゃう。

病識あり

ここがシゾや躁うつと
ちがう とこ3

※他人から入ってきた命令に
つき動かされているわけでは
なく、自分の頭から
出てきた こだわりで
あることはわかっている。
シゾの思考吹入(すいにゅう)とは違う。

Cf:tt較 シゾの思考吹入

どうしました

ずっとこの
ポーズをとっていれば
日本にミサイルは
落ちないと
トランプ大統領に
言われました

⇒ 本人or周りが困っていたら、受診。
　　　　　　　　　基本通りです。

こだわりが過ぎて
不自由している。
生活の幅が
狭くなってきた。

どう見ても不合理・
非科学的な
本人のこだわりに
巻き込まれて
困っている。

ねじこま！

使ってネ。

❀ 他の病気を二次的にひきおこす

強迫性障害だけなら、正直言ってあんまり害はないです。

・全患者のうち 4分の1は14歳までに発症
・18〜24歳 が一番発症率高いけど、
　何年も自覚せず/病気とは思わず
　なんとか 生活している。

→ さまざまなきっかけで 悪化。
　例 受験、進学、就職、
　　　結婚、妊娠、出産 など

二次障害をおこして病院にかけこんできます。→ 治療の対象と
　　　　　　　　　　　　　　　　　　　　　　　　なります。

社会生活を送れなくなってしまう。生活の質が低下しちゃってる。
不登校や引きこもりになったり。

❋ 治療は3つの柱！

強迫性障害は「精神治療の3つの柱」の
全部がきちんと機能している
数少ない病気でもあります。

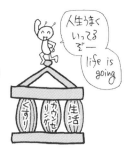

人生うまく
いってる
ぞー
life is
going

1 効く薬もある！ → やったあ！
2 よく効く心理療法もある！ → やったあ！
3 もちろん、環境をととのえるのも大事！ → もちろんね！

❋ まずは おクスリ

うつに使われる一連のおクスリが とっても **有効**

① 抗うつ薬 { SSRI（パキシル®・ルボックス®） ─ ファーストチョイス
三環系抗うつ薬（アナフラニール®）

ただしSSRIという
クスリは効くまでに
時間がかかる＆
全例すべて完璧に
治せるわけでもない。

うつ病の時と
同じだね。

② 抗不安薬 不安が強い時だけ使う。**頓用。**
ベンゾジアゼピン（メイラックス®・ソラナックス®・ワイパックス®など）

ついに有名な
抗不安薬
＆睡眠薬が
出てきたぞ！！

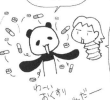

わーい
おくすり
まみれだー

日本では ベンゾジアゼピン系の 抗不安・睡眠薬が
すっごい大量に 処方されてますが、
依存性がある＆急に止めると
離脱症状が出るので、一時的な 使用に
すること。何も考えずにずーっと使い続けるのはダメ！

詳しくは p159 の 睡眠障害の章へ Go！

郵便はがき

１１２－８７９０

065

（受取人）

東京都文京区

小石川二丁目三－二三

照林社

書籍編集部行

|||․|‧|․‖‖‖|||‧•|․․|‖|‧|‧|‧|‧|‧|‧|‧|‧|‧|‧|‧|‧|‧|||

□□□-□□□□		TEL	－	－
都道府県	市区郡			

（フリガナ）		男・女	年齢
お名前			歳

あなたは　1.学生　2.看護師・准看護師　3.看護教員　4.その他

学生の方　1.大学　2.短大　3.専門学校　4.高等学校　5.その他(　　　　　)
　　　　　1.レギュラーコース　2.進学コース　3.准看護師学校

臨床の方　病棟名(　　　)病棟　役職　1.師長　2.主任　3.その他(　　　　　)
　1.大学病院　2.国公立病院　3.公的病院(日赤、済生会など)　4.民間病院(医療法人など)　5.その他(　　　)

看護教員の方　担当科目　1.総論　2.成人　3.小児　4.母性　5.その他(　　　　　)

その他の所属の方　1.保健所　2.健康管理室　3.老人施設　4.その他(　　　　　)

今後、出版物（雑誌・書籍等）のご案内、企画に関係するアンケート、セミナー等のご案内を希望される方は E-mail アドレスをご記入ください。

E-mail

ご記入いただいた情報は厳重に管理し、第三者に提供することはございません。

『ねじ子が精神疾患に出会ったときに考えていることをまとめてみた』
愛読者アンケート (200483)

★ご愛読ありがとうございました。今後の出版物の参考にさせていただきますので、アンケートにご協力ください。

●本書はどのようにして購入されましたか？
　1.書店で実物を見て　2.書店の配達で　3.インターネット書店で
　4.学会等の展示販売で　5.その他（　　　　　　　　　　　　　　　　　）

●書店で本書を手にとり、購入いただいた動機は下記のどれですか？ (いくつでも)
　1.タイトルを見て　2.表紙に惹かれて　3.目次を見て　4.編者・執筆者を見て
　5.内容を立ち読みして　6.新しい情報が入っていたから
　7.その他（　　　　　　　　　　　　　　　　　　　　　　　　　　　　）

●本書を何でお知りになりましたか？ (いくつでも)
　1.書店で実物を見て　2.書店店員に紹介されて　3.病院・学校から紹介されて
　4.友人・知人に紹介されて　5.チラシを見て
　6.エキスパートナース・プチナースの広告を見て
　7.インターネットで調べて　8.その他（　　　　　　　　　　　　　　　）

●本書をごらんになったご意見・ご感想をお聞かせください。
　1.やさしかった　2.難しかった　3.読みやすかった　4.読みにくかった
　5.内容は十分だった　6.物足りなかった　7.新鮮さを感じた
　8.従来の本と変わりなかった　9.レベルが高かった　10.レベルが低かった
　11.定価は(高い　普通　安い)
　12.その他（　　　　　　　　　　　　　　　　　　　　　　　　　　　　）

●今後、ねじ子先生に書いてほしい医学・看護のテーマがあればお書きください。

●最近購入した医学・看護関係の本を教えてください。

●欲しいと思う本の内容・テーマを教えてください。

ありがとうございました

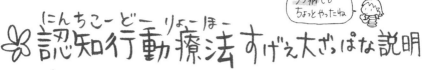

うつ病でも ちょっとやったね

❀ 認知行動療法 すげえ大ざっぱな説明
にんちこーどーりょーほー

1 認知 療法、つまり ものごとの認知を変える。ものの 考え方 を変える。
平たく言うと **発想の転換** ってこと。

2 行動 療法、つまり 行動 してみる。少しずつでもいいから。
薬の助けを借りながら行動してみる、てこと。

❀ 強迫性障害の認知行動療法って？

ばくろ療法 が特に有名です。正式名称：**曝露反応妨害法**
(ばくろ はんのー ぼーがい ほー)

またの名を **エクスポージャー法**
略して **ERP** ともいう

1 認知療法

すっごく不安
10点 ↑

一番 メジャーな 不潔 恐怖 を 例に あげる なら…

外のトイレの便座	10
外のトイレのドアノブ	9
家のトイレの便座	9
家のトイレのドアノブ	8
吊りかわ	7
公園のベンチ	6
帰宅後の服	5
カフェのテーブル	4
階段の手すり	3
エレベーターのボタン	2
ふつうのドアのノブ	2
会社のイス	1
おつりのお金	1

小さな 不安 0点

① 自分にとって、何が どのくらいキツイかを点数にして 書き出してみる。

「トリガーの表」を作ろう。

不安階層表 とも言います

この表を作ってみることが、 「認知」療法の **最初のステップ** です。

自分がどんな認知をしてるか 表に出して考えてみるって ことだからね。

② イヤな順に点数をつけて **いちばんましなもの** からチャレンジする。
これが **2 行動療法** です。

嫌なもの、さわりたくないもの、に
少しずつふれさせる

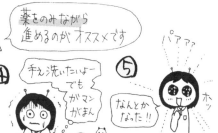
薬をのみながら
進めるのが オススメです

③ 点の低いものから
順番にやっていく
まずは一番
軽い
トリガーから

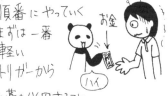
お金
ハイ

※薬も併用すること
※はじめは 第三者と一緒にやる

④ 手え洗いたいー
でも
ガマン
がまん

まず
10秒ね～

⑤ なんとか
なった!!

パァァァ
ホッ

⑥ さわってる 時間を徐々に長くする
次は
30秒ね～

⑰ 次はもうちょっと
つらいトリガーに
同様にいどむ
→ 次はドアノブを
さわりつづける

どう?

がんばって
ますね!えらい!

⑧ また 時間を
徐々に増やしていく

薬は徐々に
減らしていけるよ!

⑨ こうやって
不安な状況をあえてつくる
→ 強迫行為を しない
　（この場合、手洗い）ようにすごす
→ 「大丈夫だった」という
　成功体験 をつみかさねていく

トイレのあと
石けんを
使わない

← 洗面所に貼り紙
見えるところに
注意書きを
貼っとくのもよい

慣れてくれば
おうちでもできます
ご家族と
ともにやると
Good!!

⑩ ラスト：お守り を作ってもち歩く
自分が最も不潔だと思うものが
オススメ。

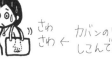
血のついた
ばんそうこうを
ジップロックに
入れる

⑪ 「トリガー」が引かれそうな時はわざと
お守りをさわろう

さわ
さわ

カバンの中に
しこんでおく

126

✺でもネ。

曝露療法をすすめていくには、**本人の自覚と決意**が大切です。
本人が「このままじゃダメだ」「本気で治さないと」と思わないと、始まらない
治療法です。逆に、本人が「本気で治そう」と思えば いつでも始められる
治療法とも言えます。

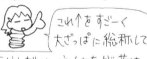

これ↑をすごーく
大ざっぱに総称して
「甘えだ」という人たちが昔は
いっぱいいました。あ、今もいるか……

無理解な人たち

潔癖症?ハア?
んなもんこえだめに
落ちりゃ〜治る

↑
これも当時はある意味正解だった
昔ながらの曝露療法ですな

便所に蹴り
落としとけ

発展途上国で
生きろ
すぐ治るぞ!

ヘタレが

赤ん坊のウ●コは
交換せざるを
えないから!
甘えてらんないよ!

✺他いろいろ

○ 自助グループ(つまり同じ病気の人と語りあう)、グループセラピー
↳ ネットで同病の人と語りあうのもけっこう有効。

○ 家族療法(ご家族もカウンセリングや面接を受けること。
患者さんにどう対応したらいいかを教わりましょう。)

家庭環境を
ととのえられるので
とてもオススメです。

以下はご家族のための
アドバイスになります

✺3つ目の柱、生活・環境。とっても大事

患者さんが同居している人に自分と同じこだわりのレベルを要求してくること
がよくあります。これを「**巻き込み**」といいます。家族が巻き込まれて
いったんは要求をかなえても、その満足は一時的なものです。
要求は**必ず**エスカレートしていきます。患者さんの"儀式"や
思い込みは**より強く**なり、徐々に症状は悪化します。
⇒ 周囲は巻き込まれないよーに!!

→ **否定も肯定もしない** のが正解です。

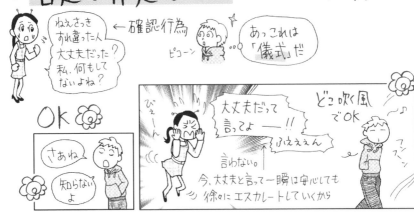

ねえさっき
すれ違った人
大丈夫だった？
私、何もして
ないよね？

← 確認行為

ピコーン

あっ、これは
「儀式」だ

OK

さあね

知らない
よ

大丈夫だって
言ってよ——!!

びぇーん

ふええぇん

言わない。
今、大丈夫と言って一瞬は安心しても
→ 徐々にエスカレートしていくから

どこ吹く風
で OK

フンフン

曝露療法中であれば
あえてこう言っちゃうことも
あるくらい →

いや～君が
倒して血まみれ
だったよ

ガーン

まいった
ね

これは
NG ✕

大丈夫だよ
安心して

ホント？

ポンポン

キリッ

僕が確認
してきて
あげるよ

✕

ふつうの恋人同士だったら何の問題もないやりとりですが、
強迫行為 に対する返事としては NG です。

患者さんの強迫行為は
よりエスカレートし、
家族はさらに巻き込まれて
いっちゃう。

一見 優しそうだけど、
長期的に見ると ダメです。

※「**巻き込み**」の無限ループ

→ 要求がのまれないと **キレる** → DV
→ むりやり合わせたところで ←
（とても のめない要求なので）
家族も疲へいする
→ しかも要求はエスカレートする

さらなる 巻きこみへ

～何かが不安、すっごく不安～

① 何かへ 恐怖を いだく
② その 恐怖に 対処できない
③ そのせいで行動が 制限されてきた。
　とっても 困っている。

という一連のビョーキを
「不安神経症」とか
「不安障害」と
呼んでいます。

不安の対象・それに対する 反応のしかた によって、
いろいろ分類されています。

不安で/嫌で/怖いもの	反応	病名
・ふけつ　・バイ菌 ・戸締まり・病気 他 　　　　　いろいろ	不安をとりのぞくために 「儀式」をくり返す	→ 強迫性障害
・広場 ・通勤電車 ・公共交通機関	・発汗、頻脈、動悸 頭痛、胸痛、腹痛 下痢、不眠etcの もやもやした症状 が出る。困る。	→ パニック障害　さっきやった 　広場恐怖症
・みんなの前での発表 　　　などの 社交		→ 社交恐怖 ※日本では古くから 「対人恐怖症」と 呼ばれています
・心的外傷を 　思い出させるもの →	・不安やイライラが 止められない。	→ PTSD

不安障害（ここらへん）

（夜道、ナイフ、成人男性、
満員電車、地震のゆれ、津波の映像、
ニュース、映画のワンシーンなど）

Taijin-Kyofushoは
日本特有の
地域性
精神病と
言われています

「文化依存症候群」
（Culture-bound syndrome
略してCBS）として
DSMにも載ってるよ!

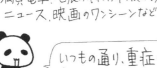
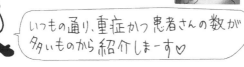

いつもの通り、重症かつ患者さんの数が
多いものから紹介しまーす♡

～パニック障害～

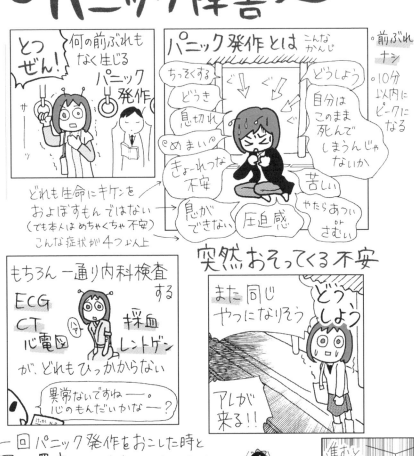

とつぜん！
何の前ぶれもなく生じるパニック発作

どれも生命にキケンをおよぼすもんではない
（でも本人はめちゃくちゃ不安）
こんな症状が4つ以上

パニック発作とは こんなかんじ

- ちくちくする
- どうき
- 息切れ
- めまい
- きょーれつな不安
- 息ができない
- 圧迫感
- どうしよう
- 自分はこのまま死んでしまうんじゃないか
- 苦しい
- やたらあつい
- さむい

○前ぶれナシ
○10分以内にピークになる

もちろん 一通り内科検査する
ECG
CT
心電図
採血
レントゲン

が、どれもひっかからない

異常ないですね――。
心のもんだいかな――？

突然おそってくる不安

また同じやつになりそう
どうしよう
アレが来る!!

一回パニック発作をおこした時と
同じ環境にいられなくなってしまう
⇒ **予期不安**という

プレッシャーやストレスを感じる環境が多い
サラリーマンや学生なら電車の中、教室の中、
役者や歌手なら舞台の上、TVカメラの前、
教師なら教壇の上 などなど

どうしよう!!
ステージ大好きなのに……
わー ○○ちゃーん
わー

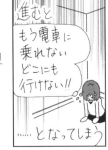

進むと
もう電車に乗れないどこにも行けない!!
……となってしまう

❀ 診断基準

ここでマニュアルを見てみましょう

突然おこる

Ⓐ反復性のパニック発作で、特別な状況や対象に一致して伴ってくるものでなく、自然に起こることが多い(すなわち、**エピソードは予知できない**)。
パニック発作は、懸命な努力の必要な状況や危険に曝される状況および生命を脅かされる状況に伴うものではない。

〈つまり安全な場所でおこる〉

Ⓑパニック発作は下記のすべてを特徴とすること。
❶激しい恐怖または不安と明瞭に区別されるエピソード
❷突発的な開始
❸数分のうちに最高となり、少なくとも数分間は持続
❹下記のうち4項目以上が存在し、そのうち1項目は(a)‐(d)のいずれかであること。

自律神経性の刺激による症状
　ⓐ動悸、または強く脈打つ、あるいは脈が速くなる
　ⓑ発汗
　ⓒ振戦または震え
　ⓓ口渇(薬物や脱水によらないこと)

症状の多くが「胸のドキドキ」「胸痛」だったりするので、心臓・循環器系は ひととおり調べざるをえない

胸部、腹部に関する症状
　ⓔ呼吸困難
　ⓕ窒息感
　ⓖ胸部の疼痛や不快感
　ⓗ悪心や腹部の苦悶(たとえば、胃をかき回される感じ)

精神状態に関する症状
　ⓘめまい、ふらふらする、気が遠くなる、頭がくらくらする感じ
　ⓙ物事に現実味がない感じ(現実感喪失)、あるいは自分自身が遠く離れて「現実にここにいる感じがしない」(離人症)
　ⓚ自制ができなくなる、気が狂いそうだ、あるいは気を失うという恐れ
　ⓛ死ぬのではないかという恐怖

全身的な症状
　ⓜ紅潮または寒気
　ⓝしびれまたはちくちくする痛みの感覚

Ⓒ主な除外基準:パニック発作は、身体的な障害や、器質性精神障害あるいは総合失調症とその関連障害、気分(感情)障害、または身体表現性障害のような他の精神障害によるものでないこと。

その内容と重症度はともに個人差の幅がきわめて大きいので、中等度と重度の2段階に分け、必要ならば第5桁の数字によって特定される。

【中等度　4週間の間に、4回以上のパニック発作】
【重度　　4週間以上の間、各週4回以上のパニック発作】

ICD-10の本はガイドライン(青本)と研究用診断基準(緑本)の2種類あります。この基準は研究用の方にくわしくのってます

ここらへんが いわゆる **パニック発作** の定義。
全部ある必要はありません。
(a)〜(n)のうち 4つあればいい。

※DSMだと
・**数分以内** に ピークをむかえる
・**1ヶ月以上** つづく
という文章がプラスされます

ポイ

まあ最初は 目がすべるヨネー
全部読む必要はないッス
本物の患者さんが来た時に あとから見直しに来ればOK.

〈中等症〉4週間(まあつまり1ヶ月)のあいだに 4回以上

〈重症〉4週間(まあつまり1ヶ月)のあいだ、毎週4回以上の発作

❀ 治療.まずはどのくらい「困っているか」

まずは、パニック障害のせいで生活にどのくらい支障をきたしているか。
症状によってどのくらい困り、不便になり

本当は○○がやりたいのに!
パニックが出るから!
できない!つらい!

「生活の質」が落ちているかを見ましょう。

⇒ 仕事や学業や趣味でも、やりたいことができていない!! なら、

⇒ 積極的に治療しよう。薬も導入していい。

❀ 認知行動療法、まじおススメ

やっぱり ⟨曝露⟩ していくのが基本です。

> ありてーに言うと、徐々になじんでいくこと。

① 発作をおこす環境に 少しずつ 自らをさらす。

最初は薬の力を借りながら ならしていこう。

> 時間はかかりますが ちゃんと良くなります

⟨ 抗うつ薬 = SSRI が有効（パキシル®など）定時で のむのに良し

抗不安薬 = ベンゾジアゼピン 不安が強いなら、その時だけ使う。頓用で。

※依存性あり。だらだら長くは使わないこと。詳しくは p161 へ GO!

② 大丈夫だ！と認識する

③ それをくり返す ＆ ちょっとずつ時間をのばす
　　　　　　　　 ＆ 薬を減らしてゆく

〜PTSD 心的外傷後ストレス障害〜

PTSDは有名ですね。とてもショックな出来事があって
時間がたってからも、突然、思い出し、その経験に対して
強い恐怖を感じてしまう状態です。何度も思い出したり、
そのたびにめまい・頭痛・不眠・息切れ・不安や緊張が
おそってきたりします。

> 起こった出来事の大小はそんなに問題じゃない。
> 人によって受け止め方は違うしね。期間の方が問題！

🌸 診断基準 ※ICDとDSMで少し基準が違います。これはDSM-5の基準。

- 急性ストレス障害 ── 何かショックをうける出来事が起こって **1ヶ月未満**
- PTSD ── 何かショックをうける出来事が起こってから **1ヶ月を越えても**続く

> 例えば2011.3.11 東日本大震災なら → 2011.4.11までは急性ストレス障害。2011.4.11以降も続いているならPTSDの病名になる。

🌸 PTSDにふれるか / ふれないか \

少し前は、一般外来診療やカウンセリングにおいて災害の記憶や虐待の記憶を患者さんに語らせて、吐きださせた方がいい！

……と言われていたのですが、その後の研究で

> これを「ブリーフィング」と言います。

- 記憶をほり出すと強化される。トラウマが強化され、むしろ症状が悪化することも。
- カウンセリングによって記憶が作られてしまう。事実でないものがまじっていく例もある。
  （例えばレイプ体験を自ら語る女性において、1回目と2回目で詳細が変化したり、そのレイプという事実が存在しなかった例もある。）
  （本人にとっては事実なので、医者は真実として扱おう）

> フロイト的アプローチの負の側面ですね

等の症例が報告されました。今は、**早期ブリーフィングはPTSDをかえって悪化させる**と言われています。

⇒ PTSDのきっかけになった事件・事故について「こちらからむやみにふれない方がいい」というのが最近の流れです。

> ゆえに、災害の被害にあった子供たちにマスコミが過去を語らせるのは慎重にしてほしいなあ、とねじ子は思うわけです。
> ハロプロの事務所が震災経験者のアイドルたちに当時を語らせる仕事をさせない姿勢を私は高く評価しています

> 人間には過去を忘れる権利があるのです

🌸 治療 治療は同じ3本の柱。

① くすり ── 抗うつ薬（SSRIのパキシル®、ルボックス®など）

> 正直あんま効かない。あくまで補助

短期間なら 抗不安薬（ワイパックス®）あまりに不安が強い時に頓用

② 精神療法 ── 認知行動療法,少しずつの曝露とカウンセリングの長期持続

③ 環境 ── 充分な休息etc

これを「持続エクスポージャー療法」といいます。
患者さんと治療者の間で,長期的な信頼と治療同盟が必要。治療者の専門トレーニングも必須。

またか～

認知行動療法の中身はオーダーメイドだよ

患者さんに今とても困ってるPTSD症状がある。切迫した自殺企図や他害がない。今は安全な環境にいる。治療法への理解と納得。トラウマを記憶していて語れる状態であることなどが前提。

～適応障害～

超・はっきりした ストレスの原因 があって

→ 3ヶ月以内 にまいっちゃった。 → ストレス源がなくなった!! → 6ヶ月以内に軽快する

ギーギー

パワハラ上司

じゃあ原因をとりのぞけばいいんですね! やろう!

とりあえず転職しよう!

いやいや
問題は原因が 取りのぞけない 時に起こるのじゃ

一番問題なのが,そのストレス源を とりのぞけない時 で,これは治療が長引きます。なかなか治りません。

例
・姑と上手くいかない! が,経済的理由で別居できない
・ヤクザの夫と別れたいが恐喝され別れられない状況
・コネで入った会社だし辞められない

・反抗期の息子に毎日殴られているが,誰も助けてくれない
・ADHDの息子に毎日ふりまわされている
・子供に障害があり,育てるのが本当に本当に本当につらいetc

でも自分が育てるしかない,捨てるわけにはいかない状況

ストレス因子にはいろんなものがある。何でもいい。複数が重なっても可。

※「適応障害」は 残遺カテゴリー です。
いわゆるうつ病でも,PTSDでも,急性ストレス障害でもない。
他の病気の診断基準には（何かが少しずつ足りず）
あてはまらなかった。（診断基準を満たさなかった）
でも,明らかに病気で,治療が必要である。そういう時につける病名です。

こーゆーのを
「ごみ箱診断名」ともいいます。
どこにも分類できない。仕分けしまくっても余った状態の病気を入れるカテゴリーだからです。

ゴミとはなんだゴミとは!!

そーゆー
気でもないよ

134

〜解離性障害 旧病名:ヒステリー〜

解離って、何が離れているのさ

こんなメカニズムと言われています。旧病名:いわゆる **ヒステリー**

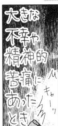

大きな不幸や精神的苦痛にあったとき

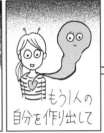

もう1人の自分を作り出して

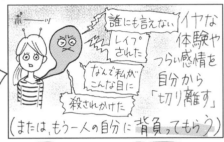

ボーッ

誰にも言えない
レイプされた
なんで私がこんな目に
殺されかけた

イヤな体験やつらい感情を自分から「切り離す」

(または、もう一人の自分に背負ってもらう)

→ 本人はボーッとしている。気を失うこともある

⟹ さまざまな **離人症状** が出ます。

短期間であればわりとよくあることです。子供にもよくある防衛本能。

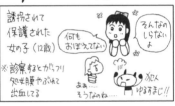

誘拐されて保護された女の子(12歳)

何もおぼえてない

そんなのしらないよ

※診察するとがっつり処女膜やぶれて出血してる

あぁ……そうなのね……

犯人ゆるすまじ!!

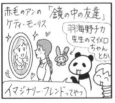

赤毛のアンの「鏡の中の友達」ケティ・モーリス

羽海野チカ先生のマイロちゃんとか

イマジナリー・フレンドってやつ

いきすぎると トラブルを引きおこして困ったことになります。

⟹ 治療の対象 になる。

もう1人の私が「死のう」と言ってくるの **リスカ**

引きこもり がんばれない 生きてる気がしない

よくある解離性障害

でもMRIやCTや脳波などの検査で異常をみつけられない

1 意識を失う。これ一番有名。けいれんしながら倒れたり。

2 ばっこり派手に 記憶ごとなくなっちゃう

③ そのまま **失踪** したりすることもあります。

④ 何かに **憑依** されてたり **トランス** 状態 だったりもします。

⑤ **感覚のおかしさ** や **運動の障害** を訴えることもあります。

ぶっちゃけ **何でも アリ** です。どれも、神経学的にみて

説明がつかない。矛盾している。おかしい。

いろいろ検査してみても、異常がみつからない。

1コ1コ
見ていくよ！

⟹ 精神科を提案してみましょう。

フロイトも 自説の
大学の講義で
「気絶屋さん」を
よく呼んでました。

フロイト自身もよく失神した

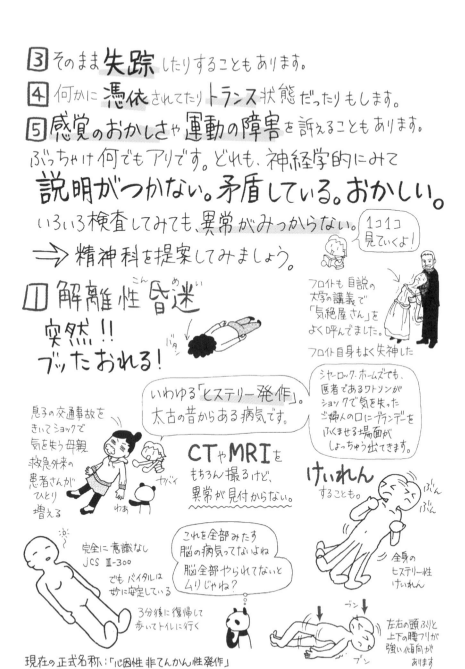

① 解離性昏迷

突然！！
ブッたおれる！

バタ

いわゆる「ヒステリー発作」。
太古の昔からある病気です。

シャーロック・ホームズでも、
医者であるワトソンが
ショックで気を失った
ご婦人の口にブランデーを
ふくませる場面が
しょっちゅう出てきます。

息子の交通事故を
きいてショックで
気を失う母親
救急外来の
患者さんが
ひとり
増える

ヤバイ

わあ

CTやMRIを
もちろん 撮るけど、
異常が見付からない。

けいれん
することも。

ぶん
ぶん

完全に 意識なし
JCS Ⅲ-300

でも バイタルは
妙に安定している

3分後に復帰して
歩いてトイレに行く

これを全部みたす
脳の病気ってないよね
脳全部やられてないと
ムリじゃね？

全身の
ヒステリー性
けいれん

ブン

左右の頭ふりと
上下の瞳フリが
強い傾向が
あります

プン

現在の正式名称：「心因性 非てんかん」性発作

136

あらゆる形の症状が出ますが、どれも 解剖学的 に説明ができない。

→ 最初は内科や救急病院に運ばれてくるけど、
脳にも神経にも異常がみつからない。

> 病気が「ない」ことを証明するのは大変です。悪魔の証明ってやつです。
> 救急ではやれる検査も少ないしね。よって、ヒステリー発作を素早く
> 「ヒステリーだ」と見抜くテクニックは現場でとても役に立ちます。

❋ Drop test やりましょう
どろっぷ てすと

> Arm Drop test とか Hand Drop test と
> 書いてあることもあります。よーするに
> 「腕を落としてみる」テストです

意識がまったく
なくなってるタイプ の解離性障害を 鑑別 におススメです。
ように見える みわけるの

① 片方の腕を
顔の上に
もっていって
んしょ
横から

② ぱっと
手をはなす
とっぜん
はなすのが
ポイント!!
手軽で
オススメ
ぱっ

正面から
顔の真上!!
ぐいっ

③ 本物の意識障害であれば
手は ドゴッ と顔面の上に落ちる
おうっと
ドゴ
直撃!!
危ないので
あんまり高くからは
やらないように

④ ヒステリー発作 だと
顔面にドゴッと
直撃しない
アレッ
すいっ
上とか
すい、横とかに
手が
逃げて
落ち
たり

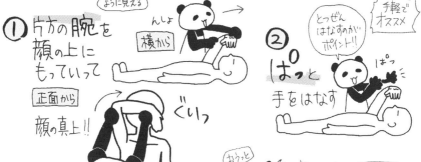

5

おでこに安全な
着地を
みせたりする

⑤ いちおう両手でためしましょう

⑥ 顔面の上に落ちない。つまり
脳や神経に **器質的疾患は
ない!** p3 参照

片方の手が不自由or
マヒしてるパターンも
あるからネー

これが解離性障害の
大前提

🦋 解離性障害のICD-10

❶障害を特徴づける症状を説明しうるような身体的障害は証明できないこと(しかし、
他の症状を起こすような身体的障害は存在してもよい)
❷この障害の症状発生と、ストレスの強い出来事や問題あるいは要求との間に、
明らかに時期的な関連性を認めること。

つまり検査で異常が
みっかんない!!
何らかのストレス・イベントとともに
発生する。

例 彼氏との別れ話が出るたびに
ぶったおれる女の子
もう 別れ
よう
え
わあ
ふ
らあ

例 ぶったおれたせいで
別れ話がうやむやになる
みごと
成功
した
やっぱり
アイツには
オレが
いなきゃ
ダメなんだ!
ぐっ
ハア

Ⓠ そして何らかの **疾病利得** がある。

※ 疾病利得:病気のせいで、患者さんが何か
得をする要素 があること。
本人がそれを自覚している ことも
自覚していないこともある。

その他にも こんな
とくちょー があります

Ⓠ 演劇的でどこか「わざとらしい」。でも決して「わざと」ではない。
Ⓠ 一人だと症状が出なくなる。「観客」が必要。でも決して「わざと」ではない。
Ⓠ 自己防衛 の反応には ── 攻撃的運動 ── つまりあばれる・
2種類ある ── 逃避的運動 ── おそいかかる(運動暴発)
つまり死んだふり。離人感。
ふゅふゅして自分がわからなくなる

強いストレス
や心の傷を
こちらに
せおって
もらう

どっちが出てもOK。両方出てもOK
Ⓠ昔は「性的虐待」を受けることで解離性障害を発症する、と
言われていました。 フロイト先生の持ちネタね
今は、性的虐待じゃなくても、心の傷や強いストレスになる
ことなら何でも解離性障害の要因になりうる!と言われています。
Ⓠ本人の**ストレス耐性**がどのくらい強い/弱いかも大事。

② 解離性健忘 かいりせい けんぼう

スコッと過去の自分のやっていたこと、
生活の歴史を忘れる。

「ど忘れ」「もの忘れ」のレベルではない。
昔から物語になってるいわゆる
「記憶喪失」ってやつです。

例 すべての生活の歴史を忘れる。
名前も家族も学校も仕事も。
自分が何者か覚えてない。
自分が誰と結婚し誰と暮らしていたかを忘れる。

A 解離性(転換性)障害の全般基準を満たすこと。
B 外傷的またはストレスの強い性状であった出来事、あるいはいまだにそうである最近の出来事や問題について、部分的な健忘または全健忘を認めること。
C 健忘があまりに広範で持続的であるため、通常の物忘れ(健忘の深さと範囲については評価の分かれるところであるが)や、意図的な詐病としては説明がつかない。

リストカット＋大量眠剤内服でぬまりこけたあと→
この人誰だろう？
はーよかったー安心したよおー
長年つれそった夫

③ 解離性 遁走 とんそう

シンプルに言うと逃げ出す。「フーグ」とも言う

いきなりの行方不明

家族もケーサツもさがしまわる

まったく知らん土地で保護される

A 解離性(転換性)障害の全般基準を満たすこと。
B 家やふだんの職場または社会的活動の場から遠く離れた所への予期できない道程であるが、その行動は秩序立っていて、その間における自己の身辺の処理はおおよそなされていること。
C その道程について部分的な健忘または全健忘があり、また解離性健忘の基準Bを満たしていること。

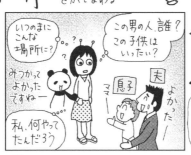
いつのまにこんな場所に？
この男の人、誰？この子供はいったい？
本人まったくキオクなし
みつかってよかったですねー
私、何やってたんだろう
息子
夫
よかった！
ママー
解離性健忘との合わせ技だネー
でもきちんと交通費は払ってるし、ごはん、トイレ、着替えはきちんとしている。
シゾの人の遁走とはここがちがう

自分が何者か覚えていないから、
そのまま **蒸発することも……**

おとぎ話みたいですね
天女伝説とか
昔はこういう人もたくさんいたんだろうね今は戸籍がしっかりしてるからコーゆーのやりにくくなっちゃったよね

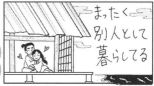
まったく別人として暮らしてる

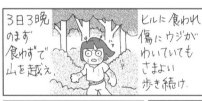

※ ちなみに
シゾの人の
「遁走」は……

3日3晩
のまず
食わずで
山を越え

ヒルに食われ
傷にウジが
わいていても
さまよい
歩き続け

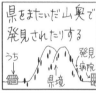

県をまたいだ山奥で
発見されたりする

うち　　発見病院
　　　　県境

で、本人は
こんな
かんじ →

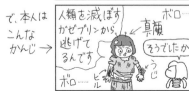

人類を滅ぼす
かぜプリンから
逃げて
るんです

ボロ……
真顔

そうでしたか

うじ

ボロ……
ヒル

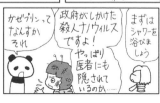

かぜプリンって
なんすか
それ

政府がしかけた
殺人ナノウィルス
ですよ！
やっぱり
医者にも
隠されて
いるのか

まずは
シャワーを
浴びま
しょう

④ 憑依・トランス状態

ヒステリーの患者さんは すごく暗示にかかりやすい傾向があります。(被暗示性)

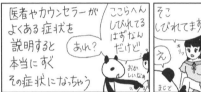

医者やカウンセラーが
よくある症状を
説明すると
本当にすぐ
その症状になっちゃう

ここらへん
しびれてる
はずなん
だけど

あれ？

え

おか
しいなぁ

まじで

そこ
しびれてます

キッ

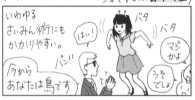

いわゆる
さいみん術にも
かかりやすい。

今から
あなたは鳥です

はい！

パン!!

バタ

バタ

マジ
かよ

うそ
でしょ

憑依やトランス状態は、文明化されてない地域において すごく

多かった症状です。文明化とともに 減っています これは決して悪いだけの

症状ではなく、「大地の精霊とつながったシャーマン」「巫女」として大切に

扱われることも多かったと予想されます。

例 アイヌ民族の間にあった「イム」
　　　　ヒステリーの一種

アイヌの女性が「トッコリ」(アイヌ語で「マムシ」の意味)
という言葉を聞くとおかしくなる。

ちなみに 響きの 似ている

和語「とっくり」でもおかしくなったらしい。

いつもお上品な
キャラなのに
陰語言いまくる
→その後倒れる

※ 他の民族でも 似たような 病気あり。

・ジャワ島の「ラタ」
・フランス・メーヌ州やフランス系カナダ人の
　「メーヌ跳躍フランス人病」
・エスキモーの「ピブロクト」
・ラテンアメリカの「サスト」

どれも 地域特有の 精神疾患として有名。
どれも 今でいう 解離性障害です。

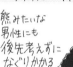

熊みたいな
男性にも
後先考えずに
なぐりかかる

Ⓐ解離性(転換性)障害の全般基準を満たすこと。
Ⓑ次の⑴⑵のいずれかがあること。
⑴トランス：意識状態の一過性の変化が、次のうちの2項目以上あること。
ⓐ自己同一性の感覚の喪失
ⓑ身辺の状況に関する認識の狭小化、または周囲の刺激に対する関心が異常に狭く限定される
ⓒ狭いレパートリーで繰り返しに終始する運動・姿勢・会話。
⑵憑依障害：霊やなんらかの力や神、または他者にとり憑かれているという確信。
Ⓒ上記のⒷ⑴とⒷ⑵は、宗教的またはその他の文化的に許容される状態を逸脱する、あるいはそれらの状態の延長線上に生じるものであり、不随意的で厄介なものであること。
Ⓓ主な除外基準：統合失調症とその関連障害、または幻覚や妄想を伴う気分(感情)障害との同時発症はない。

ICDは
こんなん

どちらも、現地では霊的カウンセラーな存在として需要があります

場所によってはある程度許容されてる。

例)青森のイタコ
沖縄のユタ

5 感覚のおかしさ、運動の障害

あらゆる種類の症状が出ます。何でもアリ。どれも**解剖学的**&**神経学的**にみて **ありえない** のが特徴です。

神経の支配領域をがっつり頭に入れて診察しましょう。

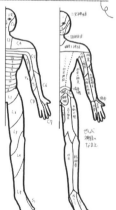

デルマトームっていいます。
デルマトームにそってないと、ヒステリーっぽいです。

・目をつぶってもらって
・時間をあけて
・ふいうちで
}聞くのがポイント

他にもいろいろ役に立つテストがあります。くわしくは『ぐっとくる脳と神経のみかた』(医学書院)を見てね！

神経学的にありえんからって嘘ではありません。患者さんは本当に困ってるし治したいと思っています。

※ノドに球がこみ上げてくるような違和感「ヒステリー球」とよばれます。

なんでかみんな言うよね

ノドに球が入ってるような

ノドを押されてるような

耳鼻科に行くけど何もない
内視鏡

治るのかよ？これ？

治療法ってあるの？

うーん、痛いトコロです。もういろんなやり方を試してみるしかない。

以下はどっちも対症療法根本治療ではないの。

くすり：急に不安が高まった時のみ、抗不安薬(レキソタン®など)
精神療法：環境調整、支持的に話をきくetc

＊『ICD-10 精神および行動の障害 DCR 研究用診断基準 新訂版 (p112)』より作成

はっきりした治療法がないにもかかわらず、

患者さんの数は**歳をとると減っていく**
ことが知られています。
結婚や出産で症状が軽快したり、
夫と不仲になると症状が再発したり
する例も多いです。

解離性障害は
20代〜30代の女性患者が
最も多く、その後歳とともに
減っていきます。

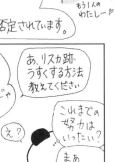

もう1人の
わたしー！

これをもってして
昔のヨーロッパでは
「ヒステリーは子宮の病気」
「SEXすれば治る」と
言われていました。
もちろん今では否定されています。

もう1人の私が
「死ね」と言ってるの

ざっくり
ううう

リストカットした時だけ
生きていることが
実感できるんです

ふわふわ
してんなー

くり返す
ねぇ

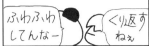

**5年たった
出産後**

しっかり!!

もう1人の
私とは
サヨナラ
しました

子供が
できてもう
それどころじゃ
ないです

私が
この子を
守る
キリッ

え?

あ、リスカ跡
うすくする方法
教えてください

これまでの
努力は
いったい?

まあ
治ったなら
何でも
いいんです

薬／精神療法／環境改善の「治療の3本の柱」にプラスして、

本人が治す気になることも重要なのかもしれません。
「もう逃げてる場合じゃない」と思うこと、そう思えるような環境を
整えてあげることが必要。たぶん。

なにそれー

それってホントに
ビョーキ
なのか?

いや
ビョーキだよ

つきあい
きれねー

甘えてるわ

目を覚ませ

戦争中はこんなビョーキは
なかったぞ

ヒマだからそんな風に
考えていられるんだよ

衣食住に
足りてなかったら
そんな風には
ならないでしょ

ふりまわされる
方の身にもなれよ

こーゆーキモチにご家族や周囲が
なってしまうのもよくわかりますが、これは**病気**です。
本人はどうしていいかわからず苦しんでるし、治したいと思っています。

✿ 統合失調症（シゾ）との誤診に注意!!

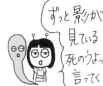

ずっと影が私を
見ている
死のうよって
言ってくる

ちょっと
←シゾっぽい。
たしかにシゾの
幻聴によく
似てますネ。

影からの幻聴……
おお？統合失調症か!?

うーんでも
そのわりには
プレコックス感が
ないんだよねぇ

きた
これ？

全部まぼろしだって
わかってるよーな

※ちなみに
統合失調症の人の
幻聴は
みんなにも
聞こえてると
信じて
疑ってない

なんで
そんなこと
知ってるの!?
やめて!!

くソ音を
町の外に出す!

念能力
くらう
ぞクズ

限定的

集団ストーカー
されてます!!

でも、**解離性障害**の患者さんは
自分で自分が「おかしなことを言っている」とわかってます。
注意深く
聞き出しましょう。

シゾと解離じゃ使う薬も
予後も全然！ちがうからねー
子供・思春期だとベテランの
専門医でも判別がけっこう難しいらしい

「性同一性障害」
じゃないよ、それは
sexualな
アイデンティティの
お話。

✿ ここからはおマケ。いわゆる 多重人格 DSM-5では「解離性同一性障害」といいます

ここで切る

「もう一人の自分に
いやなものを
おしつける」
原理が
つきすすむと

離人的な症状　→　他の人格ができる

もう1人の
私が
くらやみの
中から
私を見て
います

お父さん
にレイプ
された

母は
いつも
ネグレクト
さみしい

なんで
いつも
ひどい
つらい
くるしい

ニコニコ
やっほー！

切り
離し

クッソおやじ
殺してやる
死ね
みんな死ね

見て見ぬ
ふりした
母も殺す

切り
離し
は
なしが
進むと

普段の私

つらかった
記憶をもつ自分

＝ **解離がすすんで**

片方の記憶がもう片方にまったくない。
完全に切り離された人格ができる

＝ 多重人格といわれる状態になる、と考えられてます。

でも、詳細はまだ不明です。

他の解離と同様、虐待、とくに小児期に性的虐待を
うけると多重人格になりやすい とは言われています

143

アメリカ人は多重人格の研究が**大好き**なので、DSM-5では「解離性同一性障害」という特別な病名が与えられて、報告されまくっています。
それに対してヨーロッパ基準のICD-10では、あくまで「解離性障害（ヒステリー）のまれな一形」としてとらえ、まだまだ固まっていない病気として（多少懐疑的に）扱っています。

アメリカでは多重人格をあつかった映画が大ヒットしたり本がベストセラーになるたびに多重人格の患者数が激増しますからねー。流行があるのよ

反対派の医者の中には、「多重人格は医者やカウンセラーが作り上げた病気だ」と言う人さえいます。

COLUMN フロイトの精神分析と現在の精神医学

　神経症という病気には、統合失調症のような「了解不可能」性がないために、歴史的には長らく「病気」として扱われてきませんでした。この程度の「心の揺れ」は誰にでもあるだろう、と思われていたのです。

　その歴史を変えたのが、かの有名な精神科医・フロイトです。彼は、開業医としてヒステリーの貴族の診療をしまくった実績と、自身の失神発作の経験から、当時の医学者たちが見向きもしていなかった「神経症」に目をつけました。そして「神経症の原因は無意識と幼児期の心的外傷にある！」という仮説をぶち上げ、幼少期のトラウマを探ってそれを分析する「精神分析学」に傾倒していくことになります。

　フロイトの出現によって神経症は初めて研究対象となり、どんどん細分化され新しい病名が生まれていくことになりました。フロイトは神経症研究の開祖と言って過言ではありません。

　ところが、フロイトが神経症の治療法として推進した精神分析は、現在に至るまで医学的根拠が見出されていないため、21世紀の現在の医療の現場で使われることはまずありません。精神科医の斎藤学先生は、社会学者の上野千鶴子先生との対談において「必ずしも、今いわゆる臨床をやっている連中がフロイトの影響を受けているとは言えないという状況があります。これは、ほかの領域の人が聞くとびっくりなさるかもしれませんが。」とおっしゃっていました。

　ねじ子も「臨床医学的にはフロイトの精神分析は使えない、いや、おいそれと使っちゃいけない」という立場です。ねじ子は高校生の頃、学校の図書館にあったフロイトの原書を読みあさっていましたが、フロイト的精神分析は科学ではなく、心理学であり、哲学であり、倫理学であ

り、宗教学であり、社会学です。なんにしろ文系の学問だと思っています。

　もちろん学問へ与えた影響が絶大であることを疑う余地はありません。読み物として非常に興味深いと思うし、今でも「ああ、フロイトの言っていたことはこういうことだったのか！」と思う瞬間は人生において多々あります。それでも、科学とは言えないと私は思っています。

　現代において医療分野で「科学」と言うためには、分子生物学的なメカニズムの解明、または「統計的根拠」が必要です。その観点からはフロイトの研究やその成果としての治療法は「統計」からはほど遠く、医学論文では「症例報告」レベルです。

　症例報告というのは「こういう病気がありました、こういう治療しました、治りました or 治りませんでした。皆さん同じような経験してませんか？」という呼びかけです。多くは「たまたまその人がそうだった」ということになりますが、まれに大きなヒントが隠れていることがあります。報告者自身が「たまたまだろう」と思っている事例が積み重なって大きな「原因」が見つかることもあります。だから「症例報告」は大切です。でも、現代では当然「症例報告」からいきなり「みんなに使える普遍的な治療法」となることはありません。

　フロイトが提唱した代表的なアプローチは患者さんの「過去の記憶を掘り下げる」ことです。それで症状が良くなった例も確かにありますが、不幸な転機となる例もたくさん知られています。1つ例をあげます。

　アメリカでは解離性同一性障害＝多重人格の研究が非常に盛んで、社会的関心がとても強いです。「24人のビリー・ミリガン」など多重人格をあつかった小説や映画のヒットも多く、先ほど紹介した「多重人格の患者には小児期に性的虐待を受けた例が多い」という知識も、国民に広く共有されています。

　そしてその知識が広く伝わった結果、精神科医やカウンセラーは、さまざまな精神疾患の患者さんたちに向かって「子どもの頃に性的虐待されませんでしたか？」と熱心に質問するようになりました。「レイプされたのではないですか？その事実を忘れているだけではないですか？思い出してください」という、誘導のようなカウンセリングも増えていきました。

　結果として、精神疾患になった子どもたちが成長後に「親に虐待を受けていたことを思い出した！そのせいで私は精神疾患になったのだ！」と訴え、親が刑事罰を受ける例や、社会的に抹殺される例が多発しました。

　その10年後、揺り戻しがおこります。裁判が結審してしまった後で、実は性的虐待の事実が「なかった」例が続々と見付かってきたのです。

　すでに社会的に抹殺されてしまった親たちは、「偽りの訴えで名誉を傷つけられた」と自分の娘を訴え、さらに「娘はカウンセラーに偽りの記憶を植え付けられた！」とカウンセラーを訴える

裁判を起こしました。カウンセラー側は敗訴し、多額の賠償金を払うことになりました。アメリカには「カウンセラーに偽りの記憶を植え付けられた」被害者の親の会も存在し、各地で裁判を起こしている状態です。

　つまり、フロイト的なアプローチ、カウンセリングによる過去の掘り下げの過程で、偽りの記憶が作り上げられてしまったのです。「妄想を掘り下げて熱心に聞くと、その妄想がどんどん強化されていってしまう」という例は統合失調症の妄想でも散見されますが、同じ現象です。

　実際に、幼少期に性的虐待にあった子どもたち（事件直後の救急治療での診察において外傷があるなど、他者により医学的に性的虐待の事実が確認されている例）をその後追跡調査した論文[※1]によると、性的虐待の記憶が残っていた例は3分の2程度であるといいます（正確には、17年後に性的虐待の記憶が残っているのは62%）。つまり38%もの人が性的虐待された事実をすっぽりと忘れているのです。これは人間が生きていくために必要な防御反応の1つであり、とても否定する気にはなれません。
　先ほども書いたように、人間にはつらいことから逃げる権利も、不条理な目にあった過去を忘れる権利もあるのです。患者さん本人の将来だけを考えるなら、「忘れてしまった方がいい」という考え方も1つの真実なのでしょう（もちろんそれとは別に「性的虐待を行った犯人への厳重な処罰が必要」という絶対的な事実はきちんと存在します）。
　さらにその論文によると、性的虐待の記憶がある62%のうち、16%もの人が「過去において性的虐待の事実をすっぽりと忘れていた時期がある」といいます。つまり、記憶があってもなくても、性的虐待はあったかもしれないし、なかったかもしれないのです。

　上に挙げた例は1980年代のアメリカの話ですが、実は当時のフロイトにも同じ悩みがありました。
　フロイトの患者はヒステリー発作をおこす上流階級の貴婦人ばかりでしたが、彼女らは異口同音に「父に犯された」「兄に犯された」「伯父に犯された」と言うのです。幼少時、家族に性的虐待を受けた記憶ですね。フロイトも最初は彼女らの証言を信じ、鵜呑みにしていました。しかし、あまりにも患者さんが口をそろえてそう言うので、しだいに違和感を感じるようになります。「いくらなんでも近親相姦が多すぎる。そんなに多いとは思えない」と感じたフロイトは、家族の追跡調査を始めました。そして、「家族に犯された」と訴えている症例の中には、そんな事実が存在しない例も数多く含まれていることに気が付くのです。[※2]

　フロイトは大いに驚き、悩みます。このままでは「幼少期のトラウマで神経症は作られる」というフロイトの自説にヒビが入ってしまいます。悩んだ末に、フロイトは「神経症にとっては、物質的な実在よりも心的な実在のほうがより大きい意味をもつのであるのだという正しい結論をひき出していたのである」と書いています。
　つまり、「虐待の事実が本当にあったかどうかは問題ではない。患者さんが『虐待された』と

思っていること自体が重要なのだ」という結論ですね。やけくそにも思える結論ですが、フロイトから100年たった現代の精神医学でも実は同じ結論にたどり着いています。

　虐待の事実が過去にあったかどうか、それは「現在の」医者には証明しようもありません。でも、患者さんはその記憶が事実だと思っているのです。よって「医者は」それを「真実」として扱う。この姿勢は今でも通用します。変わっていません。医者は患者さんに寄り添い、言い分を肯定する必要があるのです。過去において実際に虐待があったのかどうか、レイプがあったのかどうか、その記憶が事実か否かを証明することはできません。それは現在の医者の仕事ではなく、当時の医者と、法律や警察や検事や弁護士の仕事です。医者は患者さんに寄り添い肯定するのが仕事なんですから、記憶は「真実」として扱うしかないのです。そしてそれは当然、法律や刑事罰の対象となる「事実だったかどうか」とは分けて考えるべきです。1980年代のアメリカでの冤罪事件は、医療における「事実」と、司法における「事実」の切り分けがうまくできていなかったがゆえの不幸だったのでしょう。

　長くなりましたが、まとめると、精神分析による治療効果は（現在のところ）科学的に立証されていません。かつ、悪影響が生じた症例は確実に存在しています。
　よって、フロイトの精神分析を2020年現在の臨床現場でそのまま採用するのは難しいと、私は感じています。フロイトの精神分析は「治る根拠はないけれど、悪くなった例はいっぱいある治療法」なのです。これでは、おいそれと患者さんに使うわけにはいきません。

　精神分析が好きな人は実践してみたくなるかもしれません。でも、それは患者さんをある種の実験台にする行為であり、高いリスクを伴う行為です。患者さんを自分の興味に巻きこみすぎてはいけません。

引用文献

※1 Williams LM: Recall of childhood trauma: a prospective study of women's memories of child sexual abuse. Journal of Consulting and Clinical Psychology 1994; 62: 1167-1176,.
※2 フロイト著, 懸田克躬 他訳：フロイト著作集　第4巻　日常生活の精神病理学他. 人文書院, 京都, 1070：445.

～摂食障害 いわゆる拒食症～

- 摂食障害・いわゆる拒食症/過食症
- 神経性無食欲症/神経性過食症
- 神経性食思不振症

いろいろな呼び方が
ありますが、

どれも皆同じです。「食べる」行為＝食行動の異常、という意味で一緒。
摂食障害は精神科のビョーキの中でも、**かなり致死率の高い**
予後不良のビョーキです。なめてかかってはいけません。マジで
やせすぎて生命に危機が生じます。**死にます。餓死です。**

マジで。ピンチです。

❀ よくある例

「やせたい」と
いうよりは、
「太るのが怖い」
＝肥満恐怖に
支配されてる
ことが多いです

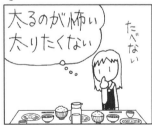

太るのが怖い
太りたくない

たべない

ぷく

朝	野菜ジュースのみ 64kcal
昼	豆腐と ヨーグルトのみ 312kcal
夜	鶏のささみだけ 105kcal

無視

もしゃ
もしゃ

当然、体はカロリーや栄養を求めますが、強い理性で
おさえこんでいる。

⇒ それでも 体はカロリーを求めているから
時に衝動がバクハツして
大食いスイッチが入ります。

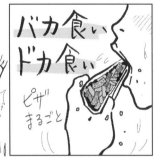

バカ食い
ドカ食い

ピザ
まるごと

が、

突然の爆発 そりゃ
そーよね！！

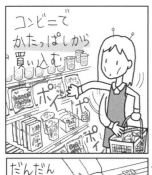

コンビニで
かたっぱしから
買い込む

ポイ
ポイ

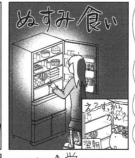

ぬすみ食い

え?すから
かん?

翌朝

このドカ食いは、すぐ食べられる
調理ずみのものを食べるのが
特徴です。
自宅なら冷蔵庫の中の残りもの、
炊飯器の中のお米を空にする。
コンビニなら スナック菓子、スイーツ、
アイス、菓子パン、弁当etcを買い込む。
生肉や生野菜を自ら調理
したりはしない。余裕がなくて
できないの。

だんだん
万引きや
どろぼうを
するのも

←これを↑覚えてない
ことすらある。記憶なし

まだ
未会計

ぱく
ぱく

え

空腹が満たされると、
我に返って

私は
なんてバカだ

ものすごく後悔する

罪
悪
感
!!

ヤバイ自覚はあり、過食も拒食も
隠そうとすることが多いです。

空になったパッケージを
隠したり

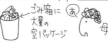
ごみ箱に
大量の
空パッケージ

あ

母

ここから「浄化」が入るとさらにやっかいで……

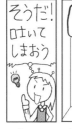

そうだ!
吐いて
しまおう

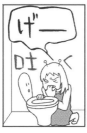

げー

吐く

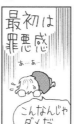

最初は
罪悪感

あ……あ

こんなんじゃ
ダメだ

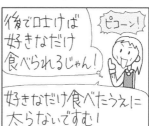

後で吐けば
好きなだけ
食べられるじゃん!

ピコーン!

好きなだけ食べたうえに
太らないですむ!

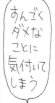

すんごく
ダメな
ことに
気付いて
しまう

→エスカレート

ちょっと嫌なことがあった、
ちょっとしたストレスをきっかけに
ドカ食い→吐く
をくり返す。

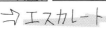
やばい

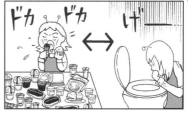

ドカ ドカ ↔ げー…

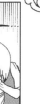

こーゆー「食べすぎたものを ムリヤリ 排出して チャラにしようとする」行為を

浄化行為 といいます。

{ ムリヤリ 吐く / 下剤 の乱用 / 利尿薬 の乱用 } が 基本です。

よく行われている

マジ危ない

ガッ 市販の下剤

そして、だんだん

吐くことが 快感 になっていきます。悪循環に陥る。

本人は絶対に隠すけど まわりはすぐ気付くねー バレバレなのよ

食後すぐにトイレ直行

ちょっと席はずすねー

吐きだこ

それを隠す　さっ　吐いてるな

✿ 強い食へのこだわり

ずーっと食べ物のことを考えてるけど、太ることは異常に恐れているゆえの行動です。ぜんぶ。

食べもの画像をブログやSNSにUPしまくり

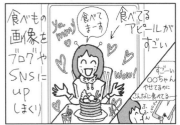
Yummy! 食べてまーす 食べてるアピールがすごい Wow! すごーい○○ちゃんやせてるのにこんなに食べてる

食べてることを積極的にアピールする

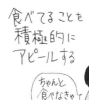
ちょっとやせすぎじゃない？平気？ ちゃんと食べなきゃダメだよ

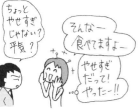
そんなー食べてますよー やせすぎだって！やったー!!

すべてのコンビニ菓子のカロリーを把握している

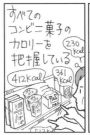
230kcal 412kcal 361kcal

カロリー表示がないと怒る

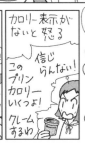
すごすぎる…ちょっと怖い 信じらんない！このプリンカロリーいくつよ！クレームするわ

なぜ怒るのかわからないすっごーく食べ物に執着していることだけは確かです

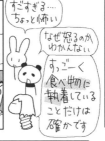

でも自分が食べるわけにはいかないので、他人に食べさせる

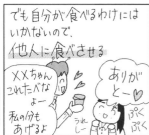
××ちゃんこれたべなよー 私の分もあげるよ ありがとー♡ うれしー ぷくぷく

他人の食べた量を極端に気にしてそれよりも少ない量しか食べない

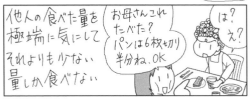
お母さんこれたべた？パンは6枚切り半分ね、OK は？え？

周囲は困惑する

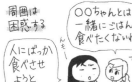
人にばっか食べさせようとするよねー

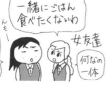
○○ちゃんとは一緒にごはん食べたくないわ 何なの一体 女友達

✿ やたら動くよ！

運動すれば"カロリー"やせる！と思い込んでいるため、やたら動きます。

カロリー消費したがる。活発!!

すごく元気。よく動く。

寝ない （寝るとカロリーの消費量が減る！と思い込んでいるため）

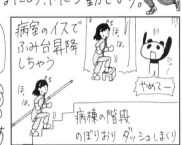

⇒ 入院しても 保護室送り になります

✿ 二面性 とってもありがち

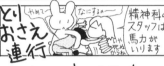

● まるで説得不能。すごーくさっぱりと 人の話を 無視する。

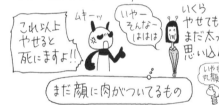

まだ顔に肉がついてるもの

✓ 本当の意味での
病識は ありません。
体の不具合が 出てくるとさすがに
「ちょっとヤバイかも？」と思い始めるけど、
それでも「食べよう」とは考えない。

頭が悪いわけでも、語学力がない、わけでもないのに、まるで説得が通じない。
ニコニコしながら完全無視されてしまう。

● さらっと体重をごまかす

 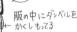 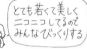

とても若くて美しく
ニコニコしてるので
みんなびっくりする

● すごーくあいそよく
利尿剤や下剤を
病棟にこっそりもちこむ

こんな感じ なので、
入院しても

保護室に入れたり
手足を縛りつけたり
せざるを えない。 大変

● すごーくあいそよく
点滴を止める
トイレに捨てる

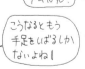 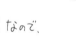

こうなるともう
手足をしばるしか
ないよね！

→ いざ
保護室
送りになると……

やめるーっ
太らされるーっ

ドカ
バキ

しねー
このあくまー

たすけて
おかーさん

二面性
出まくり

医者のことを
自分を太らせる
"悪魔"だと
思ってるのよ

うーん

🌸 体の異常

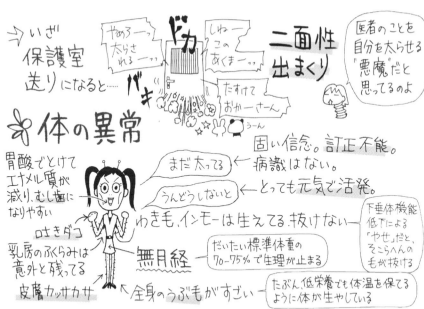

固い信念。訂正不能。
病識はない。
とっても元気で活発。

胃酸でとけて
エナメル質が
減り、むし歯に
なりやすい

まだ太ってる

うんどうしないと

わき毛、インモーは生えてる、抜けない

下垂体機能
低下による
「やせ」だと、
そこらへんの
毛が抜ける

吐きダコ

乳房のふくらみは
意外と残ってる

無月経

だいたい標準体重の
70-75%で生理が止まる

皮膚カッサカサ

全身のうぶ毛がすごい

たぶん、低栄養でも体温を保てる
ように体が生やしている

※吐きダコ

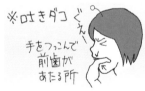

手をつっこんで
前歯が
あたる所

ここら
へん
が
好発部位

下の歯が
あたると
手のひらの
ここらへん
にも出る

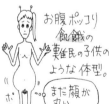

お腹ポッコリ
飢餓の
難民の子供の
ような体型。

まだ顔が
丸い
腹も出てる

検査では……

うまくできたもので、体は
「低燃費モード」になる

・低血圧 (上が90以下) ・徐脈 (60回/分以下) ・低体温 (36℃以下) ・貧血 (鉄分不足のため)

・低K・低Cl (吐くから胃酸(HCl)のClを失う 利尿剤で尿がバガバ出てK失う) → 不整脈、心電図の異常

・肝障害 (AST↑ ALT↑) ・尿ケトン (糖が足りないので 脂肪を消費してケトンができる) ・脳萎縮してくる

🌸 かたよった ボディ・イメージ

「やせてることが美しい」だけが理由ではなく、いろんなパターンがあります。
「大人の女性になりたくない」「大人になりたくない」 ※成熟拒否

「性の対象にされたくない」← #性性の拒否

「(たいてい特定の誰かを指して)あんな風にはなりたくない」

「肥えたおばさんになりたくない」← 親との葛藤の裏返しであることも多い

　↑たいていは中年女性である母親のこと

 承認欲求が拒食/過食となって表れてるパターンも

食べないことがメッセージだったりする。食べるのは屈辱で敗北ね。

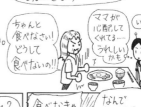
ちゃんと食べなさい！どうして食べないの!!

ママが心配してくれてる……うれしいかも

いいの

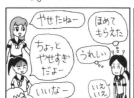
やせたねー　ほめてもらえた　ちょっとやせすぎだよー　うれしい　いいなー　いえいえ

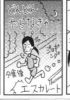
どんどんやらなきゃ　夕食後　エスカレート

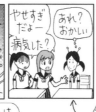
やせすぎだよー　病気した？　あれ？おかしい

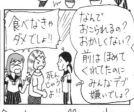
食べなきゃダメでしょ!!　死んじゃうよ!!　なんでおこられるの？おかしくない？　前はほめてくれたのに……みんなデブ嫌いでしょ？

 こーゆー人に体形に関するコメントは太いも細いもタブーです

↖ 全か無か, all or nothing の考え方の人が多い

どれもこれも「やせたい」というよりは「太りたくない」、つまり

肥満恐怖 ですな。かたよった ボディ・イメージ を 改善 しなきゃ

いけない。けれど、これが

本当に！大変!!

何言っても聞かない頑固者が多いんだよー

全か 食いまくる 無かで またく食べない で考えるんだよね。ある意味、とっても真面目な子たちなの。

✳ 致死率, 高し

摂食障害は 死亡率が そーとー高い病気 です。

死にますよ　死ぬ病気です

↑
絶対ムンテラすること。本人まるで聞いちゃいねーとしても、家族にも言おう。

アハハー　まさかぁ　えっ

↑病識　母親
まるでなし

栄養失調での死亡＆自殺をあわせて 致死率は 18% にも

およびます。内科でも、こんなに死亡率が高い病気ってめったにないよ。

※いろんな
ルートでの
死がある

- 吐く,下剤,利尿薬 → K↓ ┐→ 致死的 → 死
- 食べないので ┬ Ca↓   不整脈
  摂取不足 └ ビタミンB1↓ → ウェルニッケ脳症 → 脳の
                                          後遺症
- 免疫力低下 → 感染症 → 死
- 突然の過食 → 再栄養 ┬→ P↓ → 不整脈 → 死
            症候群 └→ 多臓器不全 → 死
- 自殺(多い)

これら全部を
シンプルに
いえば、まあ、
餓死だよね

医者としても、とても治しづらい病気です。

内科と精神科の
両方にまたがる
ビョーキだからね。
どっちの医者にも
敬遠される、とも言う

治す気の
ない奴は
どーしよーも
ないよ
メシくらい
食ってくれよー

内科の
センセイ

ちょうど
間にある
ビョーキ

精神の
センセイ

内科的な治療は
専門外だからなあ
体のことはよくわからん
採血データとか苦手なんだよー

どっちが
受けもつかと
いうと、
両方で
受けもつ。

精神科の中でも、さらに!!専門の病院で 治療しないといけない。

県に1ヶ所は必ず摂食障害の
入院ができる専門病院があります。
重い例は早めにそちらに紹介しましょう

❀ こっから治療! という線(ライン)を決めておく

食べなければ餓死するし、吐きすぎたり下剤使いすぎれば
電解質が足りなくなって死ぬので、
強制的な治療が必要になります。

数字で
切りましょう。
BMIが有名です

本人の同意をとることはとても難しく、正直、待ってはいられません。

BMI : 体重(kg)÷身長(m)÷身長(m)

例 ←160cm この人のBMIは 体重55kg÷身長1.6m÷身長1.6m = 21.48

55kg

BMI=22が最も
寿命が長く健康的と
言われています。
やせすぎも太りすぎもダメ!

BMI=22が標準体重 なので、
標準体重=身長(m)×身長(m)×22
を計算しよう!

この人の標準体重は 身長1.6m×身長1.6m×22 = 56.32kg になります。

ICDのヨーロッパ基準だと
こんな感じです（成人）

軽度 の低体重：BMI ≧ 17
中度　 〃　　：BMI = 16 〜 16.99
重度　 〃　　：BMI = 15 〜 15.99
最重度 〃　　：BMI < 15

ここらへんで
月経止まり
電解質も
くるいだす

日本ではこのくらいが目安になります。↓

軽度の低体重	標準体重の75%以上	通常の日常生活可能	通学・就労 はまあしてもいい
中等度 〃	〃 　70〜75%	軽労作の日常生活なら可能	制限つきで通学・就労してもいい
重度 〃	〃 　65〜70%	軽労作の日常生活にも支障ある	自宅療養 しなされ
最重度 〃	〃 　55〜65%	最低限の日常生活 も支障ある	入院した方がいい
	標準体重＜55%だと	内科的合併症 が多くなる	ぜったいに!! 入院

大ピンチ

※「神経性食欲不振症のプライマリケアのためのガイドライン」より

✿ 入院適応

◎ 最初の外来の時に、「こうなったら入院ね！」と決めておく。
　その方が 本人も 御家族も 納得しやすい。例 体重●kg 以下で入院

◎ **BMI 12 以下**（イコール**標準体重**の55%以下）
　重い合併症（低血糖昏睡,低血圧,徐脈
　　　　　　KやClの異常,脱水 など
　　全身の衰弱がある
　　　　　　　　　　　　　　　あたり → **緊急
入院。**

◎ 家族の限界が来た、でも 可。
　　　　　　　　　　ドグマチール®くらい？
　　　　　　　　　　（食欲亢進）

◎ くすり は？ まー 効かないよね。

◎ 少ない量 から、少しずつ 栄養 を入れる。
　　　　　　　　　　　　　　やり方は『ねじ子のヒミツ手技1st』の
　　　　　　　　　　　　　　胃管の章を見てね！

① できれば腸 から。
　　つまり胃チューブ。

鼻の穴から
入れよう

ブキッ
（ふふっ）

よく笑顔で
引っこ抜かれる
鼻なので患者さんも
抜くのらくちん

② ムリなら 静脈 から高カロリー点滴。
　　つまり中心静脈栄養。

鎖骨下か→ 　首→

ブキッ
（ふふっ）

これまた笑顔で
ひっこぬかれる
うわー

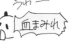

血まみれ

5

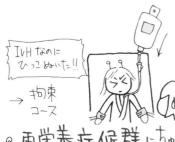

IVHなのに
ひっこぬいた!!

→ 拘束
コース

つーか入院するくらい気合入ってる人たちは説得も
通じないし、胃チューブくらい当然、抜く。もちろんIVHも抜くよね。
よって多くの場合、入院したら保護室で拘束してIVHになります。
つまり「BMI12以下になったら入院して強制的にIVHだよ」
っていうムンテラになります。数字で切った方がいい。

◎ 再栄養症候群にちゅーい! 急に栄養入れると死ぬよ!

別名:リフィーディング症候群

~歴史小話~
『信長公記』より
秀吉の兵糧攻め
@鳥取城

降伏し城から
出てきた
お腹ぺこぺこの
城兵たちは

へとへと

外に出て ガ
秀吉軍のふるまう
お粥を食い
まくったあと ガ ガ

バタバタと倒れて
死んだといいます
→ バタ バタ

再栄養
症候群
だー!!

ちなみに『太閤記』では

一気に食べると
かえって死ぬから
粥を煮て
一器ずつ食え

と秀吉軍が
言ったから、皆
死ななかったよ!
……と多少美化
されています

どっちにしろ 再栄養症候群について
正しい知識があるんですねー

※メカニズム

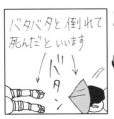

ずっと飢餓状態

おなかへったー

急に血糖up
すると…

さとうだ!
やった!

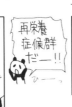

インスリンが細胞の入口を
開けて、
糖やカリウムや
リンやマグネシウム
を入れる

細胞の代謝が
急に活発になる

やる気!!

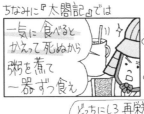

(食ってないせいで)
ただでさえ少ない
血液中のリンが急に
めっちゃ足りなくなる

ワン
ワン
リンやる気!

リンがないと
細胞のエネルギー
まわらないし、
ヘモグロビンが
酸素を
運べない

全身の
細胞が
壊れる

多臓器不全

✿ 栄養の入れ方

もっと細かい

ちなみにふつーの成人が1日に必要な
目標カロリーは25~30kcal/kg/日です

体重50kgなら、
50×30で
1日1500kcalが
生きてために必要

◎ 5日以上の絶食→目標の50%のカロリーから栄養始める
50kgなら
1日750kcalから

◎ BMI16未満 or
10日以上の絶食 or
過去3~6ケ月で15%以上体重減

} 危ない!! →10kcal/kg/日からスタート
1日500kcalから

・BMI<14 or → 5kcal/kg/日からスタート （1日250kcalから）
　14日以上の絶食 〈超!! ハイリスク!!〉

・1日総量で100〜200kcalずつ増量。
　1週間以上かけて目標カロリー（25〜30kcal/kg/日）まで上げていく。

・ビタミン剤とくにビタミンB₁（100mg×2）、リン酸製剤もいっしょに投与。

・血中リン、Na、K、Mg、血糖をモニタリングしながらやること。もちろん心電図モニターもね。

BMIが ● 以上
体重が ● kg以上 }になったら ↓縛りつけ 解除
　　　　　　　　　　　保護室から出られる ……というように、
　　　　　　　　　　　院内散歩OK！

目標を決めてステップアップしていく。

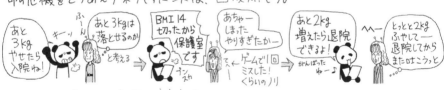

一種の行動療法ですな

🦋 急性期が終わったら。

急性期の治療はあくまで死なないためにやること。根本治療ではないのよ。

命の危機をとりあえず乗りきった次は、回復期です。

あと3kgやせたら入院ね！
あと3kgは落とせるのか…と考える
BMI14切ったから保護室です
あちゃーしまったやりすぎたか…
ゲームで1回ミスした！くらいのノリ
あと2kg増えたら退院できるよ！がんばったゆー
とっとと2kgふやして—退院してからまた吐こうっと

終始こんな感じなので、認識のゆがみ自体を治さないと、もうどーしょーもない。
本人の考え方そのものが変わらないと、どうにもならないのよ。

よって、精神療法が重要になります。薬は ~~また~~ あまり効かない。

・認知行動療法
・家族療法、よーするに家族への説明
・集団療法（患者会・自助グループ）

同じ病気の女の子どうしでグチりあうだけでもけっこう効果的

何にしろ、本人が治す気になってくんないと始まらん。
本人が治す気になってくれれば、いくらでもお手伝いはできるんだけど。

◎他の**精神疾患**ともよくかぶります

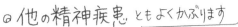

| 境界性パーソナリティ障害 | **自閉症スペクトラム** |
| 自己愛性パーソナリティ障害 | |

死ぬ　学校行かない

どれも全か無かの考え方になりやすい病気です

自傷・リストカット自殺未遂も多い。つーか食わないのも自傷の一種だよね

◎小児/思春期からの医療介入がだいじ。早い年齢から治療開始した方が予後がいい

🐼**一生にわたる病気**🐼　治療はとっても難しい　時間がかかる

そもそも患者さんは「食べちゃいけない」と思ってる。
何を言ってるかよくわからないかもしれないけど、患者さんにとって
食べることは死ぬことなんだよ。　食べる＝太る＝母と同じ＝死ぬ　ぜったいやだ

あんたやせすぎよ！そこまでやせるとみっともないだけよ！

治ることが怖い。

⇒ みんな治療からは**全力で逃げます。**

患者さん（多くは若い女性）は
「食べることは**死ぬこと**」と思っているのだから、

そりゃー治らんよね

食べても/吐かないでも生きていけるようにしないといけない。

「食べても生きていける」という**物語**を

ものがたり？ ハァ？

患者さん自身が自分で見出せるように、導く必要がある。

物語って……それって科学なんですか？
医学はサイエンスであるべきでしょ？

残念ながら医学はサイエンスだけではないと思う。

生きるための物語を与えることができるのは、
家族だったり、良きパートナーだったり、
子供の誕生だったり、大切なペットだったり、仕事上での成功だったり、スポーツや芸術への
求道だったり、アニメやフィクションの世界だったりする。もちろん文学や哲学や宗教もそう。
いわゆる**神経症**に対して、現時点の医学は基本的に**敗北**
しているのだと思います。我々にできることって**分類すること**くらい

なのかもしれん。我々は神ではないので、できないことはいっぱいある。
できることを見付け、できないことは他にまかせる。「できること」を他に回してしまったり、
「できないこと」にチャレンジし続ける方がロスです。今のところ「できない!」とわかるだけ
でも、ロスが減ります。とても大切。できないならできないで

- 将来できるようになるかもしれないから、アンテナをはっておく!
- できないのなら、医療以外の方法を **お高くない範囲で** やってみてもいい。

というスタンスで
いきましょう。

> だまそうとする#タヌらも巣食ってるジャンルなので

閑話
～休題その1。すいみん障害～

🦋 ICDの定義

> 夏目漱石の時代から 不眠症は
> 日本の国民病みたいなもんです

> 現代は一億総
> 睡眠障害時代
> ですわな

ICD-10
だと
こんなの
あるよ!!

- 不眠症 ← 週3回以上、1ヶ月以上つづく
- 過眠症 ← 1ヶ月以上ほぼ毎日
- 睡眠・覚醒スケジュール障害 ← 1ヶ月以上ほぼ毎日
- 睡眠時遊行症(夢遊病) ← ねいって最初の1/3以内の時間に歩きまわる
- 睡眠時驚愕症(夜驚症) ← ねいって最初の1/3以内の時間に大声をあげて起きちゃう
- 悪夢

どれも、**他の病気のせいじゃない。**脳になんかある(つまり器質性の)
わけでもない 睡眠トラブルね。

🦋 眠れない。と言っても色々

> ねむれ
> ないん
> です……

> じゃ、
> とりあえず
> 眠剤を—

→と、なりがちですが……元気でヤル気のある若者なら、
徹夜でボンバーマンやってもいいし、起きて
家事をしても仕事してもいいわけです。
わざわざ睡眠薬 ほしがったりしない。

多くの日本人には **「ぐっすり眠れば疲れが取れる」** という 神話 が

ある。それゆえ、「まだ疲れてる→眠った気がしない→眠れてない」
となっている例は多い。実際はじゅうぶん眠れているのにね。というわけで

① どんなタイプの睡眠障害なのかな?

「眠れない」つまり **不眠症** と言っても いろいろです。

- (1) 寝付けない（入眠障害）
- (2) 途中 起きちゃう（中途覚醒）
- (3) 朝早く起きちゃう（早朝覚醒）
- (4) 睡眠時間はとれてるはず（熟眠障害）
  なのに眠った感じがしない

だいたい
この4つ!

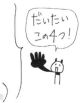

実際のところ どのくらい寝てるのか、睡眠時間がどのくらいなのか
問診して さりげなく 聞き出しましょう。

② 身体の病気のせいで眠れてないこともあります。

有名ドコロ:
- 心不全で肺に水がたまってる
  ↑その原因は昼間に水のみすぎ
- 肺のビョーキで呼吸困難
- 体位によって痰が出しづらくなり咳こむ
  →目が覚めてしまう
- おしっこが近い。尿意で目が覚める
- 躁・うつ などの 精神疾患のせい
- 実は カフェイン中毒
- 睡眠時無呼吸症候群
- ナルコレプシー
- メラトニン不足

check
しましょう

おむねの
レントゲン

心エコー　さいけつ
他いろいろ

などの睡眠に
まつわる病気

⇒ まず、大もとの病気を治しましょう。

160

❀ 睡眠薬 略して 眠剤 の 歴史

① 古くは睡眠薬は バルビツール酸 しかなかった。 〈芥川龍之介や マリリン・モンローも これで自殺した〉
バルビツール酸は 致死量が少なく、大量にのんで
死ぬ奴がいっぱいいて みんな困ってた。

② 次に、ベンゾジアゼピン が登場。
ベンゾジアゼピンは 1万錠とか のまないと死なない。
コリャー 使いやすい！ってことであっという間に広がった。

ぜんぶに 効くよ!!
- ① 眠くなる：睡眠導入薬 〈これから書くよ!〉
- ② 不安が減り気分が落ちつく：抗不安薬 （精神安定剤ともいう） 〈デパス®が超有名〉
- ③ 効果が強いと鎮静つまり暴れなくなる：鎮静薬

この3つは 脳の同じような棚に入っているらしい……。
⇒ しかーし！めっちゃ 依存 出てきた！ヤベーイ！
〈ジアゼパム® セルシン® ホリゾン® など〉

③ メラトニンや オレキシン など、睡眠リズムを作る神経伝達物質に
作用する薬も使おう。←今ココ!!

❀ 睡眠導入薬 の使い方!!

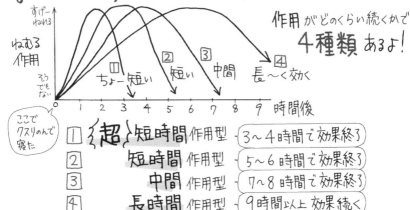

作用がどのくらい続くかで 4種類 あるよ!

すげー ねれる
ねむる 作用
そうでもない

ここで クスリのんで 寝た

① ちょー短い　② 短い　③ 中間　④ 長〜く効く

1 2 3 4 5 6 7 8 9 時間後

①	超短時間 作用型	3〜4時間で効果終了
②	短時間 作用型	5〜6時間で効果終了
③	中間 作用型	7〜8時間で効果終了
④	長時間 作用型	9時間以上 効果続く

	くすりのなまえ	長所	短所
① 超短時間作用型	ハルシオン® マイスリー®* アモバン®* ルネスタ®*	・寝付きの悪い人(入眠障害)に ・朝まで残らず目覚めがいい	・途中起きちゃう人(中途覚醒)や朝早く起きちゃう人(早朝覚醒)には不向き
② 短時間作用型	デパス® リスミー® レンドルミン®	・途中起きちゃう人(中途覚醒)にオススメ	↑↓2つの中間
③ 中間作用型	サイレース® ロヒプノール® で販売中止		ベンゾジアゼピンは2種類以上併用しないようにしよう。
④ 長時間作用型	ドラール® etc.	・朝早く起きちゃう人(早朝覚醒)にオススメ	・長時間 体に残るので、朝だるい。起きられなくなる。 ・翌日の日中にふらつき、めまいを起こす人もいる

※ *の薬だけは非ベンゾジアゼピン系。あとはベンゾ。

※ どのベンゾジアゼピン系薬剤も、薬をのんでから薬が切れるまでの間に 前向性健忘や 奇異反応(突然叫ぶ、走る、あばれる、おこるetc)を起こすことあり。

※ 前向性健忘とは:薬をのんでから以降のどこかの記憶がすっぽり抜けてしまうこと。

※ とくに超短時間型は あっという間に 寝てしまう上に 奇異反応と前向性健忘があるため、若者のトリップ遊びに使われたり、酒にまぜて デートドラッグ・レイプドラッグ として使用されてしまった過去があります(そこでメーカーは 眠剤が水にとけると 青くなるようにしてる)。

人と呑む時は 青い酒に気を付けろ!!

※ 国によっては違法薬物に指定されてるベンゾもある。

✿ ベンゾジアゼピンは依存するよ!!

欧米では 4週間 以上つづけて使っちゃダメ ってことになっています。めっちゃ 依存しやすい からです。心の依存 はもちろん、身体依存 も出る。つまり急にやめると 離脱症状 が出る。急にやめちゃダメ。

これを2錠のまないと わしゃあ ねむれないんじゃあ! 3ケ月分ください! どーせ全部のむんだから!!

いやー ダメなんですよ 減らしていきましょーよ ハルシオン®は悪用する 困った人がいっぱいいてね…… 処方が厳しくなってるんですよ……

・最初に出しすぎない
・必要量のみ 4週間以内で必ずやめるとはじめに言う
・種類を増やさない
・以上を医者も鉄の心で守る

162

❀「自然な眠気を強くする」睡眠薬

睡眠・覚醒リズムにまつわる神経伝達物質を調整して眠りをコントロールする睡眠薬です。

- ベルソムラ® (オレキシン受容体拮抗薬)
- ロゼレム® (メラトニン受容体作動薬)

ベンゾジアゼピンは「脳の神経活動を全体におさえつける」薬 【強制シャットダウン】 だったけど、ベルソムラ®や ロゼレム®は睡眠リズムに作用して、「自然、な眠気を強くする」感じ。

> 入眠障害は不眠の訴えの中でもむちゃくちゃ多く、不安や悩み事とセットだったりする

⇒ 中途覚醒・早朝覚醒・熟眠障害には効くけど、入眠障害 (ねつけない) にはあんまり効かない……

⇒ 睡眠導入薬 (超・短時間作用の非ベンゾ) とベルソムラ®ゃ ロゼレム®を組み合わせていこう。ベンゾは減らしていこう。

⟨閑話休題その2.性にまつわるエトセトラ〜

❀性機能不全 〔つまりセックスにまつわる困りごと〕

どれもこれも **6ヶ月以上** つづいてること、他の病気 (例えばうつ病) のせいじゃないことが条件です。

ICD-10だとこんだけあるよ!!

- ・性欲欠如
- ・性の嫌悪・性の喜びの欠如 ← 射精もオーガズムもあるんだけど喜びがない。
- ・性器反応不全 ← 十分ぼっきしないかぬれない。
- ・オルガズム機能不全 ← いけない。
- ・早漏 ← 腟に入れる前にゃ入れてから15秒以内に射精しちゃう。 〔ただし長期の禁欲後はのぞく〕
- ・(非器質性) 腟けいれん ← 腟周囲の筋肉のけいれん。
- ・(〃)性交疼痛症 ← 痛い。痛すぎる。
- ・過剰性欲 ← いわゆるカサノヴァ・ドンファン・ニンフォマニア。まだ基準も治療法もなし。そううつ病の「そう状態」じゃないか checkすること

> 場合によっては大丈夫なんだけど、状況によってこうなる、という時も来院でOK。
> 例 相手によっては動かっ、自慰では動く、寝てる間は勃起している、など

> ペニスは入らなかったり、入れるのがキツかったり入っても痛かったり。

どれも、6ヶ月以上 続いているなら診断できます。病院に行きましょう。

いろいろありますが、ICDは早漏を「腟に入れて 15秒」と
定義しています。15秒……。15秒か……。

性同一性障害

体と心で性別の
アイデンティティが逆

※DSM-5では「性別違和」
　という診断名になった
※ICD-11では 精神疾患じゃ
　なくなる予定

自分は 男 or 女
「身体とは逆の性」であるはずだ。
反対の性として生き、それを受け入れられたい。
自分の体も反対の性に近付けたい。

→2年以上その気持ちが継続していると 性同一性障害 になります。
（思春期前の小児の場合、6ヶ月以上）

※ 染色体異常 じゃないかきちんと checkすること。
　X・Y遺伝子の異常で性があいまいになるケースは 多い。

※先天性副腎皮質過形成、アンドロゲン不応症、5α還元酵素欠損症 など、
先天的に 性分化 が あいまいになる疾患（性分化疾患 という）が
ないかもcheckしよう。まあ実際は、そーゆー人達の多くは 男/女
どちらかのジェンダー・アイデンティティをすでに持っているので、それに
合わせて 足りないホルモンを補充したり、いらないホルモンをおさえる
薬をのんだり、アイデンティティにそった外見になるための ope をしたりする。

※ちなみにシンプルな 女装癖・男装癖 は
「両性役割服装倒錯症」と呼ばれます。

よく
ある
例
- 一時的に反対の性の一員になる体験をしたい！だから反対の服を着たい！
- 服を変えるのに 性的な動機 はない。女として男と寝たい、とかじゃない
- 永続的に反対の性でいたい 願望は まったくなし ここ大事!!

性同一性障害とは
まったく別もの！なので
分けて考えること。

ま、コミケに参加してる
皆さんなら、それは
肌で感じてるか！

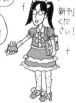

新刊くださーい！

164

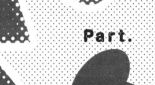

Part.

6

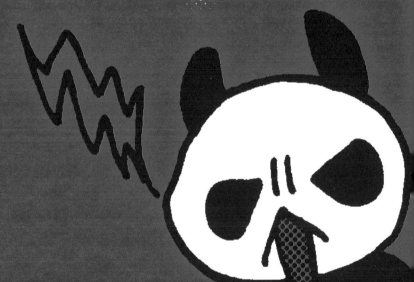

パーソナリティ
障害の世界

パーソナリティつまり人格。パーソナリティ障害とは人格の障害であり、平たく言えば人格が異常とされている、ということになります。そんなことありうるのでしょうか。

そもそも人格ってなんでしょう。哲学的な定義はさておき、医学的には「その人特有の思考パターンや行動パターン」と考えられています。「性格」とだいたい同じ意味ですが、「性格」の上にさらに、知識や経験・ものの見方・考え方・行動パターンが加味されて人格は形成されています。生まれつきの要素（遺伝的要因）に教育や経験（環境要因）がプラスされて、小学生くらいから徐々に人格は形づくられます。いったんできた人格は、思春期以降大きく変わることはありません。気分はコロコロ変わりますが人格が変わることはありませんし、あったら違う病気です。皆さんも日常生活において「この人には何を言っても無駄だ」と感じることがあるでしょう。それです、それ。その変わらなそうと感じる部分が人格です。

では、人格の「障害」とは何でしょう。どんな人格が異常とされ、病気とされるのでしょうか。精神科の受診の目安は「本人、または周囲の人間が困っている」だと紹介しました。パーソナリティ障害においては、この大前提がそのまま病気の定義になっていると言っても過言ではありません。つまり、ある人物の人格のせいで本人または周囲が困っているならば、それは「病気」と見なしてよいのです。周囲と違う行動パターンをとってしまい自分でも困っている。軋轢を生じ、うまく社会に適応できていない。本人が悩む、または周囲が迷惑しているならいつでも受診！です。逆に言えば、どんなに特殊な性格であっても本人が困っていないかつ周囲もそれを許容している場合、それは医学の対象ではありません。診断名をつける必要もない、ということになります。

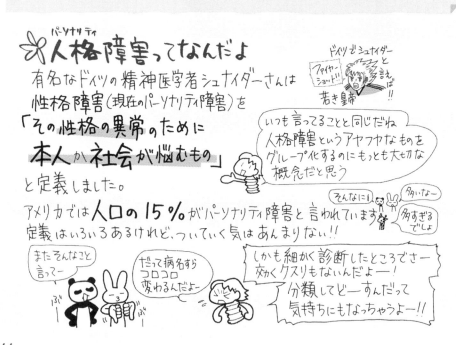

人格障害（パーソナリティ）ってなんだよ

有名なドイツの精神医学者シュナイダーさんは性格障害（現在のパーソナリティ障害）を

「その性格の異常のために本人か社会が悩むもの」

と定義しました。

ドイツでシュナイダーとファイヤーショット!!と言えば若き皇帝!!

いつも言ってることと同じだね 人格障害というアヤフヤなものをグループ化するのにもっとも大切な概念だと思う

アメリカでは人口の15%がパーソナリティ障害と言われています

定義はいろいろあるけれど、ついていく気はあんまりない!!

そんなに！ 多いなー 多すぎるでしょ

またそんなこと言って—

だって病名すらコロコロ変わるんだよ—

しかも細かく診断したところでさー効くクスリもないんだよー！ 分類してどーすんだって気持ちにもなっちゃうよー!!

現場のグチはさておき。いつものように、症状が重い＆患者さんの数が多い病気から順に紹介するよ!! と、ゆーわけで 一番有名なのは ①境界性パーソナリティ障害 ＜通称：ボーダー

次が ②自己愛性パーソナリティ障害 ＜通称：自己愛

ラストに ③反社会性パーソナリティ障害 ＜通称はない。サイコパスと言われる人達によく似てる

まずは ボーダー をマスターすれば他のパーソナリティ障害もなんとなく把握できます。そもそも

「人格障害」という概念じたいが

他の人格障害と診断されていても、病状が悪化すると、すべてが境界性パーソナリティ障害っぽくなる傾向もあります。

ボーダーという病気から 生まれたよーなもんです。

✤「境界」＝ Border . 名前の由来

「境界性」パーソナリティって、いったい何の境界（ボーダー）なんだ？

➡ 精神病 と 神経症 の境界 です。

精神病と神経症の「あいだ」ってこと。

昔は、| 精神病 | vs | 神経症 | はこう定義されていました。

精神病		神経症
了解不能	①	了解可能
病識なし	②	病識あり
入院	③	社会生活（ある程度）可能
自殺する	④	あんま自殺しない

くわしくは p16 に書いたヨー

ところが！境界性パーソナリティ障害のみなさんは、① 言ってることは理にかなっており（了解可能）② 病識もある。でも ③ 社会生活を送りにくく、

とにかく④自殺未遂をくり返しまくる。そしてなぜか！歳をとると良くなる。さしたる治療をしなくても。 これは精神病と決定的に違うところ

精神病である統合失調症や躁うつやうつは放っとくとゴンゴン悪くなる

⟹ 精神病 vs 神経症 の あいだ の存在でした。
よって "境界(ボーダー)" という名前がつけられました。

⟹ 精神病／神経症という分類がなくなった今でも、病名だけが残っています。

✿ ボーダーライン・よくある例

穴のあいた愛情バケツ

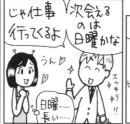

好きー すきー けっこん するー あなた だけー

べたー！

じゃ仕事行ってくるよ

うん♡

次会えるのは日曜かな

日曜……長い……

↑過度の理想化

さみしい 同僚のAさんと仲いいの気になる
（1時間ごとにライン送ろう）

↑見捨てられ不安が強い

見捨てられないために必死でいろいろ努力する

ごめんちょっと遅れた

ひどい！ごはん作ってまってたのに！

仕事なんだよ仕方ないだろ！！そんなんならメシは作らないでいいよ！！

ガーン

← 今までどんなに献身的に支えてもらっていたとしても、たった一言で彼女にとってはすべて台無しの気分になってしまう

ひどい！あなたも私を捨てるんだ！クズ！！ふざけんなよ低学歴！！

てめーにつきあったあたしの時間返せ！！

他人を理想化する
⇕ 間をいったりきたり
過度にこきおろし

もうダメだ見捨てられる

みんな私のそばからいなくなる

2時間おきに気分がコロコロと入れかわる

そして落ち込む↑

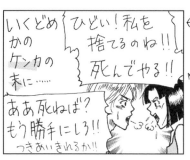

いくどめかの ケンカの末に……

ひどい！私を捨てるのね!! 死んでやる!!

ああ死ねば？ もう勝手にしろ!! つきあいきれるか!!

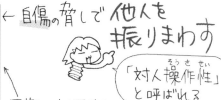

← 自傷の脅しで **他人を振りまわす**

「対人操作性（そうさせい）」と呼ばれる

これがうつ病との違い うつはとても自罰的

困難に対面すると 他人のせいにしがち。 とても他罰的。

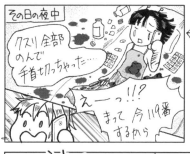

その日の夜中

クスリ全部のんで手切っちゃった……

えーっ!!?

まって今119番するから

自傷行為 自殺企図（きと） をくり返す

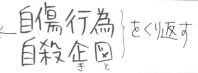

誰か（本人にとってのキーパーソン）に 発見される環境でやる or 予告や報告をする例が多いです。

「自殺」行為というよりは 「自傷」行為なことがポイント。

致死率の低い方法を くり返すことが多い。 よって基本的にまったく あまり死なない

↑ こころらへん うつの 自殺企図とは 色が違う

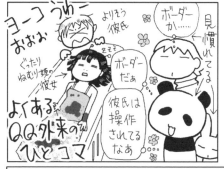

ヨーコ うわー おおお

ぐったり ねむり姫？ 彼女

よりそう 彼氏

ボーダーが……

ボーダーだぁ

彼氏は操作されてるなぁ

見慣れてるよ

よくある ○○外来の ひとコマ

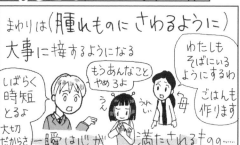

まわりは（腫れものにさわるように） 大事に接するようになる

しばらく 時短とるよ

大切だからさ

もうあんなことやめろよ

うん

わたしもそばにいるようにするわ

ごはんも作ります

一瞬は心が 満たされるものの……

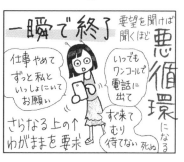

一瞬で終了

要望を聞けば 聞くほど **悪循環**になる

仕事やめて ずっと私と いっしょにいて お願い

いつでも ワンコールで 電話に出て

すぐ来て むり 待てない 死ぬ

さらなる上の↑ わがままを要求

169

✿気分がとにかく不安定

彼の仕事が少し長引いただけで……

キーッ なんですぐに帰ってこないんだよ！まぬけ！低学歴！！
ゴン ビク
てめーのグズ！
てめーのせいで死にたくなったって遺書書いて死んでやるからな!! Twitterにもさらしてやる!!

←理不尽なかんしゃく怒り
←困難に対面すると他人のせいにしがち。とても他罰的

ここがうつ病と違う。うつは自罰的なの

2～3時間で入れかわる
⇔

彼についに嫌われた もうダメだ
見捨てられた
ざくー
生きていても仕方ない
死のう
天国のおばあちゃんのところへ行く

気分の激しいアップダウンは 2～3時間しか続かない。
どんなに長くても 2～3日以上は 続かない。

ここではっきり **躁うつ病と区別** できます。
躁やうつの気分の浮き沈みは **数ヶ月単位** ですから。
（ラピッド・サイクラーと呼ばれる人たちでも1年で4回程度の入れかわり）

✿対人関係も不安定

彼は本当に私の気持ちをわかってくれる理想の男性……
こんなステキな人は他にいないわ……
日本一──いえ宇宙よ──
運命を感じる……

えーちょっと言いすぎでは

⇔
2～3時間

なんだあの馬鹿男 どーしようもねークズだな
私の目の前からいなくなれよ
使えない ごくつぶし ゴミ チビ ボケ カス

えーちょっと言いすぎでは

過度の理想化　　　　過度のこきおろし

これまた 短時間でいったりきたりする。
何で スイッチが入るのかはもう誰にもわからない。
たぶん本人にもわかんない。もちろん
同じことが 医療者に対しても 発動する。

対人評価も両極端
「全か／無か」しかない考え方。
間のグレーがないのだ。

✿ 自分の アイデンティティも不安定

自己像や人生の目標は
とても **あいまい。**
不安定。 無力感が強い。

生きていても
しかたがない

何のために
生きているのか
わかりません

空虚

ふわ

自分が自分じゃ
ないみたい

たまに
↓ **解離** もする

もう一人の私が
空から見てる

すべての出来事が
霞がかかったように見えます

✿ 自分を傷つける

見捨てられ不安が爆発すると、
衝動的にいろんなことをやります

○ リストカット
　アームカット

○ 薬の乱用

処方薬はもちろん、
薬局のクスリも
脱法ドラッグも
覚せい剤もやる

○ 性的奔放 （ほんぽー）

リスクの多い
セックスを
くり返すのも
自傷の一種

会った人と
すぐsex

○ むちゃ食い

摂食障害は
ボーダーとの
合併多い

性風俗で
働くのが
自傷行為な
人もいる

すべて自傷の一環です

✿ 診断基準

パーソナリティ障害はICDとDSMで少しずつ
病名や診断基準が違います。
困ったもんだネ。
パーソナリティ障害に関しては
DSMのがわかりやすいものも多い。
ICDならばここを見ればOKです。

患者さんは圧倒的に **若い女性**
が多いです。10代後半〜20代女子
ばっか。30〜40歳代になるに従って
症状は安定してきます。
患者数も減る。

情緒不安定性パーソナリティ障害
衝動型
Ⓐパーソナリティ障害の全般基準を満たすこと.
Ⓑ次のうち2項目以上があり、そのうちの1項目は②
であること.
❶突然に、結果を考慮することなしに行動してしま
う傾向が顕著である
❷衝動的な行為を止められたり非難されるとともに、
他人に対して威嚇的になったり衝突したりする傾
向が顕著である
❸怒りや暴力が突発しやすく、結果として行動の爆
発を制御できない
❹報酬を即座に受けられないような行為を続けるの
が困難である
❺不安定かつ気まぐれな気分
境界型
Ⓐパーソナリティ障害の全般基準を満たすこと.
Ⓑ次のうち3項目以上があり、さらに次のうちの2項
目以上も存在すること
❶曖昧で混乱した自己像、目標、および内的嗜好
（性的なものを含む））
❷対人関係が著しく不安定な傾向になりやすく、し
ばしば感情的危機に陥る.
❸見捨てられることを避けるための過度の努力
❹自傷の脅しや自傷行為の繰り返し
❺慢性的な空虚感

対人操作性と操作されてしまう人

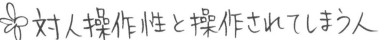

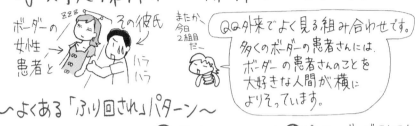

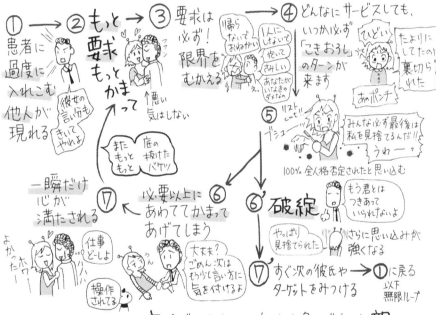

このループに巻きこまれるのは恋人である例がもっとも多いですが、親、兄弟姉妹、教師、上司、親戚のおじさん、親切で時におせっかいな隣人、同性の友人、そして医療従事者(医者やナースやカウンセラー)がふり回され操作されてしまう例も多いです。気をつけましょう。

フロイトはこれを転移(てんい)と呼んでいます

肉体関係や恋愛感情がなくてもふり回される

医者が患者に過度に共感してしまうのは**NG**です。入れあげちゃダメ。
入れあげると治療は100%失敗します。
心理的な距離感を置く訓練を
しておきましょう。

> むこうが引いたら、
> こちらが少し追う。
> むこうが追ってきたら、
> こちらが少し引く。

ちなみに過度に患者さんにムカついてしまう**逆転移**ってのもあります。

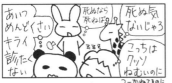

> あいつ
> めんどくさい
> キライ
> 診たく
> ない
>
> 死ぬなら
> 死ぬ気
> 死ぬ気
> ないじゃろ
> こっちは
> クッソ
> ねむいのに
> フーかぬてるのに

> 転移や逆転移は起こるものとわりきること。
> 人間ならどちらもあたりまえの感情です。
> そのうえで、できるだけ一定の態度で接する。
> 過剰に入れあげず、過剰に突き放さない。

✑医者-患者関係もとってもこじれる

○医療者のことも
　　とにかく**理想化**

> 最高の先生♡
> わたしのこと一番
> わかってくれる人♡

いったり
きたり ⟷

とにかく
こきおろす

> ××病院の
> 上野凸太郎は
> 人の気持ちの
> わからない
> サイコパス医師
> 要注意⋯っと

これは「**症状**」のひとつなので、
自分に対する批判も
他のスタッフに対する批判も
まに受けない。

> 嘘をでっち上げて
> 他人を操作
> しようとする
> ことも多々ある。
> 事実関係は必ず
> 確認すること

> 聞いて
> ください
>
> はぁ

> 受付の○○さんに
> めいわくだ
> もう来るなって
> 言われました!!
> ひどい!クビに
> するべきです!!
> ※言って
> ません

○事前に「**対応範囲**」をきちんと決めて、そこから**絶対に**
はみ出さない。（時間外救急の扱い、外来での持ち時間、
薬の処方のしかた、遅刻した時の対応など）

> (例) 6時までに
> 来なかったら
> 診ませんよ

決して「特別に」何かを
対応してあげてはいけない。

> 5分ちこく
> じゃあ今日
> だけは
> 診て
> あげるよ

⇒

> もう二度と
> 定刻には
> 来ません
> ガラ

←6時20分
すみません

> ダメよ
> 診ないよ

➡️**必ず**要求がエスカレートして破綻をむかえます。

長期的に見れば、患者さんを
ますます不安定にさせるだけです。

> これはサイエンスというよりも
> 経験にもとづいた
> マニュアルですなー
> パンダあとで説教だね

> パンダ先生は
> みてくれたの
> にこんど
> ひどい!!
> クソが!!
> ヤバ!

こきおろし。とっても他罰的。遅刻する自分が悪いとは考えない。↑
前回みてくれてありがたった、とも考えない。

・患者さんは絶えずその「範囲」をゆり動かそうとしてくる。でも絶対に動かさない。

（吹き出し: それがこの病気の症状）

→ その「範囲」を患者が受け入れないようなら、深追いはしない。
（また再受診していいと伝えつつ）
いったん終診にしちゃった方がいい。

✿自殺企図（きと）

薬の大量内服とリストカットが断トツで多いです。
つまり死なないことが多い。

臨床医的には、「リストカットをくり返してる」と聞いただけでまっ先に「ボーダーか」と思います。そのくらい特徴的。

（吹き出し: Border だ）
（吹き出し: あ、これは……）
（吹き出し: Border かな…）

（イラスト: びりり／採血時に見える痕）

→ 「うちの病院の限界」と、限界がきたときの「対応」をあらかじめきっちりと設定しておきましょう。

（吹き出し: ここ重要）

（吹き出し: リストカットで来てもうちの病院では縫いませんよ）

（吹き出し: おクスリを大量服用した時は胃洗浄と下剤して1泊入院します）

（吹き出し: うちはこうだから嫌なら他の病院へ行ってね）

（吹き出し: 最初に宣言して必ず守り続ける）

傾向としては致死率の非常に低い方法をくりかえすことが多いです。
実行前に予告があり、すぐに発見されることも多い。
でもたとえ致死率1%の方法でも、たくさんくり返すうちに死んじゃうこともあるわけです。
振り回されてはいけませんが、あなどりすぎてもいけません。

✿くすり

病気の性質的に過量服用の自殺未遂めっちゃしがち＆薬物依存にめっちゃなりやすい＆根本的に効くクスリがないので、最小限の対症療法の薬を出しましょう。

（吹き出し: つーかそれしか出せません）

・衝動に……少量の非定型抗精神病薬（テグレトール®、セロクエル®etc）

✿ 時とともに治ります。

待って そして 我慢。

> こんなん治るの？
> そう思うよねぇ

> なぜか30〜40歳代になると患者数が減るのよ。生活も安定してくる。

> 時間が必要なんだな

✿ 次は 自己愛性 パーソナリティ障害

最初に結論を言うと、うつがなかなか治らない場合は **自己愛性パーソナリティ障害** を一度疑いましょう。**中年〜壮年** の **男性** が（比較的）多いです。

> 境界性は若い女性が多いのと対照的です

若いうちは自分の（若さゆえの）有能さや美しさに酔えるので、病院に来る必要はなかったりします。

自分は万能な天才だ
私の言うとおりにやってれば何もかも上手くいく
どーん

↑ 俺はすごいんだぞ、特別だ！という気持ちが あふれている

私は 特別な人間として 当然 とりはからわれるべきだ
スーパーゴールドカードね
VIPルーム大好き VIPサービスも大好き
今日は東大OBのパーティが音羽でね
ブランド大好き
議員と会食
VIPの名前フカしまくり

特権意識つよい。でもそれだけの理由はあんまりない

↑ 根拠なく偉そう。意味なく周囲にえらそう。

自分より劣ってると（勝手に）判断した相手には すごーくゴーマン。虫けらみたいに扱う

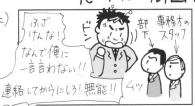

> ふざけんな！
> なんで俺に一言言わない!!
> 連絡してからにしろ！無能!!
> 部下
> 事務方のスタッフ

そーゆー人が自分の言うことに従わないと キレる

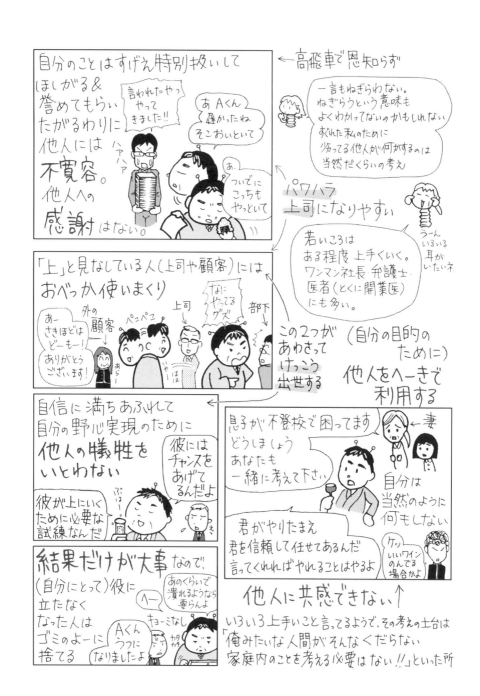

✽ 尊大な自意識

ブランドをすごーく自慢する

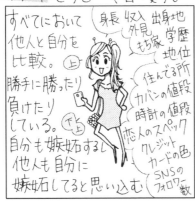

すべてにおいて
他人と自分を
比較。(上)
勝手に勝ったり
負けたり
している。(上)
自分も嫉妬するし
他人も自分に
嫉妬してると思い込む

身長 収入 出身地
外見 学歴
もち家 地位
住んでる所
カバンの値段
時計の値段
恋人のスペック
クレジット
カードの色
SNSの
フォロワー数

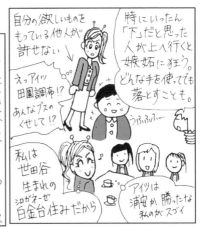

自分の欲しいものを
もっている他人が
許せない

えっアイツ
田園調布!?
あんなブスの
くせして!?

時にいったん
「下」だと思った
人が上へ行くと
嫉妬に狂う。
どんな手を使ってでも
落とすことも。

うふふふー

私は
世田谷
生まれの
シロガネーゼ
白金台住みだから

アイツは
浦安か。勝ったな
私のがスゴイ

✽ ポジティブの面 ↔ ネガティブの面

ありもしない
悪口を
つくって
ばらまく

××さん昔
アダルトビデオ
出てたん
ですって

しりあいが偶然
ネットで見付けて─

あんなに太ってるのにね─

今も部長と
不倫してる
とか

お子さんも
別の男の
種だって
噂よ！

え〜

自分(のプライド)を守るために
他者をおとし入れる戦略をとる
ことがある。
社内トラブルになりがち(上司ならばパワハラ)。

嘘がバレると……

バレても
しらばっ
くれる

そんなこと
言ってません

信じ
られない……

どうしてそんな
すぐバレる
嘘をつく？

↑ターゲットに
された人

いい大人
なのに

都合の悪いことは本当に
忘れてしまえるのかもしれないネ.

実はすごく小心者で
体面を気にするので間に
第三者を入れると吉です

⇒ 若い頃はその尊大さも力になり、上司へのおべっかは上手いため有望な
野心家と評価されたり、外見の美しさでチヤホヤされたとしても、
歳をとるとともにまわりから人がいなくなってゆく。

⇒ そして誰もいなくなった。孤独。

⇒ 自分の栄光や万能感が壊されると……

抑うつ

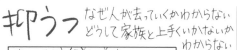

なぜ人が去っていくかわからない
どうして家族と上手くいかないか わからない

私はすごいのに 私を評価しない 世の中の方がおかしい

日本の自己愛は 引きこもるタイプが 多いです。引きこもりで 相談が来た時は 自己愛も考えましょう

引きこもり

怒り

俺が信頼して家庭をまかせたのにふがいない女だ！しかしなぜ子供達は妻につく？俺は悪くないぞ

りこんします

俺はこんなにがんばってるのにアイツらは無能だ

部下をつぶすパワハラ上司

クビにしろ

俺の有能さをわかってない

そりゃ不登校の時なんもしなかったからだろ

自責の念はまるでない

ここがシンプルなうつ病との違い

いうことをきけー！！ ←他人を逆うらみ
うつがなんだ！甘えだ！！アホが！！
家庭内暴力、会社で暴言をはくなど
てめーのせいだ

うつの人は自罰的だからね

⇒ 病院へやってきます。

逆に言うと、ここまでいかないと病院には来ません。

自己認識はこんな感じらしい

思いえがく理想の自分

エネルギーと万能感に満ちあふれて動きまわる

趣味 しごと 旅行

軽いそう(躁)みたいに見えることもあります

真ん中がない！！

無能な自分

無力感 虚無感 抑うつ

ズーンズーン……

軽いうつ病に見えることも

実際の躁うつはラピッドサイクラーでも数週～数ヶ月でいれかわるのに対し、

こちらは1日の中でもコロコロ変わる

フツーにフツーの自分を愛することができない。
常に自分がより大きく、偉大でなけりゃいけないと思っている。強迫されてると言ってもいい。
でも、その「自信のなさ」を周囲には自ら語りません。

⇒ その真ん中、つまり ありのままの
「等身大の自分」を育てるのが最大の目標。

ここ、ボーダーとはちょっと違う。

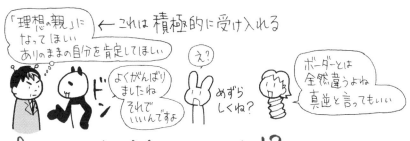

「理想の親」に
なってほしい
ありのままの自分を肯定してほしい

← これは 積極的に受け入れる

え?

よくがんばり
ましたね
それで
いいんですよ

めずら
しくね?

ボーダーとは
全然違うよね
真逆と言ってもいい

え、これ、治るのかよ!?

正直言って治療はとても難しい。ボーダーは歳とともに丸くなっていくけど自愛は歳とともに悪化するパターンが多い。残念ながら。

まず本人が治す気にならないと絶対に治らないし。

そして本人が自分の性格を決してダメだと思えない点がこの病気のつらいところです。

医者のこともすーぐバカにして下に見る

こいつ
〇〇医大か
馬鹿大学だ
オレより
偏差値低い

部下
うろにして殴ったんですか

↑ いったん見下した人は見なおすことはないので、この時点でもうこの医者とは上手くいかない

もちろん言うこと
なんて聞かない

あの医者は
ヤブだね
失礼な
奴だった

医者に
セクハラされたから
あそこには行かない

そもそも
精神科
なんて
学問として
うさんくさい
信用して
ないんだわ

えっ?
セク
ハラ?

↑ すぐ来院しなくなるし、それを人のせいにする。
平気でさらっと嘘つくことも。

またかよ

入院などしようもんなら……

こんな
ばかりのところに
いられるか!!
一緒に
しないでくれ!!

ドガキ

わあ

↑ 言わなくてもいいことを言って敵を増やす

わたし、
ピーッ
なんで
しょうか

さめ
さめ

同室の人

ちがい
ますよ

うつ病の人とはとても一緒にさせられないねー!

本人が性格(パーソナリティ)を治す気になるのがはじめの第一歩。

すべてはそこからです。
すべての神経症の治療は
そこから始まると言えます。

逆に言うと、周りだけが困っていて本人がまるで困ってない。本人は「何が悪いかわからない/私は正しい」と思っている状態だと、治療は難しい。決して治りません。

❀くすり

これまた**対症療法**のみです。

・抑うつに → SSRI（パキシル® ルボックス®）を少々

・妄想やあせりが強かったら → 非定型抗精神病薬（テグレトール®）などを少々

❀次は 反社会性パーソナリティ障害

非社会性パーソナリティ障害
Ⓐパーソナリティ障害の全般基準を満たすこと
Ⓑ次のうち、3項目以上が存在すること
　❶他者の感情への冷淡な無関心
　❷社会的な規範や規則および責務への無視と無責任な態度が著しくかつ持続的である
　❸人間関係を作るのは困難でないのに、持続的な人間関係を維持できない
　❹欲求不満の耐性がきわめて低いこと、および暴力を含めて攻撃性発散の閾値が低いこと
　❺罪悪感を感じる能力がなく、とくに懲罰のような自己に不利な体験から教訓を学びとることができない
　❻他者を非難する傾向が顕著、または社会と衝突するような行動をもっともらしく合理化する傾向が顕著なこと

いわゆる「サイコパス」という言葉に一番近い状態かな、と思います。
「サイコパス」は医者の診断名ではありません。そんな病名はない。
医学用語ではなく文学用語ですよね。良心の呵責や他人への共感がないタイプのパーソナリティ障害の一部を「サイコパス」と呼んでいるのだと推測します。

大きいのから小さいのまで**犯罪**をくり返す。
最初から**他人を信じてない**ので、人を平気で**だます**

ルール守るの
カッコわるい
ルールやぶる
俺·カッコいい
法律もしかり。

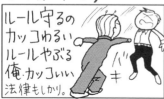

もちろんタイホされる
ヨケツ
そりゃ
そうだ
でも直らないし反省もしないよ！

↓他人からの搾取が基本

彼女も搾取の対象
借金かぶらせる
風俗で働かせて自分はパチンコ
平気で浮気

むしろかっこうのカモ
ドカ
気にくわないと衝動的にDV

良心の呵責とか
他人への共感とかなし。
「だまされる方が悪い」という理論。

ぬすまれる方が悪い
見える所に財布を置いておく方が悪い

あの女は殴られて当然だ
俺をバカにしたからな

彼らは元々他人を信じておらず、いつか必ず裏切られるという確信がある。ゆえに、自分が裏切ることにも躊躇がない。

医者もあおってくるよ！
挑発しまくり！→

スリルが快感なんだな

医者が挑発に乗ったら終わり。逆ギレや過剰反応したらそこでおしまい。

いーから薬出せよオバヤンよーああん？

オロオロしたりたじろいだりゴきをすると、医者をなめてかかってくる。つけいるスキを与えない。相手のふところの深さをためしているのさ

さっさとしろや

←必ず規則は守らせる。大目に見ない。かつ信じ続けて見守る。

＊『ICD-10 精神および行動の障害 DCR 研究用診断基準 新訂版（p135）』より作成

衝動的で向こうみず"ガガッとやっちゃう。

プライドが少しでも傷つくと、気付いたら手を出しちゃってる

なめんなよ　くそビッチが

パッとやっちゃう。気付いたら殴ってる。

衝動がおさえられず、小さいころから怒られてばっかり!!

ADHDの衝動性っぽさもあります 気付くと手が出てる状態

※反社会性パーソナリティ障害の診断は18歳以上でつけましょう。

18歳未満だと反抗挑戦性障害とか行為障害と呼ばれます。

いわゆる中学・高校生の不良少年ね

※ADHDや自閉症スペクトラムがそのまま大人になったパターンもあります。

（自閉症スペクトラムだと自他の区別がつかない特性、認知のゆがみ。ADHDの衝動性ゆえ）

発達障害 → 反抗挑戦性障害 → 反社会性パーソナリティ障害. という悪循環ルートね。

❀これまた治るのかよ!?

障害というほどではない

病的なパーソナリティ障害まで行かなくても、「反社会性パーソナリティ.」の人はいっぱいいます。うまいこと仕事や役割を見付けて、社会に適応していれば、それでいい。十分。万々歳なのです。現在の医学で性格を変えることができない以上、「○○パーソナリティ障害」の治療の最終目標は、「○○パーソナリティ」といえる状態で、自分にぴったりの社会的役割を見付けることにあります。

社会には色んなタイプの人が必要です。同じタイプの人間ばかりの組織は滅びます。多様性が必要。

「あ、そーゆータイプの人ね」と言われるレベルを目指そう

「多様」の1つになれているのなら、そのパーソナリティは「病気」ではありません。

というわけでここからは各パーソナリティにおすすめの仕事を紹介しておきます

『パーソナリティ障害 いかに接し、どう克服するか』を参考

※反社会性パーソナリティにおススメの仕事
親分肌を発揮できるスリルまんてんな組織にくみこまれると良いです。

（合法範囲内なら）軍隊、傭兵、パイロット、格闘家、ボクサー、レースドライバー、冒険家、危険な土木業、とび職、エクストリームスポーツ、ハンター などなど

（違法な世界ならば）たぶん昔はギャング集団とかマフィアとか浪人衆とかやくざのリーダーがこのタイプの人たちのたずなをにぎり、秩序を維持していたのだと思います。

というわけで、ある程度歳をとって（誰かに受容された、誰かの死、子供の誕生などをきっかけに）うまいこと社会に適応できると落ちつきます。

大切なのは**ここまで**です。
ここからはめったにないやつ。

よってゴチャゴチャかいてあるけど p189 まで読みとばし可

〜その他のパーソナリティ障害〜

※DSM-5の分類です

クラスターA ┤ 妄想性 / シゾイド / 失調型 ├ 自分の世界に没頭している
奇人変人とよばれるタイプ

ちなみに
どれも
困ってなきゃ
病気じゃ
ないですよー
ねじ
こま!
見てなー

クラスターB ┤ 反社会性（説明ずみ）/ 境界性 / 自己愛性（説明ずみ）/ 演技性（説明ずみ）├
まわりの人にとことん
迷惑をかける。
他人にきびしい
他人に**攻撃的**なタイプ

クラスターC ┤ 回避性 / 依存性 / 強迫性 ├
自分にきびしい
自分に**攻撃的**なタイプ
まわりへの迷惑度は少ない。

3つに分けて 考えるとよいです。クラスターBが特に有名
（他人に攻撃するため）。 よって**クラスターB**からやりまーす

❀演技性パーソナリティ障害
八方美人な
エンターティナー

必要以上に自分を
魅力的に見せ|会社やっててね
え、社長|ようと、する
そのためなら
嘘も
平気で言う。
一見すごそう
だけどよく
聞くと中身がない。とても浅薄

月収？200万
くらいかな？
モデルも
やってるよ
家は
六本木
ヒルズ
だけど

今夜は芸能人の
○○さんと××さんと
クラブで
パーティーさ
かわいい
キミたちも
来る？

自分が
いつも中心で
注目の的じゃないと
気がすまない

なにこの人……
信用ならん
ホントかいな？
品がないなあ
なんでこの人はこんなに
うわついてるんだろう

ステキ！
抱いて！
ブリーの人は引くけど。
中にはこう
なっちゃう
人もいる

よく言えば**エンターティナー**、悪く言えば**ホラふき**。
常に他人に「魅力的だ」と思われてないと心が死んじゃう。

その場で目の前にいる人をほんの一瞬喜ばせるためなら**何だってする。**誰でも多少は話を盛るけど、その「度が過ぎる」。

他人をだまして何かを得よう！というよりは、まわりの人をその場で一瞬おどろかせる、よろこばせるためだけにやってるっぽいのよ 反社会性パーソナリティにあるような「明確な悪意」は感じないとゆーか……

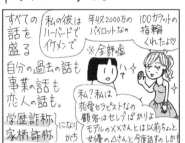

すべての話を盛る
私の彼はハーバードでイケメン
年収2000万のパイロットなの
100カラットの指輪くれたよ♡
※全部嘘

自分の過去の話も事業の話も恋人の話も。
私？私は恋愛セラピストなの 顧客はセレブばかりよ モデルの××くんとは以前ちょっと 女優の△さんと今度話すのしか

学歴詐称 家柄詐称（になりがち）

サギ師なのかな？
うーん…

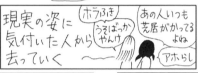

現実の姿に気付いた人から去っていく

ホラふき
うそばっかやんけ
あの人いつも芝居がかってるよね
アホらし

理想のじぶん ⟷ ホントのじぶん
ホホホホ
何もない

この間をうめるために演技をする。
幻の自分を演じている。
自分を魅力的な「他の人」みたいに変えようとするから、すごく演技が上手になる。

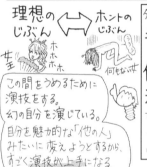

外見も**華やか。作りものの演劇的。**女なら性的な小悪魔 男ならホストのよう。とても誘惑的。

さわってみます？

とこ**ろが**

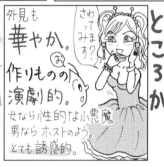

相手を落として一夜をともにすればもう目的は達成!!

ワンナイトラバーとしては最高ですが結婚には不向きですな

次の異性を魅了しにいく

これがネガティブにまわると、嘘に嘘を重ねて自分を作っていくことになり周囲とのトラブルをひきおこす

被害者を演じることも
※まっ赤な嘘。合意の上の不倫がバレただけ

××上司にレイプされておどされているの さめざめ

嘘を言ってるうちに自分でもそれを真実と思い込む。
特に異性へのアピール力が強い、つまりコロッとだまされる異性多い

なに 夫

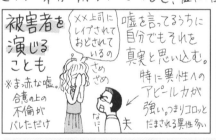

真実がバレたあとも……
今は夫に愛されてますから幸せです しれっ

××さん前科ついて職を失ってるんだよ!?

信じられない……
だまされないようにネー
どの口でそんなこと言うのか
ほぼー

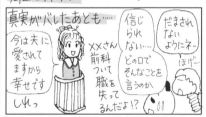

※一応、子供のころ「異性の親」に性的な事件が起こると、演技性パーソナリティになりやすいと言われている。[例]母親が離婚・再婚した男子、父親が他の女と不倫でもめた女子

※演技性パーソナリティにおススメの仕事：女優、俳優、芸能人、芸術家、TVに出るタイプの政治家や学者に向いてる。

✿回避性パーソナリティ障害

石橋をたたいてたたいて渡らない。渡るのをやめちゃうく

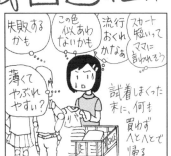

失敗するかも

この色似あわないかも

流行おくれかなぁ

スカート短いってママに言われそう

薄くてやぶれやすい？

試着しまくった末に、何も買わずへとへとで帰る

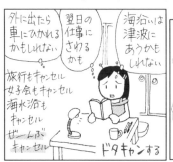

外に出たら車にひかれるかもしれない

翌日の仕事にさわるかも

海治いは津波にあうかもしれない

旅行もキャンセル
女子会もキャンセル
海水浴もキャンセル
ぜーんぶキャンセル

ドタキャンする

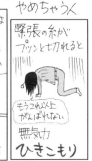

緊張の糸がプッンと切れると

もうこれ以上がんばれない

無気力
ひきこもり

恋人ができても結婚が決まっても

次の日曜うちの家族に紹介するよ
式はどこであげる？
神式？ウェディング？

本当にこの人でいいんだろうか
IT企業SEとの会社つぶれるんじゃないかな
おしゅうとめさんと上手くやれるかな
同居？介護？

君の好きにしていいんだよ

はぁ

不安

これ困る

悪いイメージばかりにとらわれて↑全部やる前にやめちゃう

上手くいかなかったら……
私の裸が変だったら……
そもそも入らなかったらどうしよう

性病怖い
セックスできない!!

本当にこの人の子を産むのか産んでいいのか
妊娠して流産して死んだらどうしよう
妊娠しなかったらそれはそれでどうしよう

そしてセックスレス……

出てきます

寝室からバタン

失敗する可能性ばかり考えてしまって
おじけづく&逃げだすパターンをくり返す。

※回避性パーソナリティにおススメの仕事：
子供・動物・自然とかかわる仕事が向いてる。
人間どうしの交渉が必要な仕事は不向き。

✿依存性パーソナリティ障害

すべて流されノーと言えない人。

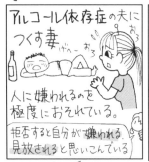

アルコール依存症の夫につくす妻

げーっ おろろ

人に嫌われるのを極度におそれている。

拒否すると自分が嫌われる
見放されると思いこんでいる

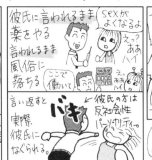

彼氏に言われるまま薬をやる
言われるまま風い俗に落ちる

sexがよくなるよ
えっ？
あっハイ

ここで動いて
え？あぁハイ

言い返すと実際彼氏になぐられる。

バキ

彼氏の方は反社会性パーソナリティ

サイテーの男じゃん!!
今すぐ別れなさい!!

周囲の（正しい）アドバイス

でもでも…

でもはっきり「別れる」と言えない

やっぱり逆らっちゃいけないんだ

思想が裏うちされてしまう

反社会/自愛性パーソナリティの人にターゲットにされ、いいように利用される傾向が

あります。それでも人に頼って、しがみつく。

おそらく、自信満々ではっきりものを言う人が魅力的に見えちゃうんだろーなー…

あこがれの先輩に言われるまま犯罪

やっちまおうぜ
了解っス
いいのかコレ……まいっか

結婚も 親に言われるまま…

本当はいやなのに言えない
↑のちのち爆発する

親、次は恋人、次は配偶者、その次は子供に完全に依存

どうしたらいい？次はどうしたらいいの？
お母さん重いよ
ババアうぜー
それでいいのか
自分で考えなきゃダメだよ〜

言われるまま宗教に入り毎週活動。

今日は休みたいと言えない
献金も一生懸命
断われない

時に自己犠牲的だったり、時に赤子のようだったり

この2つはたぶん表裏一体

※依存性パーソナリティにおススメの仕事：
大きい団体の職員や権威ある資格職（ナース、保育士）など

❀失調型パーソナリティ障害（スキゾタイパル）マイペースで直観的な異星人

観念の中で生きている
ずっとブツブツ独り言を言ってることも

まず雲の中に雪の家をつくろう…♪
雪だるまをあそこにつくってトロッコつなげて全自動エレベタも作ろう

レッドストーン足りないな暗黒界にグロウストーンもとりにいかなくちゃあそこのネコにエサやって
サイコーだな！
わたしもこう
たまに声が出ちゃう

常に頭の中で会話。内なる声と対話している

現実世界で↑目の前の穴に落ちる

はじめまして〜
ビビッ
僕はこのひとと結婚する
ホントにする

この世に偶然などない！僕たちがここで会ったのもすべて必然だよ！ユングも共時性と言ってるし
↑行きすぎるとあやしい人になる

「何かが一緒に起こることにはすべて意味がある」と考える。
関係念慮という

前世で君と僕は出会ってた
ピコッ！
直観的。危ない人だと思われがち

今、天から声がふって来ました
天国のお母さんは貴女に今の恋人とともに生きなさいと言っています
チャネリングかな？
占い師？イタコ？
いれああありがとうございまする〜

予知夢やデジャヴをよく感じる↑**幻聴**がきこえることも
※でも決してシゾではない。一過性

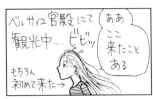

ベルサイユ宮殿にて 観光中…ビビッ もちろん初めて来た→

（ああ ここ 来たこと ある）

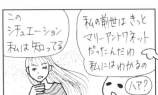

この シチュエーション 私は知ってる

（私の前世は きっと マリーアントワネット だったんだわ 私にはわかるの）

ハア？

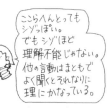

ここらへんとっても シゾっぽい。 でも シゾほど 理解不能じゃない。 他の言動はまともで よく聞くとそれなりに 理にかなっている。

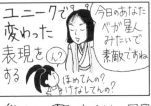

ユニークで 変わった 表現を する（ん？）

（今日のあなた ベガ星人 みたいで 素敵ですね）

ほめてるの？ けなしてんの？

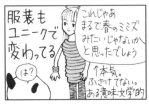

服装も ユニークで 変わってる（は？）

（これじゃあ まるで春のミミズ みたいじゃないか と思ったでしょう）

↑本気。 ふざけてない。 ある意味文学的

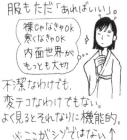

服もただ「あればいい」。

裸じゃなきゃOK 寒くなきゃOK 内面世界が もっとも大切

不潔なわけでも、 変テコなわけでもない。 よく見るとそれなりに機能的。

※ここがシゾではない↑

他人に興味なし。周囲にはあわせない。
これがネガティブにまわると……

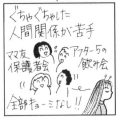

ぐちゃぐちゃした 人間関係が苦手

ママ友 保護者会 アフター5の 飲み会

全部キョーミなし!!

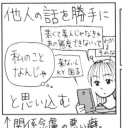

他人の話を勝手に

（若くて美人じゃなきゃ あの態度できないって）

私のこと なんじゃ （来ない KY困る）

と思い込む

↑関係念慮の悪い癖。 被害妄想っぽくなる

ゆえに 帰宅すると へとへと （…）

（世の中は 怖い ところだ）

幸福に 引きこもる

LINEのログ ぜーんぶ 消した ｶｯｶｯ ｶｯ

Facebookも Twitterも 全消し するわ

ある日突然 人間関係 ぜんぶリセット

※失調型パーソナリティにおススメの仕事：芸術家・マンガ家・独立自営業(SOHO)・
宗教家・占い師・霊媒師・哲学者・文学者・精神科医にむいてる

シゾイド（統合失調性）孤独な生活を愛する人

※この病名はまぎらわしいので今はあまり使わない。昔は、統合失調症に近い性格と考えられていた。
今はどっちかというと自閉症スペクトラムに近いと思われている。アスペルガーの子供の成長後だったり。

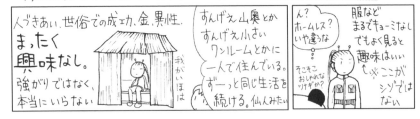

人づきあい、世俗での成功、金、異性、 まったく 興味なし。 強がりではなく、 本当にいらない

我がいほは

すんげえ山奥とか すんげえ小さい ワンルームとかに 一人で住んでいる。 ずーっと同じ生活を 続ける。仙人みたい

ん？ ホームレス？ いや違うな （そこそこ おしゃれな ツレがいる？）

服など まるでキョーミなし でもよく見ると 趣味はいい ↖ここが シゾでは ない

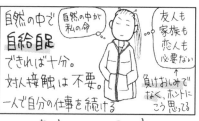

自然の中で
自給自足
できれば十分。
対人接触は不要。
一人で自分の仕事を続ける

自然の中が私の命

友人も家族も恋人も必要ない
↑負けおしみでなく、ホントにこう思ってる

恋人ができても自分の世界やプライベート空間に入ってきてほしくない。違和感

えーそこをさらけ出すのが恋人ってもんでしょー

↑他人との親密な関係はいらない。

よく言えば**清廉**。悪く言えば**浮世離れ**してて情がうすい。関係は深まらないし、深めたくない。

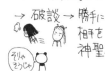

→破談→勝手に相手を神聖化

そりゃそうじゃ

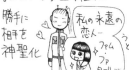

私の永遠の恋人…ファムファタール

うっとり

え?こんにゃくはきたくせに!?何言ってんの!?

ごもっとも

「女神」「いたいけな処女」「淡い初恋」などの理想化した抽象概念の方が自分にしっくり来る模様

※ シゾイドパーソナリティにおススメの仕事：自然科学者・考古学者・農業・林業・漁業
自然の中のフィールドワーク・修業僧に向いてる ｜本当にホームレスになっちゃう人もいるヨ！

※ 強迫性パーソナリティ障害

義務を果たすために努力し続ける人

※ **p118** でやった強迫性障害とはまったく関係ありません

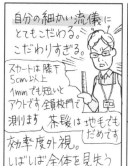

自分の細かい流儀にとてもこだわる。こだわりすぎる。

スカートは膝下5cm以上 1mmでも短いとアウトです 全校門で測ります 茶髪は地毛でもだめです

効率度外視。しばしば全体を見失う

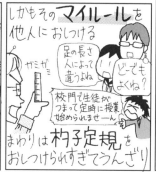

しかもその**マイルール**を他人におしつける

足の長さ人によって違うよね

どこでもよくね？

校門で生徒がつまって定時に授業始められませーん

まわりは**杓子定規**をおしつけられすぎてうんざり

一分一秒休まぬスケジュールを決めて、それを守る。死ぬまで守る。**頑固**

→失敗してウツになる
→過労死する
→同じことを他人に求める 大迷惑
→部下が病む
→部下が過労死

慣例絶対視。
ゆーずーきかない
ちょっとした不正やルールやぶりも許せない。
いわゆる正義厨 →

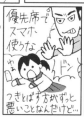

優先席でスマホ使うな

ドン

つきばなす方がずっと悪いことなんだけど…

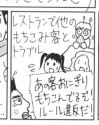

レストランで他のもちこみ客とトラブル

あの客おにぎりもちこんでるぞ！ルール違反だ！

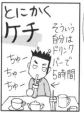

とにかく**ケチ**

ちゅーちゅーちゅー

そういう自分はドリンクバーで5時間

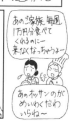

あの家族、毎週1万円分食べてくれるのに来なくなっちゃうよー

あのオッサンがめいわくだわいらね〜

※強迫性パーソナリティにおススメの仕事!
正確さがいる、かつ変化のない仕事がオススメ。
公務員、倉庫番、教師、図書館職員など

自閉症スペクトラムの特性である
「強いこだわり」「認知のゆがみ」
ともかぶるため、彼らの成長後の
姿という説もあります。

✽妄想性パーソナリティ障害

ずっと他人を疑う人

この妄想は「被害妄想」が中心です。
幻覚はないし、考えも飛ばない。
ここがシゾとは違う。

他人を信用していない
たえず疑っている。
(?)とくに根拠ない
こいつ浮気してるんじゃないか

友人や恋人の信頼を
不当に疑う。何気ない
言葉に勝手に陰謀を
見出す。
今日下北沢行って—
下北?なぜわざわざ?デート?

ささいなことで突然、他人を敵
とみなして攻撃しだす
女友達の買物につきあっただけよ
いちいち疑わないでちょっとおかしいんじゃない
オレをバカにするな

嫉妬深い夫/妻
携帯のロックも平気でやぶるし
盗聴器も使う
とじこめちゃう
外出禁止する
そのままDVになる奴

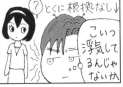

少しでもプライドを
傷つけられたと感じると
激しく逆うらみ
あいつは味方
あいつは敵になった
てってーてきに潰す

しょっちゅう訴訟してる
訴えるの大好き!
すぐ訴えるし
生き生きしてるよ!
上司訴える
会社訴える
医者訴える
子供の学校訴える
訴状
内容証明
多くの人は裁判で
心を病むのに
変な人……

女が逃げると ストーカー化

ターゲットにされたタタくの
自覚のない人は驚く
え?オレ?
え?うそですか?
普通の対応したよ?
ささいな言葉も侮辱ととらえるから

本人の頭の中は
「自分はぜったいに
正しい」。
対立が自分の
せいだ、自分にも
非があるとは
少しも思わない

他人を信用していないので、
自分の個人情報は
徹底して隠す。語らない。
自分のことは秘密主義。

ターゲットになったら、もう個人では
どうにもできません。
一生恨み続けられます。
常人にはとても
たちうちできません。
警察、国、行政、
弁護士にたよりましょう。

親密に
なりすぎない
のが吉。
感情移入
しすぎない。

パートナーを疑う反面、
自分の履歴やクッキーは
完璧に消す

これまた
コインの
表と裏

これが行きすぎると

経歴詐称する

独裁者にありがち。

BEFORE AFTER

スターリンもヒトラーも
過去を知る人達を
粛清しまくったよね。
写真も修正しまくり。

側近 → 粛清後

ある意味、策略・謀略にはたけている。
慎重で失言が少なく、組織の
パワーダイナミクスや人間どうしの
マウンティングに敏感なので……

※妄想性パーソナリティにおススメの仕事：
政治家・法律家・弁護士・役人・
経営者・人事管理職にむいてる

どれもこれも 人格的成長が目標

なにそれ　ホントに科学か　いやごもっとも

性格を治すというよりは、
本人も周囲も困らないように、うまいこと **適応する** のが目標です。
社会での居場所をみつけることで、多少性格にとんがったところが
あっても、なんとか周囲と上手くやっていき、本人も周囲も幸せになる
ことができます。気の長い話ですが。医者にできることは限られています。
21世紀の令和の世に生きる医者にできることって、

診断すること だけなのかもしれません。

みんな本当にすまない。我々は無力だ。

本人とまわりの人
しだいだよね……

医学はまだまだ発展途上です。
お見合い紹介おばさまに勝てない。
負けます。

職業のアドバイスはできても
就職のあっせんは
できないし……

～パーソナリティ障害・治療の よくある きっかけ～

◎ 他人のせいにするのをやめる　◎ 自分で自分をひきうける。

◎「こんなことしてる場合じゃない」と自覚する

◎ 自分に合った仕事を得る。それによって社会的評価を得る。

◎ 落ちついて長期間、細く長く一緒にいてくれるパートナーをさがす
（配偶者、子供、マネージャー、理解者etc）

そしてこれはどれもとてもむずかしい

✿治らない精神病の裏側に。

パーソナリティ障害の人は 社会にうまく なじめず ストレスが高いので

二次障害 として うつ病 や 他の精神疾患 がおこりやすい。

→ クスリで良くなるはず。

ハイこれ

あれ？まだやる？

→ 薬やってるけど全然良くならないよー!!
妙に長引いてるよー!!なんでだよー!!

あーこりゃ
なかなか
治らんわー

→ 実は元から パーソナリティ障害があった……
というパターンはとても 多いです。

しばらくかかりますねー と
なる。

あまりに **治りの悪いうつ/そううつ/他の精神疾患** は

パーソナリティ障害を 疑いましょう。 これらは、よく効く薬がある。

病気になる「前」の性格を 本人や家族から

これを
「病前性格」
といいます

聞きとることが大事。実は、「もともとこういう
性格だった」とわかることがあります。

こっちを治さないと
根本的には
治らない。

例 うつが治ったはずなのに → 実は元から
まだ家にひきこもってる 回避性パーソナリティ障害だった！

そしてこれはとても
治りづらい。

統合失調症の薬が → 実は元から
効いてるはずなのに 反社会性パーソナリティ障害
家族への暴力が だった!!
おさまらない

パーソナリティ障害には
効く薬がないから……。

✿なんでこーなるの？

まだよくわかっていません。
今のところこう言われています。

パーソナリティ障害は 遺伝的要素 の2つ、つまり
環境的要素

生まれだけ。でも
育ちだけ。でもない。
どんな劣悪な環境
でも、なる人とならない
人がいる。途中から
治すこともできる。

生まれと育ちの両方によって作られる、と言われています。

190

時に **幼少期の親との関係**（親の不在、死別、離婚、不仲/DV/ネグレクト/過保護/過干渉etc）によって、普通と違った認識パターンが作られてしまったと考えられています。

例1 いきすぎた結果主義

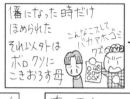
1番になった時だけほめられた
それ以外は
ボロクソにこきおろす母

1番になりさえすればそれでいいのだ

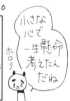
小さな心で一生懸命考えたんだね

テストの結果だけ/学歴だけ/外見だけ/4人入だけで自分も他人も評価
あいつはボクより下だ

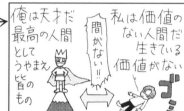
俺は天才だ最高の人間としてうやまえ ヒトは皆オレのもの
間がない！！
私は価値のない人間だ生きている価値がない
ゴミ

→ 自己愛性パーソナリティー障害へ……

相反する2つの自分がささいなことでゆれうごくの

例2 過保護で支配的な親

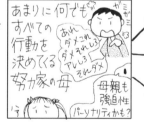
あまりに何でもすべての行動を決めてくる努力家の母
あれダメこれダメ それしろ アレしろ それダメ
母親も強迫性パーソナリティかも？

→ 親に頼りすぎ：**依存性パーソナリティ障害**

そのまま自分に裏打ち。
忠実すぎ：**強迫性パーソナリティ障害**

プライドを潰され動けなくなる。無気力に
従いすぎ：**回避性パーソナリティ障害**

✿ じゃあ何のために診断するのよ？

本人のためはもちろん、**周りのため**も大きいです。周りの人は、患者にふり回されてひどく苦労をしています。とくに p182 における **クラスターB** つまり他人に攻撃的な人たちの ターゲット にされたせいで、うつを引き起こしてしまう人も多いです。

学校や職場での **メンタルヘルス** が 重要視され、今まで

「自殺する部下の方が悪い」と言われて、取りざたされてこなかった

パワハラ・モラハラ上司の人格 の方がようやく

問題視されるようになってきました。たとえ パワハラ上司本人の性格

は変わらないとしても、診断がつけば、周囲の人は

病名にあわせた対処法を学ぶことができます。これは

周囲の人のメンタルを 健康に 保つために非常に 重要です。

そして それは ひいては 患者さん本人のためにもなります。

おしまい。

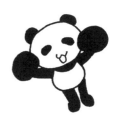

子どもの精神の世界

Part. 7

子どもの行動がおかしい、言動もおかしい。歳相応じゃない。成長が遅い。あまりに赤ちゃんっぽすぎるように思う。こちらの言っていることがまるで聞こえてないみたいに通じない。こちらの気持ちにまったく興味がないようだ。さてそれはいつからだろう？と考えると、どうやら生まれつきである。今回はそんな子どもたちのためのお話をします。

「発達が遅いって何だよ。人の成長はそれぞれだろう」「子どもなんてみんなこんなもの」「かわいい我が子の成長を、他の誰と比べるっていうのさ」すべてその通りです。親であれば誰もがそう思います。それでも、確かにこの子は同い年の他の子に比べてできないことが多い。何かがおかしい。変わっている。育てにくい。こちらまでおかしくなりそうだ。親御さんがそう感じたとき、児童精神科の扉は開かれます。

例えば5歳になってもオムツが取れない。ブランコの順番を代われない。「ブランコやめ、おうちに帰る」と言えば手がつけられないほど泣きわめく。何回「ダメ」と言っても、ゲームに負けたら友達を衝動的に殴ってしまう。何度注意しても治らない。一瞬で家から脱走して、道路に飛び出し大怪我をする。

こんなことが続けば、どんなに注意しても子どもの安全が保てません。周囲の大人は疲れ果ててしまいます。両親も学校や幼稚園や保育園の先生も、へとへとです。集団生活がままなりません。家の中は大荒れで、母親はふさぎこんできました。どうしよう。そんなとき、医療が必要になるのです。「本人または周囲が困っているならば精神科を受診」という大前提は、子どもにおいても変わりません。

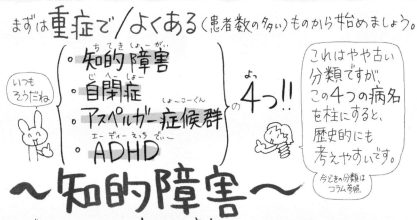

まずは**重症で**／**よくある**（患者数の多い）ものから始めましょう。

- 知的障害（ちてきしょうがい）
- 自閉症（じへいしょう）
- アスペルガー症候群（しょーこーぐん）
- ADHD（エーディーえっちでぃー）

の**4つ!!**

いつもそうだね

これはやや古い分類ですが、この4つの病名を柱にすると、歴史的にも考えやすいです。

今どきの分類はコラム参照

〜知的障害〜

まずは、シンプルな**知的障害**です。IQテスト（知能指数）の数字のみでシンプルに分けます。その年齢の人の平均能力をIQ＝100として、**IQ70未満**が**知的障害**です。

同じもののことです

※医学的には「精神遅滞」
行政的には「知的障害」
といいます。

※IQ
50〜69	軽度
35〜49	中等度
20〜34	重度
20未満	最重度

IQが低くなった **原因は問いません。** いろいろあるけど何でもいいよ。

{ **先天性のもの** ……染色体異常(ダウン症など)、遺伝子異常、胎内での感染 など
{ **後天性のもの** ……出産時の低酸素脳症、頭部外傷、脳出血、脳梗塞、脳炎、
　　　　　　　　脳の感染症(インフルエンザ脳症・髄膜炎など)、盲や難聴によるもの、
　　　　　　　　ネグレクト・虐待による知的な遅れもある。

各種手帳の発行、いろんな手当、学校の選び方など、多くはこのIQ分類で決まります。

✿ いろんなIQテスト

> IQの歴史は古く
> 1905年からあります。
> ていうか昔はこれしか
> なかったんだよ。

● 知能指数 **IQ** { 田中ビネー } その年齢の人の **平均能力を 100** とします。
　　　　　　　　{ WISC など }

　小さい頃は
　年齢を補正した発達指数 **DQ** ってのを使います。{ 新K式 } { 遠城寺式 }

● 様々な要素 に分かれてる。

● 凸凹がある場合は
　平均値 で考えます。

> 凸凹があるかどうかは重要なcheck項目です。
> 何に困っているかわかるからねー。
> 一般にシンプルな知的障害「だけ」の子は、
> 知能検査の複数の項目すべてが **平均して低い**
> 傾向があります。それに対して、自閉傾向のある子は
> **IQに凸凹がある** ことが多いです。

● いろいろありますが基本は
$$IQ = \frac{精神年齢}{暦の上での年齢}$$ と考えればOKです。

> 例 7歳の小学1年生。
> IQ 80 なら 7×0.8 = 5.6歳相当 (年中)
> IQ 120 なら 7×1.2 = 8.4歳相当 (小3)
> と考えよう

● 子供の成長にともないよくなったり悪くなったりするので、
　2〜5年に1回程度 check しなおします。

　あんまり頻繁にテストすると、受験対策と一緒で「暗記」「慣れ」が入ってしまい、
　無駄にIQが高く出てしまいます。本当の子供の状態とかけはなれた数字が出て
　しまう。これは子供にとって不幸です。やりすぎ注意。気をつけよう!

～自閉症（カナー型）～

- 1943年 アメリカの医師・カナー先生によって発見されました。
- 発生率 0.1%（赤ちゃん1000人に1人、男:女=4:1）
- 原因は わかっていない。
- 遺伝的要因はある。（両親や親族に
  自閉症がいると発生率が高くなるので）
  それ以外はまったく原因がわからない。

> いわゆる **古典的自閉症。**
> 発見者の名前を取って
> **カナー型自閉症** とも言います

> 自閉症の原因として世に流れている
> 俗説は基本的に全部ガセです！
> 遺伝以外は何にも
> わかっちゃいないよ！

✳こんな感じでみっかる

①出生～0歳時 特にトラブルはなかった

> 2～3歳で引っかかった後に
> 詳細を聞くとみんな
> こんな感じ。0歳の段階
> ではまだわかりません。

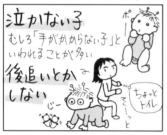

泣かない子
むしろ「手がかからない子」と
いわれることが多い

後追いとか
しない

ちょっと
トイレ

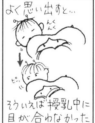

よく思い出すと…

そういえば授乳中に
目が合わなかった

名前で
ふりむか
ない

耳が
聞こえてないか
のように見える

○○
ちゃーん

②1～2歳ごろ

しゃべらない
ことで気が付く

はじめての言葉は
何だろう

早く「ママ」って
言ってほしいなぁ
ちょっと
遅くない？
まちくた
びれたよ

喃語すらあまり出ないこともある
↑1歳6ヶ月健診で
ひっかかります。

※ふつう（定型発育）だともう7ヶ月くらいで
ふにゃふにゃとした言葉を使った意志表示をしだす。
（赤ちゃんの バブバブってやつ。喃語っていう）

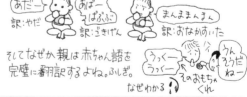

あだー
訳:やだ

あばー
ぇぱぁぶぷ
訳:ごきげん

まんままんまん
訳:おなかすいた

そしてなぜか親は赤ちゃん語を
完璧に翻訳するよね。ふしぎ。

うっくー
うっぷー

なぜわかる❗

うん
そうだ
ねー

そのおもちゃ
くれ

※発語（意味のあるひとこと）は1歳ごろ。
　三語（意味のある単語3つ）は1歳4ヶ月ごろ。
　ママ、パパ、ハイ、ぱい（おっぱい）、わんわん、まんま、ブーブー（車）
　バイバイ。など何でもいいから3種類以上を使い分けられる。

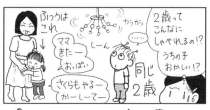

※ 二語文は 2歳ごろ。
「ブーブー きた」「ママ いない」「ワンワン いる」など、
つながって意味のある2つのことばをつなぐ

← 親御さんも この頃には
「おや？」と思い出す

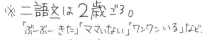

まずは ICD の前半を見てみましょう

Ⓐ3歳以前に、次に挙げる領域のうち1項目以上の発達異常または発達障害が存在すること。
❶社会生活で意思の疎通に用いる受容性言語または表出性言語
❷選択的な社会的愛着の発達、または相互的な社会関係行動の発達
❸機能的遊戯または象徴的遊戯

🌼 こどもの特徴

(1) コミュニケーションの ための言葉が 出てこない ←
表出性言語 がだめ
おわかってなさそう ← 受容性言語 がだめ

※ オウム返しは出る

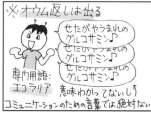

せたがやうまれの グルコサミン♪
せたがやうまれの グルコサミン♪
せたがやうまれの グルコサミン♪

専門用語：エコラリア 意味わかってないし、
コミュニケーションのための言葉では絶対ない

(2) 他人とかかわらない
社会性がない。
周囲に関心がまるでなさそう
親にさえ関心がなさそう。

え、私のこと？

(3) ふしぎな遊び
ずーっと一人でわけわかんない遊びをくり返している。

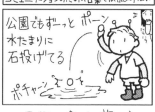

公園でもずっと ポーン
水たまりに 石投げてる
ポチャン

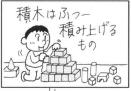

積木はふつう 積み上げる もの

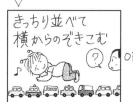

ミニカーは走らせたり 転がすもの
ぶーぶー ねー
ぶーん

← 目的に合った遊び方 (機能的遊戯)をしない

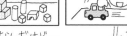
↓ なんだけど……
↓ なんだけど……

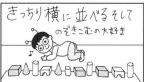

きっちり横に並べるそして のぞきこむのが大好き

きっちり並べて 横からのぞきこむ ? OR

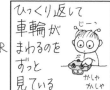

ひっくり返して 車輪が まわるのを ずっと 見ている かしゃ かしゃ

※ 機能的遊戯→車はころがす、人形は着替えという目的にあった遊び
象徴的遊戯→ごっこ遊び、ヒーローごっこ、おままごと。1歳半ごろから3,4歳がピーク
} ができない、やらない

象徴的遊戯とは。

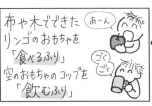

布や木でできたリンゴのおもちゃを「食べるふり」
空のおもちゃのコップを「飲むふり」

あーん
ごくごく
しーん

これってけっこう高度。ただの「布」「木」だと思わないのは一体どうしてなんだろうね

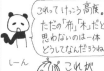

これができない

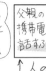

父親の携帯電話で話すふり

もちもち？
あー

↑人のまねっこ これができない
しーん

これら(1)(2)(3)の特徴が、3歳までに最低1コ出てるのが必要。

ゆーゆー診断基準なのでどうしても3歳までは確定と言いにくい事情があります。

3歳までの間にできるようになるかもしれませんよね!! なったらどうしてくれるんですか!? 決めつけないで下さい!!

プイッ

まあ確かにそう言われたら反論しにくい。子供の可能性は無限大だしね

一般の一歳半健診では 意味のあることばが一語でも出ていれば引っかからない。
一語出てないと引っかけて様子見になる。

1歳半…疑い
2歳…かなりあやしい
3歳…確定、という流れ。

日本では1歳半と3歳で地域の子供全員を自治体の健診にまねくので、そこで何としても引っかけて療育につなげたいところ。家の中に母子でとじこもって煮つまってしまっている例も多いから。

↓ ※もちろんもっと前から療育にはさそってOK。

✿ ICDを見てみよう(ここからとても面倒)

ICDの続き。ここからとても面倒になります。いっこいっこ見ていくよ!

B❶～❸から併せて6症状以上が存在し、そのうち❶から2項目以上、❷と❸からそれぞれ1項目以上を含んでいること

❶相互的な社会関係における質的異常として、次に挙げる領域のうち2項目以上が存在すること
　a)視線・表情・姿勢・身振りなどを、社会的相互関係を調整するための手段として適切に使用できない
　b)興味・活動・情緒を互いに分かち合うはずの(精神年齢に相応した)友人関係を、(機会は豊富にあるにもかかわらず)つくり上げられない.
　c)他者の情動への反応の欠損ないし歪みにあらわれるように社会的・情緒的な相互性が欠如している。または行動を社会的文脈に応じて調整できない。または社会的、情緒的、意思伝達的な行動に調和が乏しい
　d)喜び、興味、達成感を他人と分かち合おうとすることがない(つまり、自分が関心をもっている物を、他の人に見せたり、持ってきたり、指し示すことがない)

❷コミュニケーションにおける質的異常として、次に挙げる領域のうち1項目以上が存在すること
　a)話しことばが全く(ないか、遅れているのに、その代替手段として身振り手振りを使って意思の疎通を図ろうとしない(それ以前に哺語による意思伝達がなかったことが多い)
　b)(言語能力は何がしか存在するが)他者と互いにやりとりが必要な会話の口火を切ったり、やりとりを持続したりができにくい
　c)常同的・反復的な言語の使用、または単語や文節の特有な言い回し
　d)さまざまなごっこ遊び、または(若年であれば)社会的模倣遊びの乏しさ

❸行動や興味および活動性のパターンが限定的・反復的・常同的であることについて、次に挙げる領域のうち1項目以上が存在すること
　a)単一あるいは複数の、常同的で限定された興味のパターンにとらわれており、かつその内容や対象が異常であること。または単一あるいは複数の興味が、その内容や対象は正常であっても、その強さや限定された性質の点で異常であること.
　b)特定の無意味な手順や儀式的行為に対する明らかに強迫的な執着
　c)手や指を羽ばたかせたりねじったり、または身体全体を使って複雑な動作をするなどといった、常同的、反復的な奇異な運動
　d)遊具の一部や機能とは関わりのない要素(たとえば、匂いや表面の触感、それらの出す音や振動)へのこだわり

🦋 自閉症診断に まずは (1) から少なくとも **2**項目

(1) a) 赤ちゃんなりの意志表示

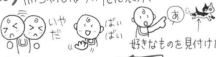

いやだ　ばいばい　あ　好きなものを見付けた

身ぶりでの意志表示。
定型発達では10ヶ月ごろからできるようになる

どれもしない　ピィ

b) 友達との交流 [しない]

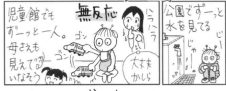

児童館でもずーっと一人。母さんも見えて-いなそう　無反応　ゴン　ゴン　大丈夫かしら

公園でずーっと水を見てる　じー

保育園でもはしっこで一人遊びおもちゃを並べてる　わい　わい

あの子 耳がきこえないの?　きかないふり?　友達になれない

c) 他人に感情がある ってことが わからない。
自他の区別がついてない / つきにくい。

- クレーン現象　他人の手を自分の手のように使う

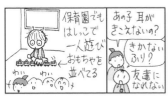

目はあわせず　→牛乳をのみたい時こうなる　母の手≒自分の手なんだよね

- 逆さバイバイ(有名)

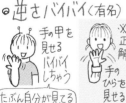

手の甲を見せるバイバイしちゃう　※正解 手のひらを見せる

たぶん自分が見てる通りにやってる

- アン・サリー問題

超有名

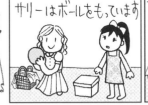

サリーはボールをもっています

サリーはボールを自分のかごに入れました

サリーは外へお散歩に行きました

①仮定の話をする
②他人の心情を想像する
2つの能力が必要。

アンはかごからボールを取り出し、自分の箱に入れました。

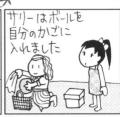

サリーが散歩から帰ってきました。サリーはボールで遊ぼうと思います。

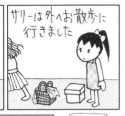

サリーが最初にボールをさがすのは どこでしょうか?

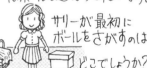

え、そりゃカゴでしょ?　正解

自閉の子は 箱をさがす　ピシッ　という

読者である「自分」は、ボールが箱にあるという「事実」を知っています。でも、お話の中の「サリー」の立場ならば(仮定)それを知らないはずだ、という「仮定」と「感情の推察」ができない。

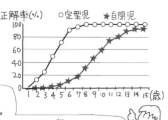

正解率(%)　○定型児　★自閉児

定型だと、6~7歳でほぼ全員「かごを探す」と答えられる。
自閉症だと、6歳で20%以下。15歳くらいでようやく追いつく。
ちなみにダウン症児は6歳で80%以上正解する。ダウンちゃんはコミュ力が高いのだ。

d) 他人と感情をわかちあわない。喜びをわかちあえない

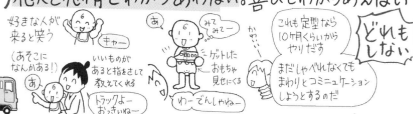

好きな人が来ると笑う　キャー

(あそこになんかある!)　いいものがあると指をさして教えてくれる　トラックよーおっきいねー

あ　みてみてー　ゲットしたおもちゃ見せにくる　わーでんしゃねー

これも定型なら10ヶ月くらいからやりだす
まだしゃべれなくてもまわりとコミュニケーションしようとするのだ

どれもしない

🦋自閉症診断に つぎは(2)から少なくとも1項目

(2) a) 話し葉なし　手ぶりもなし　見ぶりもなし

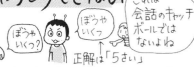

あー　バンバン　(ごはんくれ)
ちょうだいポーズ　だ
あ　あぱまあぱまあんぱんまんあった　(あれを取ってくれ)

b) やりとりできない

ぼうやいくつ?　ぼうやいくつ?
正解は「5さい」
相手の言ってることをくり返しちゃう(エコラリア)

これは会話のキャッチボールではないよね

定型発達では1~2歳なら指で答えられる　(いくつ?)　じゅー

はいどーぞ　しーん
が…
↑正解はここで「ありがとう」と言うなのだが…むずかしい

c) エコラリア (おうむ返し)

君のせいでこんらんとおくれが生じたんだ　君のせいでこんらんとおくれが生じたんだ

きかんしゃトーマスのせりふをずっとくり返してる
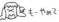
※1つのまとまりとしてとらえている。たぶん
※中身の意味はわかってない
※走り回りながら
※無限くり返し
※まわりはうるさくて死ぬ
もーやめてー

君のせいでこんらんとおくれが生じたんだ　君のせいでこんらんとおくれが生じたんだ

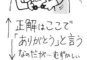
はいどーぞ　はいどーぞ

これでも「無反応」よりはずっと成長してると考えよう

d) まねっ子あそび が できない／やらない

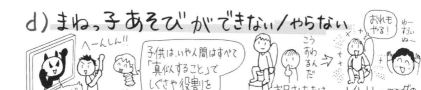

へーんしん!!
パンダ仮面!! シャキーン!!

子供は、いや人間はすべて「真似すること」で しぐさや役割を 学ぶものです

こうすわるんだ
お兄さんたちは トイレでやるんだ......

おれもやる!
ゆーずないねー
トイレトレーニングの 第一歩です

ぜんぶ「**コミュニケーション**ができない」でまとめられます。

❀ **(3)からも 少なくとも 1 項目**

次は、自閉症児への対応で 最も困る

強ーい 強いこだわりです。

これが一番やっかい 本人と家族の生活で 最も困ることかもしれん

コミュニケーション不全は 他の病気の 人でも、まぁ、ありえますが、病的なまでの「こだわり」は自閉に特徴的です。

a)b) **特定の手順に「こだわり」**

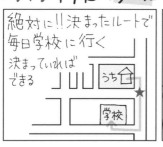

絶対に!!決まったルートで 毎日学校に行く
決まっていればできる
うち
学校

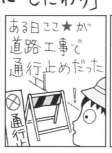

ある日ここ★が 道路工事で 通行止めだった
通行止

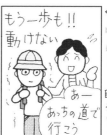

もう一歩も!! 動けない
あー あっちの道で 行こう

少し予定と 違うことが あるともう ダメ。

臨機応変に 対応する ということが できない。

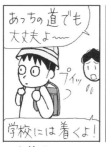

あっちの道でも 大丈夫よ～
プイッ
学校には 着くよ!

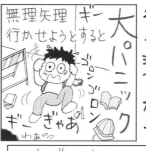

無理矢理 行かせようとすると ギー ゴロンゴロン
ギー ぎゃあ わぁぁ
大パニック
そして翌日から

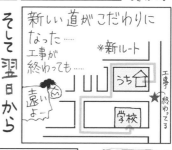

新しい道がこだわりに なった......
工事が 終わっても......
※新ルート
うち
学校
遠いよー
工事 終わってる

こだわってる 手順を(必要以上に 正確に) くり返す

いつもの道に犬が出た
本当に たまたまね!
犬苦手
ワン
固まって 動けず

犬の方が気分で 臨機応変に 散歩道を 変えてたりする

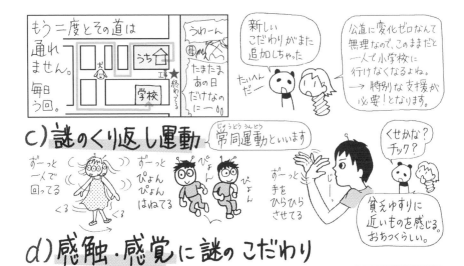

もう二度とその道は通れません。毎日う回。

うわーん たまたまあの日だけなのにーー

新しいこだわりがまた追加しちゃった

たいへんだー

公道に変化ゼロなんて無理なので、このままだと一人で小学校に行けなくなるよね。→ 特別な支援が必要！となります。

c) 謎のくり返し運動　常同運動（じょうどううんどう）といいます

ずーっと一人で回ってる　くる　くる

ずーっとぴょんぴょんはねてる　ぴょん ぴょん

ずーっと手をひらひらさせてる

くせかな？チック？

貧乏ゆすりに近いものを感じる。おちつくらしい。

d) 感触・感覚に謎のこだわり

オムツはパンロースのみ！メーカー指定（理由不明）　なぜわかるんだ

他はぬいじゅう　ポン！　外でぬぐな〜！！

服の感触にもこだわり　タグは全部取る　少しでもぬれると全部ぬいじゅ

たきたての白いご飯しか食べない　外食に行けないよー！それどころか保育園にも行けない……どうしよう（母）

診断基準にはないけど 他の特徴 こんなんよくある

◎感覚過敏　五感がやたら敏感

つま先立ちで歩く　足の裏にものがさわる感覚が苦手らしい。耐えられない

この服しか着ない　またこだわりか？　よくきくと　他の服はチクチクがだめで着られない

そうじき　ドアのしまる音　バタン　赤ちゃんの泣き声　車の音　すべての音が平等に聴こえてしまう　うるさくてパニック

ていうか、普通の人は雑音の中から自分にとって大切な音をナチュラルに選択して聴きとってるんだよね

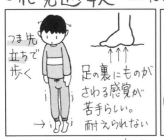

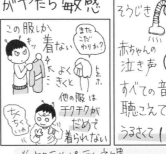

※カクテルパーティー効果　カクテルパーティーのざわざわした喧騒の中でも、自分の名前だけは聴きとれる

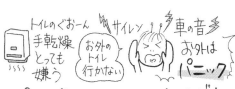

トイレのぐおーん
手乾燥 とっても 嫌う
お外の トイレ 行かない
サイレン！！
車の音
お外は パニック
※イヤーマフをして外出すると 本人らくちん♪

Q パニック・かんしゃく・メルトダウン をおこす。

ギー ギー

→ **カームダウンが必要**

Q 狭くて おしつけられる トコロ が好き

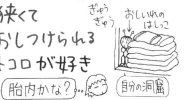

ぎゅうぎゅう
おしいれのはしっこ

狭くて 小さくて 静かな 空間で 引きこもる
耳ふさぐ

教室のはしに カームダウンする スペースを 作るとよろし

胎内かな？ ‥‥ 自分の洞窟

Q 視覚優位 なタイプと **聴覚優位** なタイプがある

こちらだと‥‥
べたーっ
横目遊び　何でも横目で見る
くるくる
回ってる
視界が流れていくのが楽しいのかな？
言葉や音の理解がきつい傾向アリ
絵だと通じる

Q 規則正しいくり返しが好き

本人たちいわく「きちんと並んだものを見ると落ちつく」

会話ができるタイプの自閉症の方いわく
きちんと並んでないと気持ちが悪い

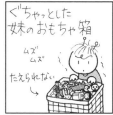

ぐちゃっとした 妹のおもちゃ箱
ムズムズ
たえられない

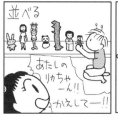

並べる
あたしのリカちゃーん!! かえしてー

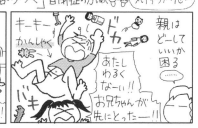

キーキー
かんしゃく
ドカ
バキ
あたしわるくなーい!!
お兄ちゃんが先にとったー!!
親はどーしていいか困る
……

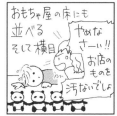

おもちゃ屋の床にも 並べる そして横目
やめなさーい!!
お店のものを 汚ないでしょ

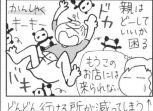

かんしゃく
キーキー
ドカ
バキ
もうこのお店には来られない
親はどーしていいか困る
どんどん行ける所が減ってしまう↑

これ、2歳のイヤイヤ期ならよくあることだし、4〜5歳でもまあ「しかたないわね」って言えるけど、小学生になってこれだともう、どーにもならない。つかまえて帰ることも（体格・体力的に）きつくなってくる。

❀ これらが あわさると こー なります

❷ ふつーの トイレトレーニング

日本ではふつう 2～3歳 で 終了する。
オムツだとダメな幼稚園も 多いのだ。
年少さんまでには できるようになってる子が 多いかな

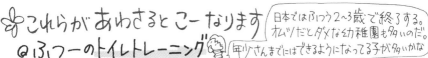

おしっこ
んちした

あんー
すごいねー

おしえて
くれて
うれしい
なー

言って教えて
くれるのが
最初の一歩

「予告」
したら
便器
に
すわら
せる

たまたまトイレでできた時に

でた

すげー
ほめる

すごいねー

かっこいー

→ 「ほめてもらえる」「うれしい」成功体験を
  つみかさねていく
→ トイレでできるようになる

❷ 自閉症だと……

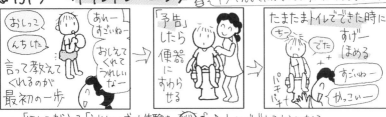

トイレを言わない・
言えない
教えてくれない
予告できない
※言葉のおくれゆえ

ずーっと
オムツ排泄

そのうちオムツへの
強いこだわりを
持ってしまったりする

キー
わたしの
オムツ！
かかえ
こんでる

→

トイレすわって
みようよー

トイレに行かないし
トイレでする意味が
わからない
※他人のマネ・模倣を
しないゆえ

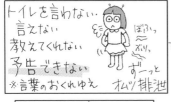

たまたま
タイミングが
あっても…
※「ほめる」→
「ほめられる」という
コミュニケーションの
意味がわからない

やった！

という感じで、なかなか「自力でトイレで排泄」に
いたりません。

→ 多動も あわせもってたりして
  オムツに つっこんだ手で
  そこらじゅうをさわっちゃう

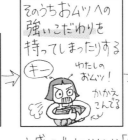

※脱ぎぐせ
ついてたり

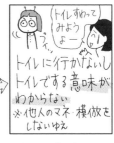

ギャー！！

うわー〇〇ちゃん
うんこ壁に
ぬってるー！！

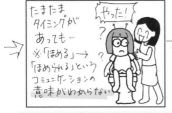

0～1歳の赤ちゃんなら（定型でも）
よくあること。上下ツナギの服を
着せることでこれを防いでいます。
でもツナギの服は赤ちゃんサイズ
（100cmくらいまで）しか
売っていません。

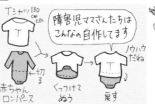

Tシャツ130
cmとか

障害児ママさんたちは
こんなの自作してます

ノウハウ
だね

赤ちゃん
ロンパース

切る

くっつけて
ぬう

戻す

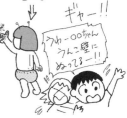

もちろん、ひとつひとつ長い時間をかけて教えていくと少しずつできるようになります。
が、体はでっかくなってくるし、ようちえんや小学校でおもらしが日常だと、親も
先生もまいっちゃいます。既存の団体行動ではうまくいかない。

→ 特別にあつらえた オーダーメイドの支援（フォロー）が 必要です。

❀ 生まれつきって、それ、治せるもんなの？

Q 根本的な治療法は
（今のところ）**ありません**

> この事実を
> 確認する
> ことも 大事

> 「○○で治りますよ」と
> 言いながら近付いてくる
> 詐欺師に患者さんと
> ご家族がつかまらない
> ためにもネ！

Q トレーニング だけが唯一、効果がある対処法です。

↳ つまりは **教育**。です。治療をかねた 教育なので、

「治療教育」略して「療育」といいます。

> 医学というよりも
> どちらかというと
> 教育学の
> カテゴリーです。

発達に遅れが ある子供たちのために
特別 にあつらえたプログラムを教えること。

生きていくための ハウツー や ノウハウを教える。

それぞれの病気に対応した 特別なプログラム・特別なやり方が
次から次へと作られてきています。

> 医療行為に分類しにくいため、既存の医療保険が
> 使いにくいのが難点です。(自治体によるけど)
> 自費の部分が すげー多くなります。つまり家族の負担が多い！

一般的には、**できるだけ早くから** 専門の療育を受けさせた
方が予後がいい、と言われています。

> 「いい」って
> 何がいいん
> ですかー

> もう
> 限界
> なん
> です

> どーせ
> 治りゃしないん
> でしょー

> わかり
> ます

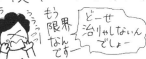

> 大人になってからの
> 社会適応が良い、
> 将来上手くいく例が
> 多いってことデス

→ **早めの診断 & 早めの治療を！** というのが 今の
流れです。早めに療育につなげる。

❀ 早めの診断 & 早めの療育を…と、いうけれど

自閉症の診断基準を見てみると、**3歳まで**は 様子見 _wait & see_ するしかない

構造になっています。その反面、できるだけ早くから、もう一歳半くらい
から専門プログラムの療育を受けさせた方がその後の
予後がよいこともわかっています。そして、その療育を受けさせる
ためには、医者や児童相談所の書いた書類が必要になります。

➡️ スクリーニングとして **M-CHAT**（えむちゃっと）というものがあります。

一歳半健診でさりげなくcheckしましょう。

税金と保険を使った社会サービスですからね
仕方のないトコロ
書類地獄

---

❶ お子さんをブランコのように揺らしたり、ひざの上で揺すると喜びますか？
❷ 他の子に興味がありますか？
❸ 階段など、何かの上に這い上がることが好きですか？
❹ イナイイナイバーをすると喜びますか？
❺ 電話の受話器を耳にあててしゃべるまねをしたり、人形やその他のモノ
を使ってごっこ遊びをしますか？
❻ 何かほしいモノがある時、指をさして要求しますか？
❼ 何かに興味を持った時、指をさして伝えようとしますか？
❽ クルマや積み木などのオモチャを、口に入れたり、さわったり、落としたり
する遊びではなく、オモチャに合った遊び方をしますか？
❾ あなたに見てほしいモノがある時、それを見せに持ってきますか？
❿ 1、2秒より長く、あなたの目を見つめますか？
⓫ ある種の音に、とくに過敏に反応して不機嫌になりますか？
（耳をふさぐなど）
⓬ あなたがお子さんの顔をみたり、笑いかけると、笑顔を返してきますか？
⓭ あなたのすることをまねしますか？（たとえば、口をとがらせてみせると、
顔まねをしようとしますか？）
⓮ あなたが名前を呼ぶと、反応しますか？
⓯ あなたが部屋の中の離れたところにあるオモチャを指さすと、お子さ
んはその方向を見ますか？
⓰ お子さんは歩きますか？
⓱ あなたが見ているモノを、お子さんも一緒に見ますか？
⓲ 顔の近くで指をひらひら動かすなどの変わった癖がありますか？
⓳ あなたの注意を、自分の方にひこうとしますか？
⓴ お子さんの耳が聞こえないのではないかと心配されたことがありますか？
㉑ 言われたことばをわかっていますか？
㉒ 何もない宙をじいーっと見つめたり、目的なくひたすらうろうろすることが
ありますか？
㉓ いつもと違うことがある時、あなたの顔を見て反応を確かめますか？

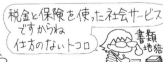

❼

❾ ○

×

⓱

㉓

※はい・いいえで保護者が記入回答
※1歳6か月または2歳健診にてスクリーニング。ひっかける基準はいろいろあるけど、だいたい以下の2つの場面
※全23項目中3項目以上不通過、または重要10項目（❷❻❼❾⓭⓮⓯⓴㉑㉓）中2項目以上不通過

✿ 原因は何？

卵子・精子ができた～受精～妊娠中～出産時～産後すぐの
どこかで おそらく **何らかの遺伝子のダメージ**
or **脳のダメージ** ⎱ があった。でも、

今の医学では それを見付けることができない。……と予想されています。
原因が何か、今はわからない。頭のいい人たちが必死で研究しているから、
きっと何年後？何十年後？には原因がわかるかもしれない。
画期的な治療薬が見付かるかもしれない。目の前の子供は日々成長
していってしまう。待っていられない。では、今できる最善のことってなに？

──── となると、療育しかないわけです。

✿ どんな教育をするの？

いろいろあります。

> 自閉症の子どもの生活と療育を
> 知りたい人は、名作漫画
> 『光とともに……』を読みましょう。
> TEACCHがよくわかるよ！

① TEACCH「構造化」が特徴
（てぃーち）

◎ 「変化に応じた対応ができない、大の苦手」というのは、逆に言うと
「形がきっちり決まって」「はっきり整理されて」「次に何が起こるか完全に
決まってる」ならば、完璧にやりとげられる ともいいます。

◎ 生活を **構造化**
しましょう。

視覚優位の子には
絵カードが効果的。
これでわかる子もいる

朝の流れを
カードにして予告。 →
ホワイトボードに
並べてはっておく。 → きっちり、この通りやる。やれる。

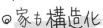
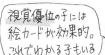

◎ **家も構造化**
「休む場所」「寝る場所」
「勉強場所」きっちり決める
場所と活動を
結びつける

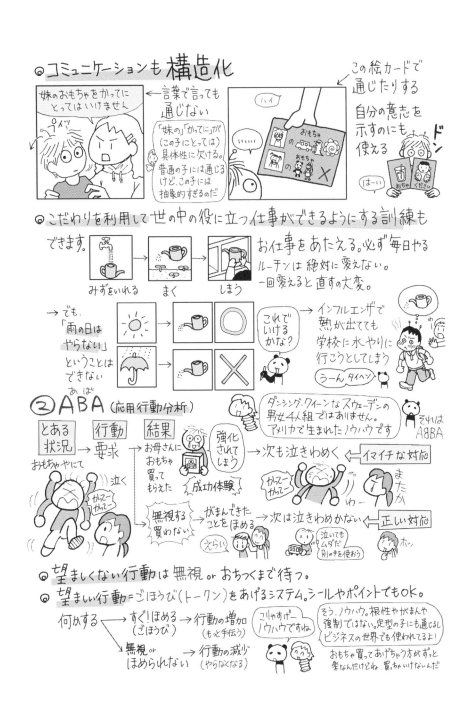

◎コミュニケーションも **構造化**

この絵カードで通じたりする

妹のおもちゃをかってにとってはいけません ←言葉で言っても通じない

「妹の」「かってに」が（この子にとっては）具体性に欠ける。普通の子には通じるけど、この子には抽象的すぎるのだ

自分の意志を示すのにも使える

ドン

おもちゃ
の
の
おもちゃ ✕

はーい

おもちゃ ください

◎こだわりを利用して 世の中の役に立つ仕事ができるようにする訓練もできます。

みずをいれる　　まく　　しまう

お仕事をあたえる。必ず毎日やるルーチンは絶対に変えない。一回変えると直すの大変。

→でも、「雨の日はやらない」ということはできない

これでいけるかな？

☀ 🫖 ⭕
☂ 🫖 ✕

→インフルエンザで熱が出てても学校に水やりに行こうとしてしまう

うーん タイヘン

②ABA（応用行動分析）あば

ダンシング・クイーンなスウェーデンの男女4人組ではありません。アメリカで生まれたノウハウです

それはABBA

とある状況	行動	結果	
おもちゃやにて 泣く かってかってー	→要求	→お母さんにおもちゃ買ってもらえた 成功体験	強化されてしまう →次も泣きわめく ←イマイチな対応

かってかってー　またか　わー

無視する 買わない → がまんできたことをほめる えらい → 次は泣きわめかない ← 正しい対応

泣いてもムダだ 別の手を使おう　ホッ

◎望ましくない行動は 無視 or おちつくまで待つ。

◎望ましい行動＝ごほうび（トークン）をあげるシステム。シールやポイントでもOK。

何かする →すぐ！ほめる（ごほうび）→ 行動の増加（もと手伝う）
　　　　 →無視orほめられない → 行動の減少（やらなくなる）

こりゃすげーノウハウですね

そう。ノウハウ。根性やがまんや強制ではない。定型の子にも通じるしビジネスの世界でも使われてるよ！

おもちゃ買ってあげちゃう方がずっと楽なんだけどね。買っちゃいけないんだ

こんな感じで、世の中に適応しやすくなるためのいろいろな <mark>教育/ノウハウ</mark>の蓄積があります。積極的にいろいろやろう。おうちでも学校でもやろう。～と、口ではいいますが。……実際は、<mark>うちでやる＝親</mark>はできるだけがんばれ！ってことですから、すげーつらいです。とくにお母さんは「母親のがんばりしだいだ！」と気がせいてしまい、少し上手くいかないことがあると「私のせいだ」って負責しがち。

がんばりすぎた親御さんが **メンタルを病む**
例も枚挙にいとまがありません。

・うつ
・パニック障害
・適応障害 しかも原因を排除できないやつetc

教育法も山程あり、新しいものも実験的なものも次から次へと出てきます。親ならその全てをやってあげたくなっちゃうのが人情です。でもそれはとても疲れること。その療育をやった場合と、やってない場合でどのくらい差が出るかもわからない。お金も時間も手間もかかるし。しかも、全部やったからといってそれが我が子にあうかはわからない。効果が出るかもわからない。出ても数年後。それでも、何よりも親である自分が全力でやってあげたい。

ゴールの見えない戦いです。

親御さんたちはそれぞれ、子供が将来他害しないように、できれば自立するように。日々がんばっています

🦋 **目標は？**

まずは **身辺自立**
（しんぺんじりつ）
{ トイレ
着がえ
食事
入浴etc }
が一人でできることを目標。

治る、治らないじゃないんだ ゆっくりと成長をつづけてゆくんだよ

次に **就学/就労** を目標にしていく。ゆっくりとでも、必ず伸びてゆくもの。そのためのノウハウがある。トイレだってできるようになる。

🦋 **くすりで補助**

環境をととのえたり、療育を受けやすくするために **補助的に** 薬を使うこともあります。（エビリファイ®・リスペリドン®：抗精神病薬。過敏性を減らす＆情緒安定目的）

✿ ゆっくり成長していくよ！

「目が合う」も、普通の子（定型発達）なら

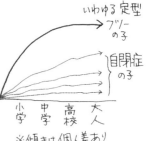

いわゆる 定型
ブリーの子

自閉症の子

小中高大
学学校人

※傾きは個人差あり

- 例 ・0ヶ月の子は目が合わない
  （おそらく視力も出てない）
- ・1〜2ヶ月で母親と目が合う。
- ・3ヶ月で母親と目が合うとにっこり笑う。
- ・5才〜小学生くらいで「じーっと見すぎるのも
  それはそれで失礼」という概念を学ぶ。

※たまに折れ線型の子もいる
できていたことができなくなる

> 目が合っていた。
> バイバイもしていた。
> 一語出ていた。のに
> →それがなくなる

0　1歳くらい

自閉の子は、これを ゆーっくり、とてつもなく
ゆーーっくりやって、

- 一例 ・4歳で母親と目が合う

ここの
年齢は
個人差
ありまくり

- ・8歳で母親と目が合った時に笑う
- ・25歳で「じーっと見すぎるとそれは
  それで失礼」と学ぶ。

> 自閉症の子は彼らなりの
> ゆっくりとした成長をみせます。

> でも、一般の定型の子供たちの成長の進みが
> 早いから、どんどん差が開いていくように見える

…というのが自閉の子の歩みです。とってもゆっくり、成長の傾きも人それぞれ。
でも、決して！止まっているわけではない！
もちろん、どんどん体格は大きくなってしまう＆第二次性徴もやってくるので、
周りは大変！サポートが必要！ということです。

✿ 大人になったらどーなるの？

カナー型の重症自閉症の人の目標も社会的自立
です。が、社会的自立までたどりつくのはあまり
高い確率ではありません。

> 半数以上が
> 一生の支援が必要。
> 福祉の中で
> 生きてゆく。

○美屋ののりたまふりかけの
おにぎり しか 食べない

こだわり
発動

それでも、食べてくれる
だけましだわ
毎日ふりかけ
もち歩きましょう

やったー
レストラン
だー

ようやく
外食に行ける……　父

母

妹

そして
p187へ……

210

〜アスペルガーSyndrome〜

コミュニケーション能力が低く共感能力がない、という **自閉症に**
そっくりな特徴 があるのに、**まったく言葉の遅れがない.**
むしろ(自分の興味のあることだけは)よく話す.記憶力が抜群にいい.
そんな子供たちが1944年 アスペルガー先生によって 報告されました。
オーストリアのアスペルガー先生が「小さな教授たち」として10人の男子を
レポートしたのです。

> 当時のオーストリアはドイツナチス軍の占領下であり、
> 「T4作戦」として障害児が殺されまくってました。
>
> 自分自身も「小さな博士」でアスペルガー症候群のケがあった
> 博士は、そんな「小さな博士」たちが殺されてしまうのを防ぐために
> この論文を書いた.という説もあります。

✿診断基準

こんなん 1コ1コ見ていくよー   はぁ— 目がすべる—

Ⓐ表出性・受容性言語や認知能力の発達において、臨床的に明らかな全般的遅延はないこと。診断にあたっては、2歳までに単語の使用ができており、また3歳までに意思の伝達のために二語文を使えていることが必要である。身辺処理や適応行動および周囲に向ける好奇心は、生後3年間は正常な知的発達に見合うレベルでなければならない。しかし、運動面での発達は多少遅延することがあり、運動の不器用さはよくある(ただし、診断に必須ではない)。突出した特殊技能が、しばしば異常な没頭に伴ってみられるが、診断に必須ではない
Ⓑ社会的相互関係における質的異常があること(自閉症と同様の診断基準)
Ⓒ度はずれて限定された趣味を示す。もしくは、限定的・反復的・常同的な行動・関心・活動性のパターン(自閉症と同様の診断基準。しかし奇異な運動、および遊具の一部分や機能とは関わりのない要素へのこだわりを伴うことはまれである)
Ⓓ障害は、広汎性発達障害の他の亜型、単純型統合失調症、統合失調型障害、強迫性障害、強迫性パーソナリティ障害、小児期の反応性・脱抑制性愛着障害、などによるものではない

A. ことばの遅れがない
- 2歳までに 最低 一単語
- 3歳までに 一語文は
  出ている こと

定型発育の一例 あぱま 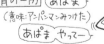 ←一語
(意味:アンパンマンみつけた)

あぱま やってー   ←二語文
(意味:アンパンマンのビデオを
さっさと再生しろやボケー)

B. 社会コミュニケーションが何か変 「何か」ってなんだよー! もー
a) 身ぶり.手ぶりがない/わからない b) 友人と仲良くできない

＊『ICD-10 精神および行動の障害 DCR 研究用診断基準 新訂版 (p162-163)』より作成

c)他人の気持ちや反応の意味がわからない。まわりにあわせられない

d)他人と喜びを共有しようとしない（おもちゃ見せにくる「あれ」と指さす）

……という感じの自閉症と同じ診断基準です。

これを生かすと「博士」になる

C.何か好きなものに度が外れた興味がある。

好きなものに限定したこだわりをくり返す

★言外の意味をとらえるのが苦手

コミュニケーション障害の一例

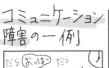

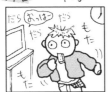

まったくもう！なんでいつまでも着替えないの！テレビけせ！ごはんは！？ちこくするよ！いーかげんにして！！30分もかかってるよ！！

もう！1人で橋の下で暮らしなさい！！

なぜかこれだけは情報として頭に入る（手前のお説教は頭に入ってない）

ピッポーピッポー

大捜索！！

1日後ホントに郊外の

母がそう述べたからです

橋の下で発見される

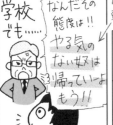

学校でも……

なんだその態度は！！やる気のない奴は帰っていいよもう！！

ホントに小学校から帰る

○○くん～どこ～

先生たち大捜索！

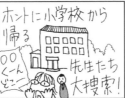

先生がそう述べたゆえ私は帰路についたのです

自宅前

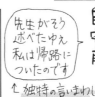

←独特の言いまわし

無駄に正確。（←普通は怒り倍増）

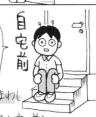

傘はふり回さない！！何回言わせるの！！

んー4回昨日も入れると6回目

ここに含まれる「もう言わせるな」「もう二度とやるな」の意図が伝わらない。

言外の意味ってやつだ。

※指示ははっきりとシンプルにやってほしいことを言う

傘をふり回してはいけません

※TVドラマや小説の登場人物みたいにしゃべる。敬語だったり、まわりの子供は方言なのに一人で標準語だったり。

※ふりかえると乳児期の「最初の発語」も独特だったりします

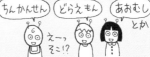

ちんかんせん

えーっそこ！？

どらえもん

あおむしとか

ふつーはママとかまんまとか身近な単語だよ

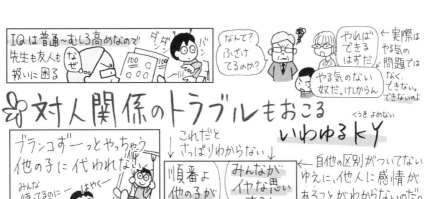

IQは普通〜むしろ高めなので先生も友人も扱いに困る

なんで？ふざけてるのか？

やればできるはずだ

←実際はやる気の問題ではなく、できない。できないのよ

やる気のない奴だ。けしからん

❀ 対人関係のトラブルもおこる

いわゆるKY （くうき よめない）

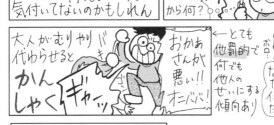

ブランコずーっとやっちゃう他の子に代われない

みんな待ってるのに ーはやくー

他の子が待ってることすら気付いてないのかもしれん

これだと↓さっぱりわからない↓

順番よ 他の子がまってる

まってるから何？

みんながイヤな思いするよー

←自他の区別がついてないゆえに、他人に感情があることがわからないのだ。

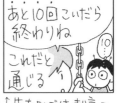

あと10回こいだら終わりね

これだと通じる

←先をよんではっきり言っておく。この約束はぜったい守ること。ぜったい延長なし

大人がむりやり代わらせるとかんしゃくギャーッ

おかあさんが悪い!!オニババ!

←とても他罰的で何でも他人のせいにする傾向あり

なんでだーイミフメイだよー!!

○○ちゃんずーっと食べてるよね！だから太るんだよ〜 モテない

ってさーデブなんだからあたり前じゃん!!

あはー

事実だから言っちゃう。本人に直接言うのは失礼だってことがわからない

うわーっ

なんてこと言うの!○○ちゃんはもうこの班に来ないで！ひどい！

いじられたひどいこれはイジメだ私はいじめられている

自分が悪いことをした認識がないのでどうしても→他罰的になる

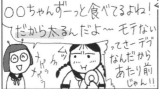

「ポケモンGO」やりながら運転死亡事故多発

TV

ポケモンGOイコール悪い!!覚えた!!

ポケモンGOやるなんて！悪いやつ！死ね！クズ!!

ドゴッ

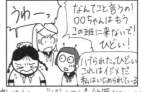

死ねって他人に言う方がよっぽど悪い。殴るのはさらに悪い。歩きスマホよりずっと悪いよ

なんで？君がおかしい私は正しいことをした

マナーやルールを守ってやってる人はOK、ということがわからない。→

こういう言語能力の低さ＆コミュニケーション 対人関係のとらえ方が独特ゆえに認知のゆがみが出てきます。これはとてもやっかいです。大人になってからも

トラブルになりやすい。例えば たかが5分の遅刻でも……

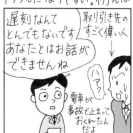 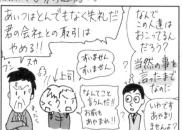 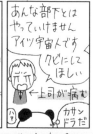

↑すっごく悪いこととらえてる。

〜 認知のゆがみ 〜

※**カサンドラ症候群**:アスペルガー症候群の夫・妻・パートナーをもった人が、相手と情緒・心理的な交流ができず、関係を築けないゆえに悩み、病むこと。

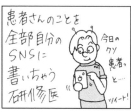 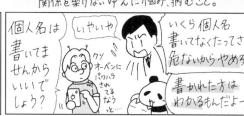

この説教は通じない。なぜなら自分はわからないから

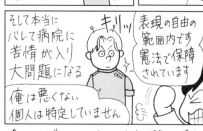 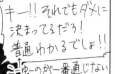

↑なんでダメなのか本当にわかってない。悪気なし。

すっごく限定されてる興味・つよいこだわり

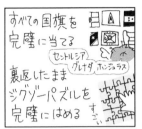

すべての国旗を
完璧に当てる
セントルシア グレナダ ホンジュラス
裏返したまま
ジグソーパズルを
完璧にはめる

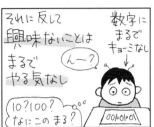

それに反して
興味ないことは
まるで
やる気なし
ん―?
数字に
まるで
キョーミなし
10？100？
なにこのまる？

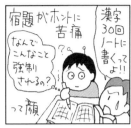

宿題がホントに
苦痛
なんで
こんなこと
強制
されるの？
って顔
漢字
30回
ノートに
書くってっ
よ!!

ICDにはのってない 他の特徴

アスペルガー
よくある特徴

● AD/HDの合併よくある

● チックの合併もよくある

● IQテストで分野によって
凸凹 が激しい（後述）
できる できない

● 協調運動障害
きょうちょう うんどう しょうがい
手や足や目で別々の動きをして、かつ
それを1つにまとめる 運動が苦手。

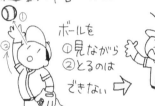

ボールを
①見ながら
②とるのは
できない →

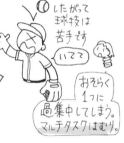

したがって
球技は
苦手です
いてて

おそらく
1つに
過集中してしまう。
マルチタスクはむり。

女子の場合

アスペルガー（とADHD）の患者数は圧倒的に男子が多いです。つーかおそらく診断基準
自体が男子向けに作られてる。女の子のスクリーニングには 向いてない。たぶんもっといるはず。

ガールズ・トークが
一切できない
Aくん誰が
好きなの
かな？
Bちゃんかな
Bちゃんは
本命C君
でしょ

でもポケモン対戦の話
ならいくらでもできる
第7世代環境は、あ、サンムーンのこと
ですねいくらミミッキューと言われても
ずいぶんマシかと思います。タスキ
つるまい型でも物理受け用意すれば
ま、受けられますからね。え、
トリル？なんのことですか？
第6世代ガルモンアローの

あの子
かわいって
るよね
ヘンなる
男子
みたーい

← 女子の友人はできにくい。
イジメのターゲットにもなりやすくなる

うつ になったり
不登校 になったり
イジメのPTSDが出たり

二次
障害

足を開いて座っちゃ
ダメなことが
わからない
胸元もおざなり

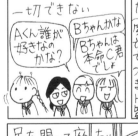

あいつ
誘ってるな
ガー
バスの中

性犯罪に
まきこまれやすく
なってしまう

人に気持ちがあるってことがわかんないんだから
男性が女の人（自分）の体にどんな感情を抱くか、なんてわかるはずもない。難しすぎる

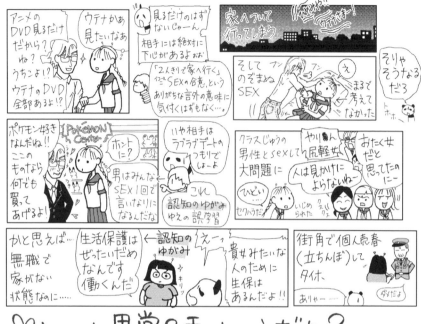

✿え、これ異常？私もこうだよ？

自分で書いてきて、私も相当あてはまるというかだんだん自分のことを書いている気になってきましたが、ねじ子はさておき、ここまで例にあげた特性はどれも（そこまでひどくないけど）**カナー型自閉症**に近い、よく似た特性です。方向性は同じ。言葉が出ている／こだわりがそこまで強くない／知能が高いだけ、という状態とも言えます。

その一方で、健常な大人でも多少はこーゆー傾向があるでしょう。

→ 自閉症とアスペルガー症候群は**地つづき**で

つながっているものです。そして、アスペルガーと定型発達も地つづきでつながっています。きっちり黒と白で分けられるものではない。

間に**グレーゾーン**がいっぱいある。

→ そこで！ **スペクトラム** という 概念が 生まれました。

└ SPECTRUM. スペクトルと同じ

プリズムに あたった白い光が ぐわっと 広がり **虹** になる。

これが 本来の
スペクトルの意味。

はっきりした 境界がなく、色が 連続して 帯状に つながって
いくような イメージ です。

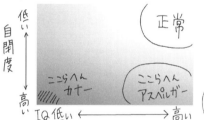

カナー　　アスペルガー　　ふつう？

黒　　　　　　　　　　　　　　　　白

間、ぜんぶ グレー

正常な人まで 含めて
グレーゾーンが
広がっている。

さらに これに **IQ** という 違った 指標を 入れるとこんな感じ。

二次元の スペクトルとして表現できる

低い
自閉度

正常

ここらへん
カナー

ここらへん
アスペルガー

高い

IQ低い ⟵　　　⟶ 高い

IQと自閉度は 2つの
ちがった 検査軸なので、
ユーユーシート状に
なります。

シートの間は グラデーションになっている。
正常人まで含めて、パッキリわかれてはいません。

目の前の子が 今、グラデーションのどこらへんにいるのか？を 考えましょう。

✽**IQテストは凹凸**
おー　とつ

上の グラデーションを 見ると、知能指数 **IQ** の 情報が 必要なのが
わかると 思います。IQテストは 様々な 要素に 分かれています。

凸凹 がある場合は **平均値** を上の グラデーションに あてはめます。

凸凹がある＝一般に、自閉傾向のある子に多いです。得意・不得意の差がデカい。

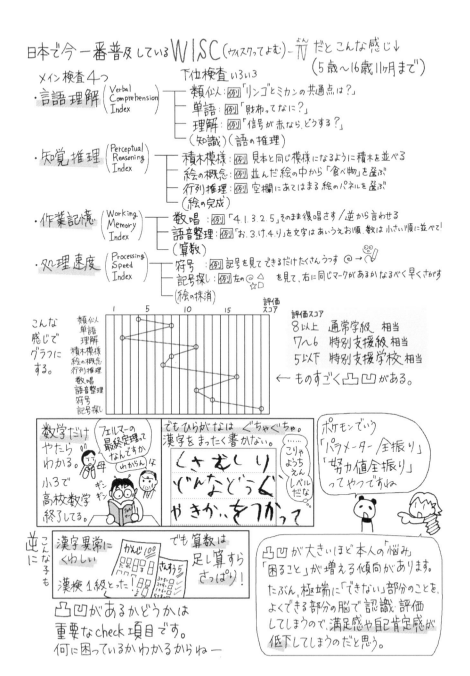

日本で今一番普及しているWISC（ウィスクってよむ）-Ⅳ だとこんな感じ↓
（5歳〜16歳11ヶ月まで）

メイン検査4つ　　　下位検査 いろいろ
・言語理解（Verbal Comprehension Index）
　├ 類似：例「リンゴとミカンの共通点は？」
　├ 単語：例「財布ってなに？」
　├ 理解：例「信号が赤なら、どうする？」
　└（知識）（語の推理）

・知覚推理（Perceptual Reasoning Index）
　├ 積木模様：例 見本と同じ模様になるように積木を並べる
　├ 絵の概念：例 並んだ絵の中から「食べ物」を選ぶ
　├ 行列推理：例 空欄にあてはまる絵のパネルを選ぶ
　└（絵の完成）

・作業記憶（Working Memory Index）
　├ 数唱：例「4.1.3.2.5」をそのまま復唱さす／逆から言わせる
　├ 語音整理：例「お.3.け.4.り」を文字は あいうえお順。数は 小さい順に並べて！
　└（算数）

・処理速度（Processing Speed Index）
　├ 符号：例 記号を見てできるだけたくさんうつす @→🐛
　├ 記号探し：例 左の ◎△ を見て、右に同じマークがあるかなるべく早くさがす ☆◇
　└（絵の抹消）

こんな感じでグラフにする。

類似
単語
理解
積木模様
絵の概念
行列推理
数唱
語音整理
符号
記号探し

1　5　10　15　評価スコア

評価スコア
8以上　通常学級 相当
7〜6　特別支援級 相当
5以下　特別支援学校 相当

← ものすごく凸凹がある。

数学だけやたらわかる。
フェルマーの最終定理ってなんですか
わからん は
小3で高校数学終了してる。

でもひらがなは ぐちゃぐちゃ。
漢字をまったく書かない。
くさむしり
いろんなどうぐ
やきかいをつかって
こりゃ ようちえんレベルだな…

ポケモンでいう
「パラメーター／全振り」
「努力値全振り」
ってやつですね

逆にこんな子も
漢字異常にくわしい
漢検1級とった！
でも算数は足し算すらさっぱり！

凸凹があるかどうかは重要なcheck項目です。
何に困っているかわかるからねー

凸凹が大きいほど本人の「悩み」「困ること」が増える傾向があります。
たぶん、極端に「できない」部分のことを、よくできる部分の脳で認識・評価してしまうので、満足感や自己肯定感が低下してしまうのだと思う。

～AD／HD～

（えーでぃー　えいちでぃー）

注意欠陥・
多動性障害

注意欠陥: Attention Deficit
つまりそそっかしい. ボーッとしている

多動: hyperactivity
つまりよく動く

✿ 赤ちゃんのころ こんな子ども

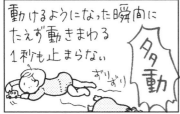

動けるようになった瞬間に
たえず動きまわる
1秒も止まらない

ずりずり

多動

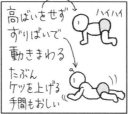

高ばいをせず
ずりばいで
動きまわる
たぶん
ケツを上げる
手間もおしい

ハイハイ

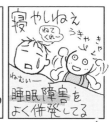

寝やしねえ

ねて
くれー

うきゃー
きゃ

ぬむいー

睡眠障害を
よく併発してる

2～3歳 くらいから はっきりしてくる

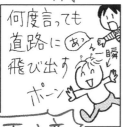

何度言っても
道路に
飛び出す
ポーン

あっ
一瞬

不注意

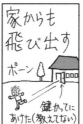

家からも
飛び出す

ポーン

鍵かってに
あけた(教えてない)

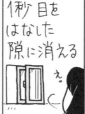

1秒目を
はなした
隙に消える

え

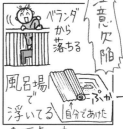

ベランダ
から
落ちる

注意
欠陥

風呂場で
浮いてる

自分であけた

ぷかー

↑危険がわからない。
いくら「ダメ」と言っても通じない

↑不慮の事故で
すっごく死にやすい

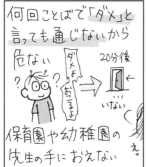

何回ことばで「ダメ」と
言っても通じないから
危ない

ダメ
？？

ダメだよ
あぶるよ

20分後

いない

え

保育園や幼稚園の
先生の手におえない

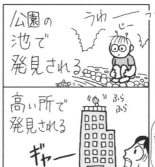

公園の
池で
発見される

うわーっ

高い所で
発見される

ギャー

ぶら
ぶら

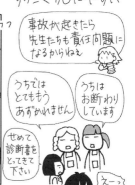

事故が起きたら
先生たちも責任問題に
なるからね

うちでは
とてももう
あずかれません

うちは
お断わり
しています

せめて
診断書を
とってきて
下さい

えーっ

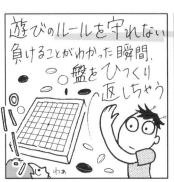

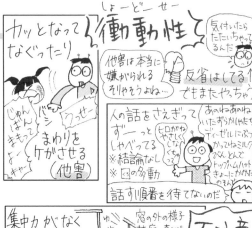

🌱 学校へ行くと…

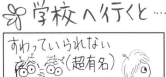

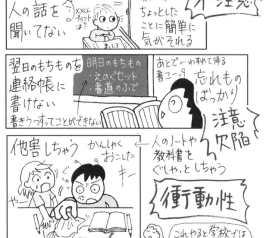

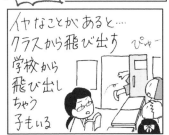

🌸 診断基準

不注意・注意欠陥が優位：ADD　Attention Defict Disorder

多動が優位：HD　Hyperactivity Disorder

混合。つーか両方：AD/HD　と略します。

多動性障害
G1　不注意：次の症状のうち6項目以上が、6カ月間以上持続し、その程度は不適応を起こすほどで、その小児の発達段階と不釣り合いであること
❶学校の勉強・仕事・その他の活動において、細かく注意を払えないことが多く、うっかりミスが多い．
❷作業や遊戯の活動に注意集中を維持できないことが多い．
❸自分に言われたことを聞いていない様子のことが多い
❹しばしば指示に従えない，あるいは学業・雑用・作業場での仕事を完遂することができない(反抗のつもりとか指示を理解できないためではない)
❺課題や作業の段取りが下手なことが多い
❻宿題や作業のように精神的な集中力を必要とする課題を避けたり、ひどく嫌う
❼学校の宿題・鉛筆・本・玩具・道具など、特定の勉強や活動に必要なものをなくすことが多い
❽外部からの刺激で容易に注意がそれてしまうことが多い
❾日常の活動で物忘れをしがちである
G2　過活動：次の症状のうち3項目以上が、6カ月間以上持続し、その程度は不適応を起こすほどで、その小児の発達段階と不釣り合いであること
❶座っていて手足をもぞもぞさせたり、身体をくねくねさせることがしばしばある
❷教室内で、または着席しているべき他の状況で席を離れる
❸そうすべきではない場面で、ひどく走り回ったりよじ登ったりする(青年期の者や成人ならば、落ち着かない気分があるだけ)
❹遊びの間、過度に騒ぎがちで、レジャー活動に静かに集中することが難しい．
❺過剰な動きすぎのパターンは持続的で、社会的な状況や要請によっても実質的には変わることはない
G3　衝動性：次の症状のうち1項目以上が、6カ月間以上持続し、その程度は不適応を起こすほどで、その小児の発達段階と不釣り合いであること
❶質問が終わらないうちに、出し抜けに答えてしまうことがよくある
❷列に並んで待ったり、ゲームや集団で順番を待てないことがよくある
❸他人を阻止したり邪魔したりすることがよくある(たとえば、他人の会話やゲームに割り込む)
❹社会的に遠慮すべきところで、配慮なく過剰に喋る
発症は 7 歳以前であること．
G4　広汎性：この基準は、複数の場面で満たされること。たとえば、不注意と
G5　過活動の組み合せが家庭と学校の両方で、あるいは学校とそれ以外の場面(診察室など)で観察される(いくつかの場面でみられるという証拠として、通常複数の情報源が必要である。たとえば、教室での行動については、親からの情報だけでは十分とは言えない)
G6　G1～G3の症状は、臨床的に明らかな苦痛を引き起こしたり、あるいは社会的・学業上・仕事面での機能障害を引き起こすほどであること
G7　この障害は広汎性発達障害、躁病エピソード、うつ病エピソード、または不安障害の診断基準を満たさないこと

ICDとDSMでけっこう診断基準の中身が違う……。左はICD-10です。DSM4と5でもかなり変わった。きっとこれからも変わる。まだまだ不完全なのだ。

これらが
ICD-10だと **6~7歳以人前**
（小学校入学前ってこと）

DSM-5だと **12歳以前**
（中学校入学前ってこと）

からあることがポイント。
ただ単に学校とそりが合わないだけじゃないのだ。
2ヶ所以上の場所で
不注意だったり多動だったりする。

➡️ **他のよくある**
とくちょー
特徴

❷ **IQ**は必ずcheckする → IQに凸凹がある時は自閉症スペクトラムや学習障害(LD)との有無をcheck。よく合併する
↳ 全体にIQが低い時は知的障害との合併ってことになる。

❷ **協調運動障害**
たえずチョコマカ動いているわりにスポーツが上手くない。

スカッ

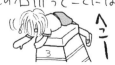

3

✿ 治療

○ なーんと！ **クスリ** があります！

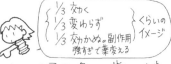

{ 1/3 効く
{ 1/3 変わらず
{ 1/3 効かぬ。副作用
　　強すぎて薬変える } くらいの イメージ

飲むと、わりと落ち着いていられるよーになる子が多い。基本は6歳から

- ・コンサータ®（海外ではリタリン®）| 副作用 | 不眠（入眠困難）、食欲不振、チックの悪化
　覚醒剤に近い成分なので、コンサータ®もビバンセも特別な資格のある
　・ビバンセ®　医者と薬局でしか処方できない。大人に投与すると多幸感をもちがちなので、
　　　　　　18歳以上の適応は慎重に判断する必要がある。依存性高め。

- ・ストラテラ®　ノルアドレナリン 再とりこみ阻害 | 副作用 | 食欲不振、消化管症状（嘔気、便秘、下痢etc）
　　　　　　　　不眠、排尿障害、性欲減少etc 大人も処方可能。

- ・インチュニブ®　選択的α2a アドレナリン受容体作動薬 | 副作用 | 眠くなる、血圧低下、めまいetc 大人も処方可能。

　　他：よくさんとう（漢方）など。

どれも副作用が強いので、ご両親＆本人とよく相談して決めましょう。

○ もちろん **療育** も大切。薬とあわせてやること。

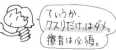

ていうか、 クスリだけはダメ。 療育は必須。

- **・ＳＳＴ** ソーシャル・スキル・トレーニング

 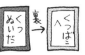

社会の暗黙の ルールを明文化して くり返しトレーニングする

- ・先ほど紹介した ABA（ごほうびシステム）もやります

✿ 他との合併 🐼

Ｎ（神経症）は診断名を 2つ以上つけてもいい。合併可。

○ 自閉症スペクトラムや学習障害（LD）との合併も（すごく）多い

○ 周囲とうまくいかず、**二次的なうつ** など
　二次障害 を引きおこさないように
　注意。まじ注意。

子供にもうつは あるからねー！ 自殺に注意！！ あと無気力ゆえの 不登校になったり。

○ 小学校高学年〜思春期になっても **衝動性** がコントロールできて
ないと、二次障害で **反抗** が出てくることあり。

はんこう ちょうせん せい
反抗挑戦性障害（ＯＤＤ）! おーでぃーでぃー 10歳未満の子供の口ごたえ、口論。
Oppositional defiant disorder えらい人（親や教師）への反抗、わざと
人をいらだたせる態度をとる

→ CD！**行為障害**。口だけじゃなく、攻撃的な**行動**をしまくっちゃう。
Conduct　いわゆる**非行**に走る。気をつけよう！
disorder

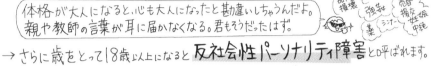
暴走（ケンカ・ぬすみ）万引き　家出
器物損壊（かっぱらい）リンチ　酒
　　　強姦　売春　援交
　　　業　シンナー　女性妊娠中絶

> 体格が大人になると、心も大人になったと勘違いしちゃうんだよ。
> 親や教師の言葉が耳に届かなくなる。君もそうだったはず。

→ さらに歳をとって18歳以上になると**反社会性パーソナリティ障害**と呼ばれます。
　ここまで行くと、もう人格になっちゃってるから変えるのは難しい。鉄は熱いうちに打とう。

わりと歳をとると落ちつくよ。

> うーん 小学生男子なんて
> みんなこんなものでは？

でも片付けられない大人になったりもするよ。
「12歳以前から」みたいな文言が入ってるのを見ても
わかるよーに、AD/HDは子供向けの診断基準です。

> そうそう AD/HDも
> 正常までグレーゾーンが
> 広がってる病気なんだよね

大人のAD/HDの診断基準はまだ確立してない。
まだまだこれからのジャンルなのだ。　でも大人にもAD/HDはあります

> こういう「向こう見ずな」人がいて、まだ見ぬ危険な土地に率先して行ってくれたから、
> 人類は世界じゅうに住めるようになった。新しい食べ物を発見して人類の
> 食べられるものを増やしていった。人類にとって新しい領域を開拓していったのは、
> 彼らのような人たちなんだと思います。
> 自然淘汰されないでここまで来ている理由は、ちゃんとあるはずです。

〜学習障害 略して LD〜
Learning
Disorder

シンプルに、これらだけ⬇苦手。

字を書くだけダメ……　**書字障害**
　　　　　　　　　　　　　　そもそも
　　　　　　　　　　　　　えんぴつもうまく
　　　　　　　　　　もてなかったり（運筆が悪い）

字を読むだけダメ……　**識字障害**
　　　　　　　　　　　　文字が全部
　　　　　　　　　　　　ダンゴに見える　うわーん

数字・計算だけダメ……　**算数障害**
　　　　　　　　　　　3×2=？ ← 同じだヨ！
　　　　　　　　　　　2×3=？　　え？　え？

こーゆー病気が「ある」ことがわかれば、専用の対策をとることができます。

例・書字障害 → 特別にその子だけはパソコン入力OKにする。
　・識字障害 → タブレット教科書で読み上げソフトを使う。
　・算数障害 → 数字を目で見てわかる道具を使う。

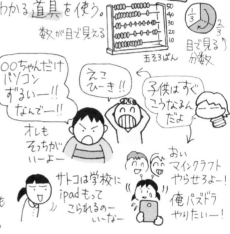

数が目で見える

玉そろばん

目で見る分数

それぞれに個別指導する

最近はいろいろなグッズがあるねー

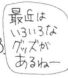

○○ちゃんだけパソコンずるいー!!なんでー!!

えこひーき!!

子供はすぐこうなるんだよ

小学校は集団教育だから「特別にこの子だけ」がひどく難しいのです。とても不自由。
そもそも日本の一般小学校で個別対応ができるようになったのも2007年学校教育法の改正から。

オレもそっちがいーよー

サトコは学校にipadもってこられるのーいーなー

おいマインクラフトやらせろよー!
俺パズドラやりたいー!

ぜんぶかぶるよ！Yeah! イェーじゃねえよ!

自閉症スペクトラム　学習障害　AD/HD

これらは1コ1コ独立ではなく、たがいに併発します。
もやもやとした雲みたいなもの全部まとめて"発達障害"と(最近では)言っています。

目の前にいる可愛らしい子供がこのもやもやした全体をおおう雲の中のどこらへんで苦しんでいるのか？を考えましょう。
子供は変わる。成長もするし、悪化することもあるので、再調査も定期的に行いましょう。診断しなおしも、診断名の変更も躊躇なくやろう。すべては子供たちのために。

COLUMN 「発達が遅れている状態」をどう分けて いるのか、または言葉の定義について

　古くは発達の遅い子はみなひとくくりに「知恵遅れ」と呼ばれていました。その言葉は差別語とされ「精神薄弱」に変わり、これまた差別語とされ「精神遅滞」になり、今では「知的障害」と呼ばれています。

　知的障害の中から、周囲とコミュニュケーションがとれない独特な症状をしめす子たちが発見され、アメリカのユダヤ人・カナー先生によって自閉症と名付けられました。1943年のことです。

　それとほぼ同時期に、ナチスドイツ下のオーストリア人・アスペルガー先生によって、知的水準が高い（それどころか特定の分野で突出した高い能力を発揮する）にもかかわらず、発達の一部分が極端に遅い子たちが発見されました。テストや知能検査では高い得点をたたき出すのに、他者とのコミュニケーションがうまくとれず、社会生活に支障をきたすアスペルガー障害です。

　さらに研究が進むにつれて、机にじっとしていられない、たえず動き回ってしまう子どもたち（AD/HD）、文字の認識だけが極端に苦手な子（識字障害）、数字と計算だけが極端にできない子（算数障害）など、日々新しい障害が見つかり、新しい病名が生まれている状態です。近年ではこれらすべての発達の遅れをまとめて「発達障害」と呼んでいるように思います。

　発達障害の子どもをよくするには教育しかないのですから、病院と家庭だけで子どもを抱え込んでいるわけにはいきません。学校や幼稚園や保育園、教育や福祉制度、それを金銭的に支える行政との関わりが必須になります。発達障害の子どもたちにはさまざまな人間が関わります。地域の乳児検診を担う保健師さん、社会福祉施設、学校や園の先生、スクールカウンセラーをも巻き込んで、新しい薬・新しい法律・新しい療育法が次々と生まれ、試されている状態です。

　医学・行政・教育がそれぞれに関わり、それぞれに病気が分類されています。定義も少しずつ違ってきます。初学者や親御さんが混乱するのも当然です。医者の言うことならば正確なのかというと、これまたそうでもありません。ICDやDSMの提唱する診断基準がコロコロと変わるため、私たち医者もよくごっちゃになります。昔は正しかった定義が変更したり消滅したりもします。すると「どの時代に誰によって告げられた診断名なのか」によって、その中身が違ったものになります。今回は、そうやってごっちゃになっている診断名の定義を、ねじ子なりにひもといてみました。

　まずは知的障害です。医学的には「精神遅滞」といいます。同じです。行政の世界では知的障害と呼び、医学的診断名であるICD-10では精神遅滞と呼ぶ。それだけの差です。現在の「知的障害」はきわめてシンプルにIQが70以下の人ぜんぶを指します。表にするとこんな感じです。

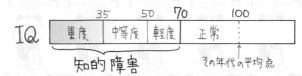

すべての知的な遅れを内包した言葉ですから、その中にはさまざまな疾患が含まれることにな

ります。ダウン症などの染色体異常・低酸素脳症・頭部外傷・脳出血・脳梗塞・脳炎・盲や難聴によるもの・虐待やネグレクトによる知的な遅れも、ぜんぶ含まれます。IQテストの結果のみから判断してますから、自閉症状つまりコミュニケーションの障害があるかないか・多動があるかないかは関係がありません。別次元の話です。よって、「知的障害＋自閉症」「知的障害＋AD/HD」のように複数の診断名がつくこともあります。

　次に、シンプルな「注意欠陥」と「多動」について。これはわかりやすいですね。注意力の欠陥だけならばADD、多動だけならばHD、両方ともあるときはAD/HDと呼ばれます。その次にシンプルなのは学習障害です。「書字障害」、「識字障害」、「算数障害」の3つが有名です。「学習障害だけで、他の障害はなにもない」という単発の子もたくさんいます。

　次に、いよいよコミュニケーションに問題がある子どもたちについて考えていきます（以下に書くことは、少し前の診断基準のお話です）。
　まずは、ICDの自閉症の診断基準をチェックします。前述したように、自閉症の診断基準は山ほどあります。それらの診断基準を満たしていて、かつ、IQが70以下だったらカナーです。IQが70以上だったら、さらに2つに分かれます。言葉の遅れが3歳までなかったものがアスペルガー。3歳までに言葉の遅れがあると高機能自閉症となります。3歳までのことを覚えている人間が周囲にいない場合は（患者さんがすでに大人・両親が不在など）この2つの鑑別はできません。ここはけっこう適当です。
　自閉症の診断基準はとにかく項目が多いですから、すべてを満たさない場合も多々あります。1つだけ満たす、2つは満たす、という状態の子どももたくさんいます。こういう、いわば自閉症の境界領域の子たちを全部ひっくるめて「広汎性発達障害」（狭義）と、昔は呼んでいました。「特定不能の広汎性発達障害（PDD-NOS）」と呼ばれることもあります。以上を表にするとこんな感じです。

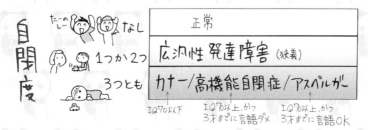

自閉症の診断基準はたくさんありますが、その要素を大ざっぱにまとめると、❶社会性の障害　❷コミュニケーションの障害　❸想像力の障害　の3つに分類することができます。この3つを、発見者の名をとってウィングの三つ組と言います。この表はウィングの三つ組を使って自閉度を表現していますよー。

これを IQ とあわせると、こんな感じになります。

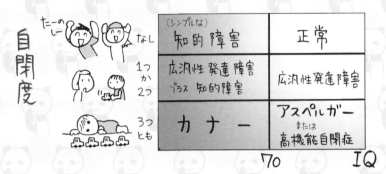

		(シンプルな) 知的障害	正常
自閉度	なし		
	1つか 2つ	広汎性発達障害 プラス 知的障害	広汎性発達障害
	3つとも	カナー	アスペルガー または 高機能自閉症
		70	IQ

わかりにくいですね!
ではここで応用問題です。

　目の前にいる可愛らしい子ども、IQ は平均 69 でした。自閉症の診断基準をチェックしてみますと、2つは満たしますが3つは満たさなそうです。さあ、この子につける病名は何でしょう?
　→正解は「知的障害と広汎性発達障害」です。病名が 2 つ併記されます。こう書くと「障害が2つもあるなんて!ひどい!」という気分になりますが、実際はそうではありません。2つの病気を併せ持っているのではなく、ただ1つの脳の状態を2つの言葉で表現するしかないのです。病気をある / ないの0/ 1、全か / 無かで考えるのではなく、スペクトラムの中の位置で考えてみましょう。それは地図で「東に 100m・北に 200m」というのと同じで、「表し方」の問題です。病名が 2 つなのは、病名が 1 つより重症なわけでも、軽いわけでもありません。

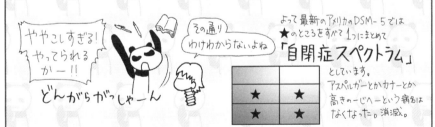

やよって 最新のアメリカのDSM-5 では
★のところをすべて 1つにまとめて
「自閉症スペクトラム」
としています。
アスペルガーとかカナーとか
高きのーじへーという病名は
なくなった。消滅。

★	★
★	★

ややこしすぎる!
やってられる
かー!!
どんがらがっしゃーん

その通り
わけわからないよね

　ま、そうは言ってもややこしいですよね。
　あまりのわかりにくさに、DSM-5 からはカナーもアスペルガーも広汎性発達障害も、すべてまとめて「自閉症スペクトラム」と呼ぶことになりました。ICD もそれぞれ追随する予定です。

そうするとこうなります。

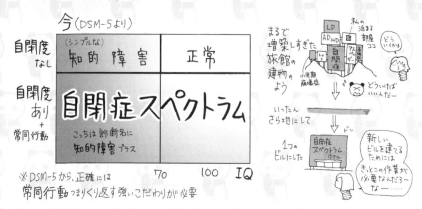

先ほどの子は、「知的障害+自閉症スペクトラム」となります。少しはわかりやすくなりましたか? え、たいして変わってない?

　実際はカナー型の自閉症スペクトラムとアスペルガー型の自閉症スペクトラムでは、困ることも、必要なサポートもずいぶん違います。片方は会話もできず、トイレ全介助の小学1年生、もう片方は天体物理学を大学レベルで語るのに、ひらがなさえ書けない毎日忘れ物だらけの小学1年生。このふたりを一緒にしたら、分類としてとても使いにくいです。現実的に、カナーやアスペルガーなどの古典的診断名が完全に消滅することはない、とねじ子は思っています。
　要するに今は過渡期なのです。ごちゃごちゃになった診断名とごちゃごちゃになった分類を1から作り直すために、いったんすべての定義を白紙に戻したのです。「ぜんぶ自閉症の仲間!ってことで、いったんリセット!リセットしよう!」とアメリカの精神科医は考えたのでしょう。この決断には、アメリカにおけるアスペルガー患者数がこの20年で20倍にもなってしまったことが、DSMの動向に大いに影響を与えていると私は考えます。

　アメリカで患者数が急増した原因には諸説あります。
　1つは、映画『レインマン』など自閉症をわかりやすく伝えるメディアが急増したこと。それによって知識が普及し、潜在的な患者に両親や教育者が気付くようになったこと。
　1つは、自閉症の診断基準の改訂。
　1つは、診断に必要な医療テストが一般の医者にも広まったこと。
　1つは、義務教育制度がなく、教育コストに応じて教育の質に如実な差が出るアメリカにおいて、発達障害と診断されれば安価で質の高い教育が受けられるという現実的側面。
　これらすべてが同時多発的におこって、患者数が急増したと予想されています。だからって、アスペルガー症候群という病名ごとサクッとなくしちゃうなんてなぁ。大英断だよ。アメリカさんは

なんでもやることが早いなぁ。

自分一人でトイレもままならないカナーの子と.
「ギフテッド」と呼ばれる高いIQをもった
アスペルガーの天才たちをひとまとめに
「一緒の病気」として本当にいいのだろうか？
困ってることも,必要なフォローも,全然違うだろうし
それはそれで不便なのでは？

アスペルガー先生は
「極端に科学や芸術で成功するには
少しの自閉症状が必要」とまで
言ってたわけだし……

ごもっとも

ICD-10ではまだ分かれてる。
今後どーなっていくかはわかりません

　これからも分類は流動的に変化していくことでしょう。今はまだ過渡期と先ほど言いましたが、きっといつまでも過渡期なのです。よほど原因がはっきりと決まらない限り、定義は変化し続けるでしょう。今後どうなっていくのかはわかりません。カナー、アスペルガー障害という「病名」は消えても、だだっ広い自閉症スペクトラムの中の特定の領域を表す「道標」として、現在のところは使われています。そういう考え方や専門用語が消えることはないでしょう。
　つまり、「第二次世界大戦のころ、カナーとアスペルガーが見つかった。その2つの間にも、たくさんの子どもたちがいる」という歴史的経緯さえわかっていれば、定義がどう変わろうとも、変化についていくことはじゅうぶん可能であるとねじ子は考えています。

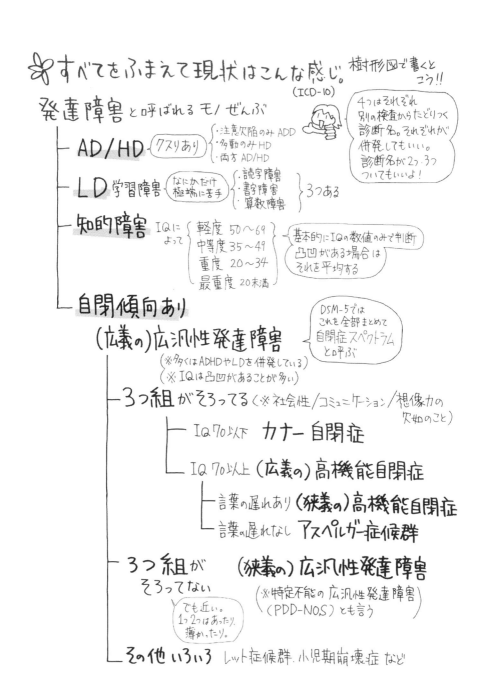

✿すべてをふまえて現状はこんな感じ。 樹形図で書くと
　　　　　　　　　　　　　　　　　(ICD-10)　　　　コウ!!

発達障害 と呼ばれるモノ ぜんぶ

4つはそれぞれ
別の検査からたどりつく
診断名。それぞれが
併発してもいい。
診断名が2つ、3つ
ついてもいいよ!

├ AD/HD 「クスリあり」 ・注意欠陥のみ ADD
　　　　　　　　　　　　・多動のみ HD
　　　　　　　　　　　　・両方 AD/HD

├ LD 学習障害 「なにか1つだけ 極端に苦手」 { ・読字障害
　　　　　　　　　　　　　　　　　　　　　・書字障害 } 3つある
　　　　　　　　　　　　　　　　　　　　　・算数障害

├ 知的障害 IQに よって { 軽度 50〜69
　　　　　　　　　　　　中等度 35〜49
　　　　　　　　　　　　重度 20〜34
　　　　　　　　　　　　最重度 20未満 }
　　　　　　　　← 基本的にIQの数値のみで判断 凸凹がある場合は それを平均する

└ 自閉傾向あり
　　(広義の)広汎性発達障害
　　　　DSM-5では これを全部まとめて 自閉症スペクトラム と呼ぶ
　　　　(※多くはADHDやLDを併発している)
　　　　(※IQは凸凹があることが多い)

　├ 3つ組 がそろってる <(※社会性/コミュニケーション/想像力の 欠如のこと)

　　├ IQ70以下 カナー自閉症

　　└ IQ70以上 (広義の)高機能自閉症

　　　├ 言葉の遅れあり (狭義の)高機能自閉症
　　　└ 言葉の遅れなし アスペルガー症候群

　├ 3つ組が (狭義の)広汎性発達障害
　　そろってない (※特定不能の広汎性発達障害)
　　　　　　　　(PDD-NOS)とも言う
　　　でも近い。
　　　1つ2つはあったり、薄かったり。

　└ その他 いろいろ レット症候群. 小児期崩壊症 など

❀ まとめ・誰のための診断名だ?

2007年から、日本でも全ての小学校で特別支援教育が
できるようになりました。 逆に言うと、それまでは一部の学校でしかできず
小学校の途中でついていけなくなると
転校を余儀なくされてた

→ 細かくクラスを分けて、細かく教育サービスできるようになった。

→ もちろん、助かる子供・
　困ってることが減る子が
　増えた。

→ その反面、少しでも違うと
　クラスから追い出されてしまう。

→ アメリカでは、貧困層や英語の
　わからない少数民族の子供の
　特別支援判定率が高い。それってわからない、からつまらない、
　ゆえに暴れているだけなんじゃ?という説もある。

※日本の小・中学校のいろいろ。
　特別支援学校…旧養護学校。
　　　　　　　障害の重い子が多い。
　特別支援学級…普通の学校の中に特別な
　　　　　　　学級がある。通称:支援級
　通級…普通の学級から週1回程度通う。
　　　算数だけ/国語だけ/情緒だけ
　　　授業を受けることも可能。
　普通級…一般の学級。

→ ~~ただの教育差別/間違ったレッテル~~ になりかねない危険は
　常にひそんでいます。

→ 1人1人みんな違うから、個別対応が必要。
　どの方法が 絶対に正解、というものはない。

では、誰のための 診断名 かというと。
本人や家族が 本当に困っている時 に、本人にとって適切な
ぴったりあった支援(フォロー)を与えてあげられるように、そのために診断する。

ぴったりあった支援が 受けられるように。
困ってないなら、診断する必要はない。 教育心理学の人々は
これをもってして
「困り感」と表現しています
こまりかん

困ってる、かつ、個別対応が必要であるならば、
診断によって本人も楽になるはず。周りの人も対応がしやすく
なるはず。決して 無駄な レッテルになってはいけない。
診断をもらって……

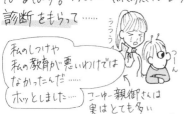

私のしつけや
私の教育が悪いわけでは
なかったんだ……
ホッとしました……

こーゆー親御さんは
実はとても多い

なるほど
これまで
苦しかったわけが
わかりましたよ

ふむ
ふむ

実は私はずっと
苦労してましたね

本人が納得する
パターンも多し

ひいてはそれが
親や教師のため
にもなるはず。です

親や教師や学校の秩序のためではなく、**すべては子供たちの**
ために!!

❀おまけ.大人の発達障害

○ 今、大人になっている人たちが子供の頃は「**発達障害**」なんて
　概念を知ってるのは一部の専門家だけ。ほぼ、ないに等しい状態だった。
　ないものは当然、調べてない。わからない。

○ 大人になってからようやく知識が一般化された。

○ 今の子供たちだって、親が気付く or 学校が指摘しなければ、
　スルー されます。

○ 病院や児童相談所につれて来られなければ、診断できません。

※ 学校や保育園が障害に気付いて親に受診をうながしたとしても、
　「そんなヒマありません」「そんなお金ありません」「これはうちの子の個性です」
　「失礼な!うちの子は障害なんかじゃない」「学校の接し方が悪い」と言われて
　しまったら、もうどーにもできない。そのまま大人になってしまいます。

発達障害の診断基準は**子供向け**です。実は
大人の発達障害は**診断基準すらない**のが現状です。

え?
そーなの!?

あんなにTVの
ニュースでも
やってるのに!?

そんな時は　「基本に かえれ!!」

※ **ねじこま！ スケール**再掲

本人 が	○	1	2	3
家族 が	○	1	2	3
周囲 が	○	1	2	3

○：困ってない
1：少し困った
2：困ってる
3：すごく困った

⇒ 合計3点以上で
「受診推奨」

キホン その ① そう、本人orまわりが 困ってなければ 診断の意味はないのでしたね。
本人orまわりが 困っている のなら、
精神科受診をうながしましょう。

診断名をつけることによるデメリットも、世の中にはまだまだ
たくさんあります。残念なことですが。
（就職差別・結婚差別・偏見・暴言を言われるなど）
診断するメリットがデメリットを上回る状態でないと、診断しても
いいことない。患者さんの人生にとって かえって マイナスになっちゃう。
それは 決して医者の本意ではありません。

キホン その ② **二次障害 や 合併症** に気をつけよう。
社会とのおりあいがつかず、悩み、**他の精神科の病気**に
なって病院にやってくる人 がいっぱいいます。

※よくある二次障害や合併症

精神科の病気
- うつ
- いろんな神経症
- パーソナリティ障害
- アルコール依存症
- 薬物中毒 etc

病気以外にも
- ひきこもり
- 犯罪をくり返す
- のぞまぬ妊娠・出産
- 風俗業に入る etc

 逆に、医者はこれらを見たら その底に 発達障害が ひそんでないかを疑おう

 ていうか、大人は 二次障害おこさないと 病院なんて来てくれません

❀対処法

発達障害の大人の多くは、なんとか自分たちなりの対処法をみつけて暮らしています。こだわりを生かした職業につき、こだわりを上手に解消する手段を見付けながら。

[例] 研究者、大学教授、囲碁将棋の棋士、プロゲーマー、プログラマー、倉庫番、図書管理 など

本人がたまたま「特性に合った場所」を見付ける or まわりが「特性に合わせた場所」を与えることで、十分な能力を発揮できるようになります。

そして、就業までいった大人の発達障害のトラブルは、配偶者や子供ができたあとに よくおこります。

（特に自閉傾向がある場合）

配偶者のカサンドラ症候群に注意しましょう。

他人にも「気持ち」があることがわからない、という特性は **夫婦での共同生活で**最も著明になります。

二人で相談して決める、交渉して妥協点を見出す、他人と「すりよる」ということができない。夫は大学教授だったり立派な業績や論文があったりするせいで妻の苦しみが他人には理解されない。誰にも苦しみが共有されないのだ。

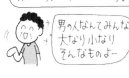

男の人なんてみんな大なり小なりそんなものよー

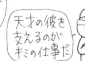

天才の彼を支えるのがキミの仕事だ

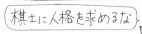

棋士に人格を求めるな

いや…… 彼の無神経はそういったレベルではない……。息子も父親にそっくりなアスペルガーだし……。私は孤独だ……。ああ……酒がうまい……

以下次章!! どうなる!?

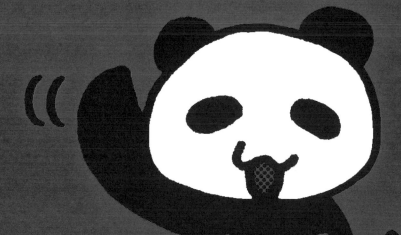

依存症の世界

Part.

8

今回は「何らかの物質を大量に体内に取り込んだ状態の人たち」のことをお話します。中毒患者の多くは三次救急対応、つまり地域で一番大きい救急対応病院に救急車で搬送されます。体と意識が回復するまで、救命救急の先生が面倒をみることになります。つまり、最初の対応は救命救急科です。もちろん、その物質を強制的に摂取させられたのか？それとも自分の意志で取ったのか？により、その後の対応は大きく変わります。他人によって強制的に摂取させられたのなら、それはもう重大な事件か事故です。警察や消防と連携して動くことになります。

今回はそうではない、自分の意志で摂取した人たちのお話です。明らかに体に悪そうなものを自分から大量にとっているのですから、そこには必ず精神的な「理由」があります。突発的な大量摂取ならば、「自殺または自傷が目的」ということになります。なんでそんな気持ちになったのか？繰り返さないためにはどうすればいいか？患者さんと一緒に考える必要があります。精神科のお医者さんの出番です。

習慣的に何度も摂取を繰り返しているなら、それもまた問題です。習慣性がある場合は「慢性中毒になっている」と判断します。最近はこれを「依存性」と呼びます。依存状態を脱するためにも、精神的フォローは不可欠です。これもまた精神科のお仕事になります。

依存って何だね。私はハロプロ依存だぞ

何かをばっこり一発大量に摂取して大変なことになってる＝（アルコール）中毒

何かを長期間持続してとってて大変なことになってるかつ、やめられない＝（アルコール）依存症

アルコールの場合、
前者（ばっこり一発）を①急性アルコール中毒、
後者（たえず飲んでるよっぱらいのこと。）を②アルコール依存症と呼びます。

（昔は慢性アルコール中毒いわゆる「アル中」と呼んでました）

おクスリの場合、前者（ばっこり一発）を③急性薬物中毒、
後者（たえずクスリをキメてる人）を④薬物依存症と呼びます。

（昔は慢性薬物中毒いわゆる「ヤク中」と呼んでました）

というわけで、まずは世界中に腐るほど患者のいるアルコールとヤクについてやっていきます。

① 急性アルコール中毒
② アルコール依存症
③ 急性薬物中毒
④ 薬物依存症

このうち、① 急性アルコール中毒と ③ 急性薬物中毒は精神科ではなく、救命救急科なので今回は割愛します。

急性アルコール中毒は、アルコールを一気にたくさん飲めば誰でもすぐになりますからね。一気呑みで死ぬ、例のアレ。

～アルコール依存症～

またの名を慢性アルコール中毒。いわゆるアル中。

今の正式名称は

アルコール依存症です。

いぇー🍺

アルコールはどこでも簡単に作れるし（宗教上禁止されてる国は除く）安く手に入りますから、世界中に依存患者がいます。

すんげー単純な4つの質問があります。

4つの質問

1) 今までに「酒を減らさないとダメだな」と思ったことがある (Cut down)
2) 今までに飲酒を批判されて腹がたったことがある (Annoyed by criticism)
3) 今までに飲酒をうしろめたいと思ったり罪悪感をもったことがある (Guilty feeling) 寝覚めの一杯
4) 今までに朝酒や迎え酒を飲んだことがある (Eye-opener) 2日酔い中に飲む酒のこと

通称：CAGE*といいます。→ ケージ

2つ以上YESだとアルコール依存症の疑いあり。

単純だけどかなり正確に依存してる人をひっかけられる質問です。

君も今すぐやってみましょう。

お酒への精神依存と身体依存。どちらもわかりやすくcheckできます。

*Ewing JA. Detecting alcoholism, the CAGE questionnaire. *JAMA* 1984; 252: 1905-1907

❀ 最初はふつうの 酒好き だったのに……

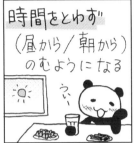

時間をとわず
（昼から／朝から）
のむように なる

うぃー

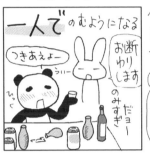

一人で のむようになる

つきあえよー
るーっ

お断りします

のみすぎ

びくっ

だるー

イベントや会合で、夜に
誰かと一緒にのむ酒
ではない。

こーゆーのは
機会飲酒（きかいいんしゅ）っていう
機会があれば飲むっていう。
これは比較的安全 かつ 健全

❀ しだいに……呑まないとおかしくなる

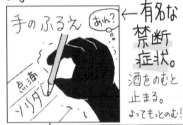

手のふるえ

あれ？

←有名な
**禁断
症状。**
酒をのむと
止まる。
よってもっとのむ！

点滴
ソリタ

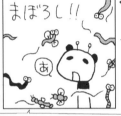

まぼろし!!

あ

←**幻視**

小さい虫を見ることで
有名。
幻聴はあんまり
しない

ここでシゾと
見分ける

┌─ アルコール依存症患者がアルコールやめた／減らした 時に出る「アルコール離脱せん妄」です ─┐

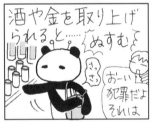

酒や金を取り上げ
られると……ぬすむ

おーい
犯罪だよ
それは

酒を
のむために
**手段を
選ばなく**
なってくる

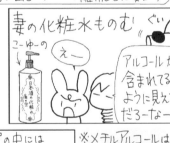

妻の化粧水ものむ ぐい

こーゆーの

えー

アルコールが
含まれてるように
見えたん
だろーなー

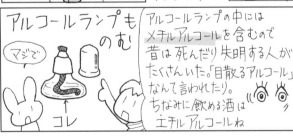

**アルコールランプも
のむ**

マジで

コレ

アルコールランプの中には
メチルアルコールを含むので
昔は死んだり失明する人が
たくさんいた。「目散るアルコール」
なんて言われたり。
ちなみに飲める酒は
エチルアルコールね

※メチルアルコールは
→ホルムアルデヒド
→猛毒の蟻酸に
体内でなる。
網膜にアルコール脱水
酵素が多いため、
失明もする。

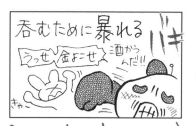

呑むために暴れる バキ
うっせ 金よこせ 酒がからんだ!!
きゃこ

破綻しても呑む。こうなるともうご家族の手にはおえません。
まぁたいてい

強制入院です。

本人から入院の同意がとれれば一番いいんだけど、まぁなかなか同意はとれないよね。

破綻して入院

どもと一緒にするんじゃねぇ!! こんなトコロいられるか!? 出せ

いやいやいや あちらの病棟の皆さんの方が他害がないだけずっといい……

あ、いや 世の中と上手いやっていくかも

あんた外に出たらすぐ自販かコンビニで酒買ってのむでしょ

アルコール依存症専門の病棟が最低でも都道府県に1つはあります。

鍵つきの閉鎖病棟です。そこに入院させましょう。

専門の病棟じゃないと正直難しいですまわりの他の精神疾患の患者さんと上手くいかずトラブルをおこしがち。

依存って何だね。私はハロプロ依存だぞ(2回目)

依存とは:「やめようと思っても簡単にはやめられない」状態。
実は依存には2種類あります。

精神依存と身体依存です。

① 精神依存＝心の依存のキモは "♡"
「やめたいと思ってる」「でもやめられない」です。
これはどんなクスリにも酒にもカフェインにもある。
彼氏彼女や、架空のキャラクターにだってあるかもしれん。

② 身体依存＝体の依存のキモは「のまないと何か

キツイ症状が出る」「のむとその症状がおさまる」です。

→この症状を**離脱症状**とか**禁断症状**とかいいます。

身体依存は一部のクスリにしかない。めずらしい。そして
アルコールは身体依存がある。めずらしい方の物質です。
身体依存があると止めるにもリスクがある。すごいヤばい。

❀治療・まずは酒抜き！

入院すれば当然、のように**断酒**です。アル中の人が酒を止めれば、

必ず離脱症状が出ます。とっても苦しいです。

アル中の人は離脱症状が苦しいから、たえきれず酒をのむ
→一瞬はらくになる、をくり返すのです。自分一人の意志ではとても
この壁をのりこえられない。心が弱いとか強いとかじゃないの。

身体依存なんだから、どーしょーもないの。体をつくり変えられちゃってるのよ。

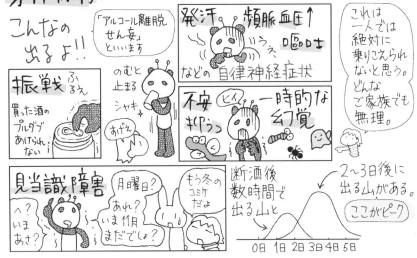

こんなの
出るよ!!

「アルコール離脱
せん妄」
といいます

発汗 頻脈血圧↑
嘔吐
などの自律神経症状

これは
一人では
絶対に
乗りこえられ
ないと思う。
どんな
ご家族でも
無理。

振戦 ふるえ
買った酒の
プルタブ
あけられ
ない

のむと
止まる
シャキ
あせる

不安 ヒソ
抑うつ
一時的な
幻覚

見当識障害
へ？
いま
あさ？

月曜日？
あれ？
いま何月
まだでしょ？

もう冬の
コミケ
だよ

断酒後
数時間で
出る山と

2～3日後に
出る山がある。
ここがピーク

0日 1日 2日 3日 4日 5日

✿アル中の急性期

- 離脱症状の管理 → ベンゾジアゼピン系薬剤 をのます
- 点滴

> アルコールと交差耐性があるので、
> 離脱症状を軽くできるヨ!
> もちろん、離脱期 終わったら減らす。

重度のアル中のみなさんは

飯もツマミも食わずにただ、酒だけ 呑みつづけるので

よくがっつりと ビタミン不足 になっています。 そして カロリーだけは とれる

→ ビタミンB₁不足 による ウェルニッケ脳症 に気をつけましょう。

※よくある 点滴メニュー　　　　※ブドウ糖 入ってないボトルを使う
　　　　　　　　　　　　　　　　　　 (ビタミンB₁を使っちゃうから)
・アクチット注に　　　　　　　 ※アクチットはMgが入ってる上にブドウ糖
　ビタノイリン　1A (10mg) ビタミンB₁₂　　 じゃなくマルトースなのでオススメ
　メチコバール　1A (0.5mg) ビタミンB₁₂　入れて
　ビタシミン　　1A (100mg) ビタミンC　1日1~2本
・セルシン®内服 / ひどい時は セルシン®筋注

✿急性期が過ぎたら教育に入ります

何を教えるかって? …… それは、

もう一滴も呑めないよーっ! ってことです。

一回アル中になった人は、もう一生、一滴も
お酒を呑んでは いけません。

娘の結婚式の乾杯の一杯ですら、絶対にダメです。

まわりはすすめちゃいけないし、「一口 だけなら……」と本人が

流されそうになっていたら**絶対に止めなければ**なりません。**同情は一切禁物**です。

花嫁自ら 全力で止めましょう。
一杯でも呑むと、**元**に戻ります。

これを業界用語で
スリップといいます

また アル中に逆戻り。何年たっても 一瞬で逆戻りです。

❀**あんなに好きだった酒**を、
一生呑んじゃいけないわけですから、
かなりの精神力を要求されます。突然 流れる
夏のビールのＣＭや、大人のウィスキーの広告は、禁酒をつらぬく
元・アル中患者 さんたちにとって

地獄から来た**突然の使者**であり、
「殺意の沸く誘惑」である
といいます。

乾杯の一杯で
元に戻った
花嫁の父

夏はスカッと
のどごし
さわやか
ビール

そんな状態の時は
TVCMなんか
見ない方がいいね

すっげーガマンしてるのに
呑みたくてたまんなくなるらしいﾖ

ぐいー？

やめて
くれーっ

※ このスリップ現象は 社会の色々な所に影を落としています。
例えば妊娠中、授乳中のアルコールも、多くの節度ある呑み方をしている人はビール一杯程度の
飲酒は何の問題もないのですが、アル中の前科のある人が「飲んでいい」なんて言質を
取ろうもんなら、一杯のつもりが 前後不覚になるまで酒びたりになって一瞬でアル中に
戻るのです。そこまで呑むと、お腹の子供も低体重になるし、乳汁にもアルコールが
出ちゃいます。つまり、一部の中毒患者、限度を知らない人のための注意書きにみんなが
つきあわされ、ふり回されてる状態 なのです。まあ よくある 社会の 縮図かもしれん。

というわけで、アルコール依存症・慢性期の治療はこの**3つが柱**になります〜〜→

242

酒止めた あとの3本柱 { ① 通院 ② 抗酒薬 ③ 患者会 } で、断酒を目指す。

✾ まずは くすり！抗酒薬　クイッと一杯　シアナマイド® が有名

アルコールは 体内でこう分解されます。ここ★を止めるクスリ。

$$アルコール \rightarrow アセトアルデヒド \rightarrow ★ \rightarrow 酢酸 \rightarrow 水・CO_2$$

アセトアルデヒドは、二日酔いの原因物質です。つまり、この薬をのんでる状態で 酒をのむとすぐに **すげえきつい 二日酔い状態** になります。

だから、「今日は酒を呑まない！」という決意をもって、朝、薬をのむ。家族の前でのむ。

この薬をのんでる状態で酒をのむと、**死にます。** マジで死にます。

患者本人にだまって こっそり薬をのませないように。 昔、思いつめた家族が こっそり薬のませて、 患者さんは普通に酒のんじゃって、 たくさん人が死んだ。

こっそり

ここ 虫が たくさん いるぞ

お前そうじして ないんじゃないか

必ず！本人の同意を とってから処方すること。

※ちなみに最近は 脳に直接作用して「呑みたい」 という欲を減らす レグテクト®という薬も併用します。

※ さらに最近は依存が軽いなど人によっては「節酒」「減酒」を 目指す薬(セリンクロ®)も出てきました。お酒を呑む1〜2時間前に内服、呑む量を減らす。

✾ 自助グループつまり患者会

患者さんは ものすごくつらい 鍛錬を 人知れず 24時間 行っている状態です。 孤独なレースです。**支えあう仲間** が必要です。断酒を続ける ために、患者同志のコミュニティは とても効果があります。 どれも「人知れず誘惑に勝ってる自分たちを互いに ほめたたえる」のが基本です。

○AAの会 が有名。アルコホーリクス アノニマス Alcoholics Anonymous の略。匿名参加なので日本では人気
　　　　　　　　　　　　　アル中　　　　　匿名の

○グループ・セラピー

映画『ファイト・クラブ』や
『ファインディング・ニモ』でも
やってた更生セラピー

まずは自己紹介しましょう
そして勇気を出して
悩みを
うちあけ
ましょう

アメリカ
では
最後に
←ハグ

※ アル中は死ぬよ!!致死率高いよ!

実際、アルコール中毒は**本っ当ーに治りにくい**病気です。
断酒を続けるのは大変なのだ。残念ながら、本人が「酒で死んでもいい」
「治んなくていい」と思ってるケースがほとんどなんだよね。そして本当に死ぬ。
その意識を変えるのは非常に大変。

致死率が高いのも特徴です。

保健所に来院した
アルコール依存患者の
平均死亡年齢は50歳。
なんてデータもあります。

🦋 家族の対応

ただ1つ。イネイブラーにならないようにする。
Enabler つまり酒をのむことを可能にする人のこと。

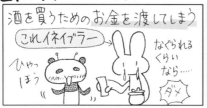

酒を買うためのお金を渡してしまう
これイネイブラー
ひゃっほう
なぐられる
くらい
なら……
ダメ

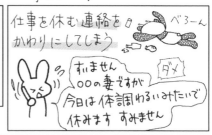

仕事を休む連絡を
かわりにしてしまう
べろーん
すみません
○○の妻ですが
今日は体調悪いみたいで
休みます すみません
ダメ

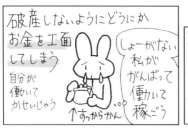

破産しないようにどうにか
お金を工面
してしまう
自分が
働いて
かせいじゃう
すっからかん
しょーがない
私が
がんばって
働いて
稼ごう

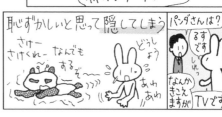

恥ずかしいと思って隠してしまう
さけー
さけくれー
なんでも
するぞ
どうしよう
あわ
あわ

パンダさんは?
るすです
なんか
きこえ
ますが
TVです

何があっても**酒はぜったいに与えない**。もちろん金も与えない。
恥ずかしいと思わず、**オープンにすること**。隠さず、まわりに頼ること。
行政サービスも**がっつり使うこと**。暴力にあいそうなら、**迷わず逃げること**。
困った時はだまって病院へ。約束だよ！

※ 酒好きの人向け・アルコール依存にならない酒の呑み方

カンパーイ

日本酒
らいすっきー!!

> ねじ子は「一回アル中になると一生の間、一滴も呑めない」と
> 知ってから、絶対にアル中にだけはなるまい!!と心に誓いました。
> お酒一滴も呑めないなんてあまりにもむごすぎるよお!!
> 人生終了だよお!!

① 一人では呑まない。

　できれば「機会飲酒」つまり機会がある時だけ呑む。
　誰かと一緒に、会話しながら呑むようにする。

② 朝から呑まない。

　呑むのは夕方から夜だけにする。呑み始める時間を決める。
　朝から呑まない。昼から呑まない。
　時間を気にせずダラダラ呑むのもダメ。
　特に一人で家で家事をする女性は**キッチンドランカー**に注意。
　料理しながらダラダラ呑んで、アル中になりやすいのよ。
　必ず「5時から」とか時間を決めること！ピシ！

パンダ爆誕おめでとう

イッキ
ポォォォ

かんぱーい

だらだらだら

③ 毎日呑む人は**アルコールの1単位**を覚えましょう。

　別名：日本酒一合換算。
　1日に「ここまでなら呑んでいい」
　という**酒量**です。

ビールなら　中びん1本（500ml）まで
日本酒なら　1合（180ml）まで
焼酎なら　0.6合（約110ml）まで
ワインなら　1/4本（約180ml）まで
ウィスキーなら　ダブル1杯（60ml）まで

> もちろん体質や個人差アリ。
> あと女性はこれよりやや少なめに。

チャンポンする人は当然！合算で考えてね！
「日本酒1合とビール中びん1本OK」じゃないからね！
「日本酒なら1合」「ビールなら中びん1本」までは
OK、ってことだからね！チャンポンするなら半分ずつにしなきゃダメだかんね！

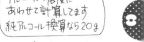

> アルコール濃度に
> あわせて計算してます
> 純アルコール換算なら20g

～次は薬中だよお～

ヤクちゅー

次はクスリです。これまた、**急性**と**慢性（依存症）**があります。

🌼 日本のおクスリたち

合法 {
- 睡眠導入薬* ・精神科のすべてのクスリ
- 市販の咳止めや風邪薬*（ブロン®やパブロンゴールド®）｝医者や薬局の薬
- 有機溶剤（シンナーなど）* ・たばこのニコチン*
- カフェイン*（エナジードリンクの飲みすぎ）
- 農薬（とくに有機リン、パラコート）etc
}

＊は
日本で
依存症
が多い
もの

グレー {
- 危険ドラッグ、脱法ハーブ

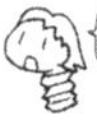

その他いろいろ
毎年のように
新しいのが
出てくるよね
}

違法 {
- 覚醒剤* ・コカイン
- あへん ・ヘロイン
- LSD ・大麻（マリファナ）etc
}

～急性薬物中毒～

どっかん!! と大量におクスリをとっちゃった状態です。

たいてい**意識がない状態**で救急車に乗って病院にきます。

急性薬物中毒 のはじめの対処は **救急科** です。精神科ではありません。

一番多いのは自傷/自殺目的で精神科の薬を
大量内服する境界性パーソナリティの人。
次は違法薬物の覚醒剤や危険ドラッグ
→おかしくなってビビって救急車をよぶパターンかな。

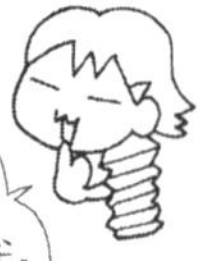

クスリが抜けて、
体と意識が回復したら
プシコの先生の出番です

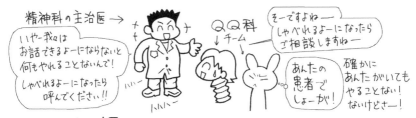

精神科の主治医→

いや〜我は
お話できるよーにならないと
何もやれることないんで!
しゃべれるよーになったら
呼んでください!!

QQ科
↓チーム

そーですよねー
しゃべれるよーになったら
ご相談しますねー

あんたの
患者で
しょーが!

確かに
あんたがいても
やることない!
ないけどさー!

何のクスリを摂ったか 本人や周囲が
正直に申告してくれる場合はまあいいですが、

ま、それもウソ
ついてるかも
しれないけどさ

まったく あてにならない &
周りに 誰もいない &本人も意識がないから
何もわからない ことが 非っ常ー!! に!! 多いです。

→卒倒している人を目の前に、何のクスリにやられたのか!?
を名探偵よろしく **推理** しなくてはいけません。

というわけで、急性薬中で薬が抜けるまでの対処法は
救命救急科 なので、今回はここまで。
いつか、QQ の Advance 編で自殺や交通外傷をやりたいな。

〜薬物 依存症 いわゆる オクスリ中毒〜

❀日本でクスリと言えば **覚醒剤** です。

中毒には 流行と地域性 があります。
国や時代によって何の薬が有名か/何が入手しやすいかが
全然違う。 ので、何のヤク中が多いかも全然違います。

結局は薬の知名度が大事。

※例えばヨーロッパならコカイン、ヘロイン

> 1880年代ドイツの軍医が兵士に使っていた。当時はフロイトもシャーロック・ホームズも使ってた

アメリカならコカイン、ヘロイン、LSD、マリファナ

> ベトナム戦争中にアメリカ軍が使用。もち帰って密売し社会問題に。

お金で買える処方薬・医薬品
（日本なら処方せんが必要な鎮痛薬や睡眠導入剤）

> マイケル・ジャクソンやプリンスが死んだせいで、日本では麻酔でしか使わないプロポフォール®が有名になりました。

日本ではクスリと言えばほぼ覚醒剤（かくせいざい）（アンフェタミン）です。戦前・戦中に普通に売られていたヒロポンのせいです。目が覚める、として夜の行軍に使われまくっていた。もうダントツで手に入りやすい。
現在の覚せい剤はセックスドラッグ・レイプドラッグとしての側面も大きいですね。

> セックスの快感を上げるためにカップルで使う（キメセク）ならまだマシで、女の子だけにだますように投与→半分意識がとんでる状態でSEX（レイプみたいなもん）→気持ちいいから癖になる→常習化し泥沼、というパターンがとても多いです。女子は薬代を稼ぐために風俗…AV……となるわけ。最悪です。
> 覚せい剤を使って女の子が闇に落とされる手口は、新堂エル先生が『変身』というエロマンガで完璧に描いて下さっているので18歳以上の女子は読みましょう。怖いです。

> だまされちゃいかんぞーみんなー

あと、一昔前はリタリン®中毒が多かった。
うつ病に対して処方されていたリタリン®が有名になりすぎて、悪用されまくったのだ。
おかげで今はめったにリタリン®処方できん。
ADHDの子供にはいい薬なんだけど、仕方ありません。

> 成分はアンフェタミンつまり覚せい剤と同じ

> このせいで今でも日本ではADHD治療にリタリンを使えません。
> 逆にアメリカでは大人のADHD用に普通に売ってて、大学のキャンパスで乱用されまくってたりして、それはそれで問題になっています……

❀ 依存症につけるクスリ

やることは アル中と一緒 です。絶対に 一人では 止められません。

①原則 強制入院 → 使用をやめさせる。当然。

②身体依存 のある薬物ならば
必ず 禁断症状 が出るので、
禁断症状に 対応しましょう。
(ちなみに覚せい剤は身体依存ありません)

※身体依存おこす有名どころ { 意外と 少ない }
・アルコール
・モルヒネの仲間 (オピオイド,っていう)
└ ヘロイン,コデイン,フェンタニル など
・ベンジアゼピン系 } 睡眠薬
・バルビツール系 }

③急性期を乗り切ったら、患者会 に入ってもらって
社会復帰の道 をさぐっていきましょう。

あとは 社会の問題 ですな

④あ、一回でもまた 薬に手を出すと 一気に元の中毒状態に
戻るよ。スリップ して元に戻る。これも アル中と一緒ね。
永遠に クスリ断ち をすること。一回でもまた使っちゃったら必ず
元に戻る。あとは 廃人まっしぐら。二度とやっちゃダメなの。

❀ 覚醒剤、最大の特徴。

覚せい剤(アンフェタミン)は ドーパミンを増やす ため、
やりすぎると 統合失調症 そっくりになります。

(あせり 不安)
(もり上がり)
(ぜんぜん 食べないで平気)
(血圧↑)
(脈拍↑)
(瞳孔がひらく)

そして 幻聴や幻覚。
どれもすげえ シゾ みたい。

そして 幻聴や幻覚 は薬をやめても わりと残ります。

ふとした折りに**ぶり返す。**（フラッシュバック）こうなると
本物の統合失調症とあまり　変わりません。

だからクスリは
やっちゃいけないのよ

⇒ 治しようがありません！シゾと同じ治療するしかない。

まとめると。

○ これは**病気です。**根性ではどーにもなりません。どんな中毒でもそう。
　恥ずかしがらずに病院へ来い。

○ 自分がやめる気にならなきゃダメ。

　　⇒「どん底」の体験が必要。「どん底体験」を作る。

　　そのためには、社会的な罰、つまり**逮捕**や**実名報道**や会社の**解雇**
　　や**破産**や**絶縁**が必要になる場面も たくさんある。患者本人が
　　「オレはこのままじゃダメだ」と思わないと、本気で酒やクスリをやめようと
　　思わないのよ。本人にも「きっかけ」が必要なんでしょう。

　　　入院も、その「きっかけ」のひとつです。

○ 依存症をくり返すと、**廃人まっしぐら**です。くり返さないために

○ **患者会**で支えあおう。

とくにアメリカ人は
そういうの大好き。

　・お互いに依存を断ち切って、孤独なレースを続けていることをたたえあおう。
　・海外のセレブリティが過去の薬物依存を公表し、依存を断ち切る
　　ために日々努力していることを アピールするのも、これ。お互いが日々
　　「静かに戦ってるファイター」であることを認めあい、たたえあっているのだ。
　・インターネットを通じて同じ体験をしている人同士つながりあうのも 可。

○ **家族**は**イネイブラー**にならないように。

　・困ったら、家庭という密室から、問題を外へ出すこと。助けを求める。
　　これはとても勇気のいる ことです。がんばろう。

おしまい。Das Ende.

～おまけ・入院の現実～

そんなこんななので、統合失調症の急性期、そう状態、アルコール依存症まっただ中の人など.

どー見てもヤバイ状態の人であればある程、本人はまったく「入院しよう!」とは思ってくれません。むしろ全力で逃げ出します。

⇒ **強制的に入院させる** しかない!
という状況がしばしば発生します。

⇒ **強制的に入院させるシステム**が
きちんとあります。

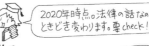
2020年時点。法律の話なのでときどき変わります。要check!

精神科の入院には 大きくわけて **3種類**あり。

にゅーいんする

① **任意入院** ── 本人の意志で入院。基本的には全員、これを目指す。

② **医療保護入院** ── 入院の必要があるけど、本人がそれを理解できない時。

家族等のうち誰か1人※と、精神保健指定医1人の同意で入院させる。

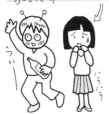
ういー
うわあ

※家族等とは:
配偶者、親権者、扶養義務者、後見人または保佐人のこと

※家族等がいない場合は市長村長が代理
(いる場合は市長村長でもだめ)

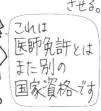
これは医師免許とはまた別の国家資格です

③ 措置入院 —— 自傷 or 他害 の可能性がある時

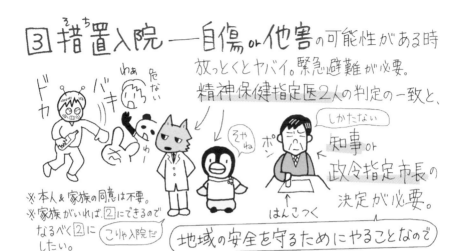

放っとくとヤバイ。緊急避難が必要。

精神保健指定医2人の判定の一致と、

知事 or 政令指定市長の決定が必要。

しかたない

はんこつく

※ 本人＆家族の同意は不要。
※ 家族がいれば ② にできるのでなるべく ② にしたい。

こりゃ入院だ

地域の安全を守るためにやることなので

バキバキにキマッてる アル中 や ヤク中 は、まずご家族と協力して、(時に警察の手も借りて) ② 医療保護入院 で入院させる。

⇒ アルコールや薬が抜けて、本人と話ができるようになったら、本人の同意をとって ① 任意入院 に切りかえていきます。

COLUMN どうして病名がコロコロ変わるの？

言葉は生き物です。その言葉が口から発せられた瞬間に、使用者や使用法によって「色」が付きます。

残念ながら、差別的に使われたり、罵倒するために使われる言葉もあります。「差別的だ」「その言葉は心が傷つく」と指摘された瞬間に、言葉自体が変えられたり、なくなってしまう例も多いです。言葉自体が本来の意味を越えて氾濫し、悪意を込めた使用が行われることでさらに誤ったイメージが強化されていってしまうのです。

言語学者の金田一春彦先生はこの現象を「言葉に『におい』がついてくる」と表現しました。例をあげます。

例えば「トイレ」の表現。

現在使用されている日本語をあげると「お手洗い」「化粧室」「WC」「レストルーム」などですね。

少し昔はシンプルに「便所」と呼ばれていました。「便」をする「所」だから便所。極めてわかりやすい表現ですが、直接的すぎて今ではめったに使われる言葉ではありません。

さらに昔は「厠(かわや)」「雪隠(せっちん)」「手水場(ちょうずば)」などと呼ばれており、日本語だけでも実に50以上ものトイレを意味する言葉があると言われています。言葉が使われていくうちに、どんどん言葉自体から便と尿の臭いがしてきてしまうのでしょう。だからどんどん新しい表現が作られていきます。

化粧室と言っても、決して化粧をする場所ではないでしょう。まぁ化粧してもいいですけど、どこまでいってもあの場所のメインの仕事は大便と小便を集めて流すことです。レストルームって、決して休む場所ではないでしょう。まあ休んでもいいんですけど。

こうやって、どんどん遠回しな表現になっていくのです。新しい表現を作って、以前の言葉にこべりついたイメージを消しているのです。

きっと、2020年現在デパート等で使われている「化粧室」というお上品な表現にも、徐々ににおいが付いていくのでしょう。そうやって古い言葉は消え、新しい単語が生まれ続けていきます。

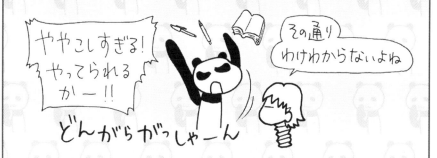

同様の現象が病気の名前でも起こります。生まれつきの障害、がんなど一般にもわかりやすい重病、死に至る病、性器周辺の病気、そして精神科の病名には、かなり早い時期から「におい」がついてくる傾向があります。病気自体は何も変わっていないのに、勝手にさまざまな病名の隠語が生まれ、スラングが生まれてしまうのです。

とくにマスコミやインターネットで有名になってしまった病名は、本来の病態とはかけ離れた使用が頻繁に行われ、本来とは違うイメージが付いてしまいます。ただの医学的な病名だったのに、次第に陰口となり、他人を傷つける目的で発せられる罵倒となり、その病名で呼ばれた患者さんたちが「イメージが悪い」「差別的だ」と感じるようになってしまうのです。ただの病名なのに、意図的に悪用された経験や罵倒された思い出が重なって、病名そのものに「におい」が付いていってしまうのです。

そうやって病名は次から次に葬り去られ、コロコロと新しい病名に生まれ変わっていきます。病気自体はひとつも変わっていないのに。

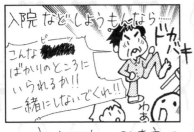

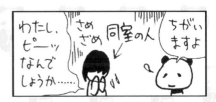

これはどんな国でも、どんな地域でも歴史上繰り返されていることです。ある程度は仕方のないことなのだと思います。

例えば「ヒステリー」はラテン語の「子宮」から来る言葉で、「子宮がお腹の中で暴れまわるせいでおこる」と古代ギリシャ時代から信じられてきました。もちろん今では迷信として否定されています。それでも、言葉にこべりついている「子宮」のイメージが剝がれなかったため、ヒステリーにはいつまでも「女性しか発症しない」(実際は男性患者もいる)「欲求不満のせい」「オーガズムを与えれば治る」というイメージが付きまとってしまいました。それを払拭するため、欧米では「ヒステリー」という病名をなくし、今では「解離性障害」と呼んでいます。

かたや日本では、「ヒステリー」に子宮のイメージはありません。「ヒステリー」という言葉は日本において「女性がちょっとしたことでイライラしている」場面を表すカジュアルな表現として定着しました。

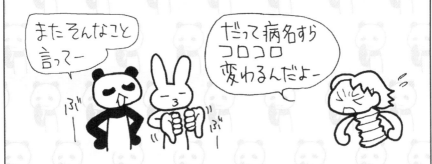

これはこれでまた違った種類の誤用であり、違った種類の悲劇です。本物のヒステリーは、突然気を失ってぶっ倒れ、けいれんし、周囲があわてふためく病気なのです。「ヒステリー」という病名に、本来の病気とはかけ離れた「におい」がついてしまったという意味では、日本も欧米もまるで同じなのです。日本でも、欧米と時を同じくしてヒステリーは「解離性障害」に病名を変えました。

　というわけで、この本で紹介している病名にもすぐ「におい」がつきます。インターネットの普及によって、勝手に一人歩きして誤ったイメージが膨れ上がってしまう病名はさらに増え、その速度を増しているように感じます。
　病名はまたすぐに変わっていくことでしょう。消滅したり復活したり、違う意味になることもあるかもしれません。それらすべてを予測することは不可能です。言葉は生き物ですから、時とともに変わっていく運命なのです。

　いくら病名が変わろうとも、病気の本質は決して変わりません。このコラムを読んでいるあなたが医療者ならば、病気の本質つまり「何の病気か、どんな病気か」さえわかってさえいればいいのです。新しい病名が出てきても、その中身を簡単に見抜くことができます。患者さんに「えっ!先生、そんな病気も知らないんですか!大丈夫?」と疑いのまなざしを向けられても、「あぁ、元・ヒステリーのことね。OK」「あぁ、元・心身症のことね。わかってるわかってる」と考え、冷静に対応することができるでしょう。

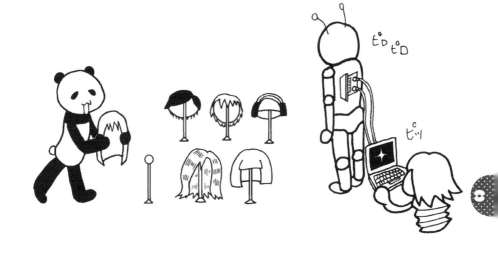

🐼 あとがき

ここまで読んでくださってありがとうございます。最後に、本書における大事な注意！

---

❶ この本を読んだだけで精神科疾患を完全に理解できるはずはありません。わかった気にならないようにしましょう。

❷ この本を読んだだけで精神科の診断・治療・カウンセリングができるようになることは絶対にありません。心の病気において、周囲の人間の「知ったかぶり」はときに害悪になることがあります。

❸ 診断そのものは精神科の先生にお任せしましょう。いきなり診断名を言うのは考えものです。

❹ この本を読み終えた後に「もっと精神科について勉強したい！」と思った方は、こんな本はとっとと古本屋に売るか後輩にあげるかして、さらなる詳しい専門書を読んでください。

❺ 何より必要なのは実践です。一人でも多くの患者さんと直に接することです。

❻ 精神疾患のふりをして医療者をだまそうとする人間は、いつの時代にもどんな場所にも必ず存在します。医療者の皆さんはそんな奴らにだまされないように、日々兜の緒をきゅっと締めつけていなくてはなりません。

❼ 医療者でない一般の皆さんは、この本を読んだだけで精神疾患を診断できる or 精神病患者のふりができるなどとは決して思わないでください。その嘘は必ずバレます。本物の精神疾患患者さんの妄想は、常人が正気のまま真似できるほど甘くはないのです。

　精神科の病気には、検査がありません。むしろ、さまざまな検査をしても特に異常がはっきりしていないとき、その「異常」は精神科領域の病気になります。検査によってはっきりと特定することができるようになった病気は、精神科の領域からはずれ、それぞれの原因の科の病気となっていきます。

　はっきりした検査結果がないのですから、心の病気はどうしても患者さんの訴えや症状のみから診断をくだすケースが増えます。ここに「甘い罠」があるのです。「知ったかぶり」をしやすく、かつそれが「知ったかぶり」であると非常にバレにくいのです。

本で読んだ知識、インターネットで見た情報のみから「職場でいつも休んでばかりの○○さんは、うつ病に違いない」「そういえばうちの母はひどく干渉的で、父にはよく叩かれていた。私は○○性パーソナリティ障害だ。ネットの自己判定でもそう出た」と考えてしまう。そんな自己診断・素人判断・勝手な病名の決めつけが簡単に行われてしまいます。インターネットの発展によって病名や症状を簡単に検索できるようになった現代において、これを止める方法はなかなかありません。

　もちろん、病気の知識が広がるのはいいことです。病気の知識が広がることで症状を自覚し、受診のきっかけとなり、結果として多くの患者さんが救われます。ねじ子もそういう信念のもとに、誰にでもわかりやすい医療知識の提供を目指して本を出してきました。興味本位の読者さんも、「知ったかぶり」がしたい読者さんも大歓迎です。でも、それを実際に口に出すとどうなるか。精神科の病気だけは、少し事情が異なってきます。

　精神疾患の患者さんは、自分の病気をきちんと認識していないことが多々あります。特に、統合失調症・躁うつ病・アルコール依存症などの重篤な精神疾患であればあるほど、きちんと診断されているのにもかかわらず常に病気を否定したがり、自らを正常だと思いこむ傾向があります。病気を頑なに認めないこと、それ自体も病気の症状の一つとさえ言えます。そして、これらの病気は患者さんの数が非常に多く、かつよく効く薬があるので、きちんと内服さえしていれば社会生活を平穏に送れようになります。精神科の外来に通って薬を飲みながらも、きちんと社会にとけ込んで日常を送っている人は驚くほど多いものです。でも、そんな患者さんの多くは自分の病名を周囲に公表していません。世の中の偏見はまだまだ強いですから。

　ですから、日常の会話の中で何気なく言った一言でも、その言葉が患者さんの心には深く沈み込むことが大いに起こります。ここから架空の例をあげてみましょう。

　　とある会社の昼休み、とある上司が、職場の後輩の女子に対してにわか知識で「あなた、新型うつ病なんじゃない？昨日テレビで見たわよ、あなたみたいな人の話」と言ったとしましょう。彼女がたまに予告なく会社を休むことにイライラしていた上司は、ちょっとした出来心でそう言ったのです。
　　ところが、実は彼女は大学生の頃に統合失調症を発症しており、5年ほど内服薬でコントロールしている状態でした。最近は幻聴もなくなり、他の人よりも少し疲れやすく、たまに会社を休みがちになるだけです。統合失調症のコントロールとしては非常に良好といえます。彼女

は「自分の病気はもう良くなっているし、薬を減らして通院もやめていきたい」と思っていました。でも、主治医にそう伝えても「いやいや、再発は怖いですからね〜」とか言って、のらりくらりとかわされ、なかなか薬の量を減らしてくれません。彼女はそれがいつも不満でした。

「いつまで病院に通わなくちゃいけないんだろう」そんな彼女の気分に、お節介上司の発言はぴったりでした。彼女は錦の御旗をとったかのように「私はやっぱり統合失調症じゃなかった！もう治ったんだ！このままあの医者にかかり続けていたら、私は薬漬けにされてしまう！」と思い始めます。そして自己判断で通院と服薬をやめてしまいまいました。

結果として当然のように統合失調症は悪化し、半年後には幻聴や幻覚が絶えず出現して手が付けられない状態になっていきます。しかし、当時持っていたはずの「自分が統合失調症だ」という認識は、すでに彼女にはなくなっていました。いや、「私は治った。もう病気ではない。私は正常だ」と確信しています。それこそが統合失調症の症状であり、確実に悪化してます。

でも、もう家族が説得しても精神科を受診しようとしません。

これはねじ子がいま作った創作例ですが、こういう事態は容易に起こります。「あなた、新型うつ病なんじゃないの？」というお節介上司の何気ない一言が、精神科疾患の患者さんにとってはこれだけの悲劇を引き起こすパワーをもっているのです。「知ったかぶりで余分なことを言うな」というのはこういうことです。

あなたが医療者であれば、なおさらです。医療者の言葉はさらに重みを増して患者さん（とその周囲）に解釈されていきます。知ったかぶりをしない。浅い知識でむやみに診断名を付けない。診断は精神科医にまかせる。きちんと専門の病院に安全に引き渡す。これが先ほどあげた❶❷❸になります。

では、さらなる高い知識を身につけていくためにはいったいどうしたらいいのでしょうか？それが❹❺になります。とにかく数多くの例を見るしかありません。症例集を文字で読むのも有効です。いまこの本を書いているねじ子も、まだまだ発展途上のあまちゃんです。

精神科の病気には、はっきりした検査結果がないゆえに「罠」がある、と先ほど書きました。医療者が「甘い罠」に堕ちると、間違った診断を繰り返すヤブ医者・適当なアドバイスを撒き散らす迷惑ナース・洗脳や詐欺に近いカウンセラーが大量発生することになります。そして、患者さんの側にも「甘い罠」があります。「精神疾患のふりをしてみよう」という気持ちが生まれやすいのです。

例えば採血やレントゲンの結果をだまそうとしたら、かなり大がかりな準備が必要ですよね。現在の病院において検査結果を欺くことは不可能に近いでしょう。でも、「症状を訴え

る」「心理状態を説明する」だけだったら、なんとなくできそうな気がしちゃいますよね。

　精神疾患でないにも関わらず精神疾患であるかのようにふるまう人間は、必ず一定数存在します。決してゼロにはなりません。精神疾患をふるまうことによって仕事を休みたい、社会的責任を回避したい、刑罰をまぬがれたい、薬を大量にゲットして転売したい、障害者年金や生活保護が欲しい、批判を免れたい、周囲の同情を誘いたいなど、「何らかの利益」を得ようとする人間は必ず存在し、病人の顔をしながら私たちの前に現れます。過剰な診断をつけないように我々は日々眼力を磨かなくてはいけません。これが❻❼になります。

　まとめると、
　この本だけで精神科がわかると思うな。
　決して知ったかぶりをするな。
　かつ、知識を高める努力をしろ。

といったところでしょうか。私もドスコイ謙虚に大胆に頑張ります。

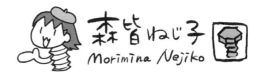

Special Thanks
総合わかりやすさプロデューサーの大上丈彦先生、校正および誤字・誤内容チェックの梵天ゆとり先生、救急医学精査校正の大谷俊介先生、解剖ちゃん、レビューに協力してくださった皆さん、この読みにくい本のレビューにご尽力くださった優しい精神科の先生方、この本の書籍化のためにご尽力くださった照林社編集部の藤井歩さんと鈴木由佳子さんと吉本文さん、照林社営業部の皆さん、ハロヲタ仲間のデザイナーのビーワークス山崎平太さん、DTP制作の伊藤暢哉さん、アシスタントをしてくださったY君とM君とM君、同人誌販売のお手伝いをしてくれた皆さん、私の制作物を一回でも手に取ったことのある方々、この本を読んでくださった方々、Webを見に来てくださっている皆様、金沢印刷様、コミックマーケットとコミティアの皆さん、私の精神依存先であるハロー！プロジェクトのアイドルの皆さん、雪山で死んでしまった後輩、友人、最愛の家族。
BGM
『快盗戦隊ルパンレンジャー VS 警察戦隊パトレンジャー　VS サウンドコレクション 2,3,4　ファイナルストライク』

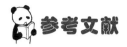

参考文献

1. American Psychiatric Association 原著，高橋三郎，大野裕監訳：DSM-5 精神疾患の分類と診断の手引．医学書院，東京，2014.
2. Nussbaum AM 原著，高橋三郎監訳：DSM-5 診断面接ポケットマニュアル．医学書院，東京，2015.
3. 姫井昭男：精神科の薬がわかる本 第 3 版．医学書院，東京，2014.
4. 融道男，中根允文，小見山実他監訳：ICD － 10 精神および行動の障害－臨床記述と診断ガイドライン 新訂版．医学書院，東京，2005.
5. 中根允文，岡崎祐士，藤原妙子他訳：ICD-10 精神および行動の障害 -DCR 研究用診断基準 新訂版．医学書院，東京，2008.
6. 貝谷久宣，福井至監修：図解やさしくわかる認知行動療法．ナツメ社，東京，2012.
7. 稲田健編：本当にわかる精神科の薬はじめの一歩．羊土社，東京，2013.
8. 高橋茂樹著，岸本年史監修：STEP 精神科．海馬書房，神奈川，2009.
9. 岸本年史著，長尾卓夫監修：精神科研修ハンドブック．海馬書房，神奈川，2013.
10. 林公一：統合失調症―患者・家族を支えた実例集．保健同人社，東京，2007.
11. 林公一：境界性パーソナリティ障害―患者・家族を支えた実例集．保健同人社，東京，2007.
12. 林公一：うつ病―患者・家族を支えた実例集．保健同人社，東京，2009.
13. 林公一：躁うつ病―患者・家族を支えた実例集．保健同人社，東京，2009.
14. 林公一：うつ病の相談室．保健同人社，東京，2003.
15. 林公一著，村松太郎監修：ケースファイルで知る統合失調症という事実．保健同人社，東京，2013.
16. 林公一：サイコバブル社会―膨張し融解する心の病―．技術評論社，東京，2010.
17. 林公一：擬態うつ病．宝島社，東京，2001.
18. 林公一：それは、うつ病ではありません !．宝島社，東京，2009.
19. 岡田尊司：パーソナリティ障害―いかに接し、どう克服するか．PHP 研究所，東京，2004.
20. 岡田尊司：パーソナリティ障害がわかる本―「障害」を「個性」に変えるために．筑摩書房，東京，2014.
21. 狩野力八郎監修：自己愛性パーソナリティのことがよく分かる本．講談社，東京，2007.
22. 柴山雅俊監修：解離性障害のことがよくわかる本―影の気配におびえる病．講談社，東京，2012.
23. 横山浩之：軽度発達障害の臨床― AD/HD、LD、高機能自閉症 レッテル貼りで終わらせない よき成長のための診療・子育てからはじめる支援 新版．診断と治療社，東京，2011.
24. 横山浩之：診察室でする治療・教育―軽度発達障害に医師が使うスキル．明治図書出版，東京，2008.
25. 石浦章一：生命に仕組まれた遺伝子のいたずら 東京大学超人気講義録 file2．羊土社，東京，2006.
26. 戸部けいこ：光とともに… 〜自閉症児を抱えて〜（全 10 巻）．秋田書店，東京，2012.

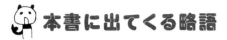
本書に出てくる略語

AA	Alcoholics Anonymous	アルコホリック・アノニマス
ABA	Applied Behavior Analysis	応用行動分析
AD/HD	Attention Deficit/Hyperactivity Disorder	注意欠陥・多動性障害
ADD	Attention-Deficit Disorder	注意欠陥障害
BMI	Body Mass Index	体格指数
CBS	Culture-Bound Syndrome	文化依存症候群
CD	Conduct Disorder	行為障害
DNRI	Dopamine Norepinephrine Reuptake Inhibitory	ノルアドレナリン・ドパミン再取り込み阻害薬
DQ	Developmental Quotient	発達指数
DSM	Diagnostic and Statistic Manual of Mental Disorders	精神疾患の診断・統計マニュアル
DSS	Dopamine System Stabilizer	ドパミン・システム・スタビライザー
DV	Domestic Violence	ドメスティックバイオレンス
ECT	Electric Convulsive Therapy	電気けいれん療法
ERP	Exposure and Response Prevention	曝露反応妨害法
HD	Hyperkinetic Disorder	多動性障害
ICD	International Classification of Diseases	国際疾病分類
IQ	Intelligence Quotient	知能指数
LD	Learning Disorder	学習障害
M-CHAT	Modified Checklist for Autism in Toddlers	乳幼児期自閉症チェックリスト
MARTA	Multi-Acting Receptor Targeted Antipsychotics	多元受容体標的化抗精神病薬
NaSSa	Noradrenergic and Specific Serotonergic Antidepressant	ノルアドレナリン作動性・特異的セロトニン作動性抗うつ剤
ODD	Oppositional Defiant Disorder	反抗挑戦性障害
PTSD	post traumatic stress disorder	心的外傷後ストレス障害
SDA	Serotonin/Dopamine Antagonist	セロトニン・ドパミン拮抗薬
SNRI	Serotonin Noradrenalin Reuptake Inhibitor	セロトニンノルアドレナリン再取り込み阻害薬
SSRI	Serotonin Selective Reuptake Inhibitor	選択的セロトニン再取り込み阻害薬
SST	Social Skills Training	ソーシャルスキルトレーニング
WHO	World Health Organization	世界保健機関
WISC	Wechsler Intelligence Scale for Children	ウェクスラー児童知能検査

索引

和文

欧文

ねじ子が精神疾患に出会ったときに考えていることをまとめてみた

2020年4月1日　第1版第1刷発行	著　者　森皆 ねじ子
2023年5月15日　第1版第7刷発行	発行者　有賀 洋文
	発行所　株式会社 照林社
	〒112-0002
	東京都文京区小石川2丁目3-23
	電　話　03-3815-4921（編集）
	03-5689-7377（営業）
	http://www.shorinsha.co.jp/
	印刷所　共同印刷株式会社

検印省略（定価はカバーに表示してあります）

ISBN978-4-7965-2483-4
©Nejiko Morimina/2020/Printed in Japan

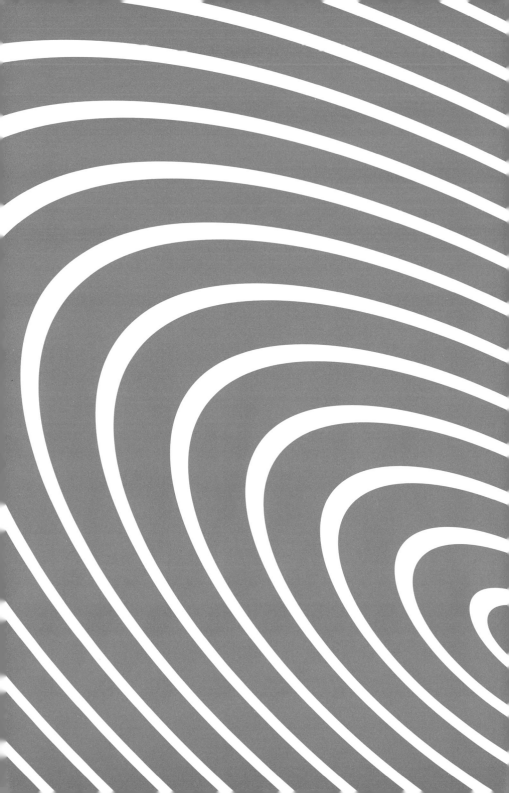